泌尿外科专科护士规范化培训手册

黄莉 李萍 彭双 聂曼华 主编

Standardized Training Manual
for Nurse Specialists in Urology

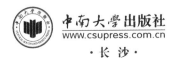

中南大学出版社
www.csupress.com.cn
·长沙·

图书在版编目（CIP）数据

泌尿外科专科护士规范化培训手册／黄莉等主编.
—长沙：中南大学出版社，2023.7
ISBN 978-7-5487-5432-9

Ⅰ．①泌… Ⅱ．①黄… Ⅲ．①泌尿外科学－护理学－
手册 Ⅳ．①R473.6-62

中国国家版本馆 CIP 数据核字（2023）第 118824 号

泌尿外科专科护士规范化培训手册
MINIAO WAIKE ZHUANKE HUSHI GUIFANHUA PEIXUN SHOUCE

黄莉　李萍　彭双　聂曼华　主编

□出 版 人	吴湘华	
□责任编辑	代　琴	
□责任印制	李月腾	
□出版发行	中南大学出版社	
	社址：长沙市麓山南路	邮编：410083
	发行科电话：0731-88876770	传真：0731-88710482
□印　　装	长沙印通印刷有限公司	

□开　　本	787 mm×1092 mm 1/16	□印张 18	□字数 448 千字
□版　　次	2023 年 7 月第 1 版	□印次 2023 年 7 月第 1 次印刷	
□书　　号	ISBN 978-7-5487-5432-9		
□定　　价	69.00 元		

编委会

◇ **主　编**

　　黄　莉　李　萍　彭　双　聂曼华

◇ **副主编**

　　戴彩霞　陈雅琴　刘　叶　徐　敏

◇ **编　者**

　　黄利辉　毛丽妮　黄　平　姜艳艳

　　彭　芳　李苗辉　彭　倩　陈　芬

　　朱小曦　吴艾洁　许馨予　陆佳美

　　李　琳　龚晓明　邓　蕾　严　洋

　　彭　群　王赛辉　黄吉红　张素冰

前　言

　　近年来，护理进入一个加速专业化和专科化的发展阶段，随着社会经济的发展和人民生活需求的变化，人们对护理学科的发展、评价及对它的期望越来越高。作为泌尿外科护士，不仅需要掌握扎实的专业护理知识和专业技能，更要深入了解专科护理前沿进展，才能更好地满足人们越来越高的健康需求。因此，培养一批具有良好的专业素质、扎实的专业知识和娴熟专业技能的泌尿外科护理专业人才是时代和学科发展的需要。目前，如何开展以岗位需求为导向，以岗位胜任力为核心的专科护理规范化培训，是提高护士整体素质的必由之路，是护理人才梯队培养的重要环节。国内外经验表明，护士规范化培训是提高临床护理质量、保障医疗安全的有力举措，对提高护士队伍整体素质和服务能力水平具有重要意义。因此，为提高泌尿外科专科护理人员的专业技术水平和能力，我们编写了《泌尿外科专科护士规范化培训手册》。本书共16章，结合本专科护理前沿进展，较为系统、全面地介绍了泌尿外科疾病诊断指南的相关内容，包括应用解剖及生理、专科相关检查等，也涵盖了专科常见病和多发病的护理常规及健康教育内容，对泌尿外科领域常见的各种护理问题进行了整理、归纳和更新。

　　在编写形式上，本书按照概述、病因、病理、临床表现、辅助检查、治疗原则、护理评估、常见护理诊断/问题、护理目标、护理措施、护理评价、健康宣教及出院指导的模式展开，既涵盖了专科疾病的诊断及治疗进展，又体现了专科护理特色，并结合了护理理论和实践的最新指南。此外，还设置了知识拓展板块，进一步阐明和延伸关键知识点，扩大读者的知识面，对专科护士规范化培训具有指导意义。本书内容系统，结构层次清晰，重点突出，简明扼要，既紧贴临床现况，又反映国内外泌尿外科护理的进展、动态和新的实践指南，具有较强的科学性、指导性和实用性。本书既可作为从事临床一线工作的泌尿外科新入职护士、进修护士的规范化培训用书，也可作为各级各类医疗机构泌尿外科专科护士的参考用书，还可作为护理专业学生临床实习指南。

本书的编写得到了各护理专家及各编者所在单位的大力支持，在此深表谢意！由于泌尿外科护理学科发展日新月异，本书虽经反复讨论、修改和审阅，但由于编者水平所限，书中难免存在疏漏和不足，望广大读者在阅读过程中不吝赐教，提出宝贵意见。

编　者

2023 年 5 月 30 日

目　录

第三篇　泌尿外科疾病护理

第一篇

泌尿及男性生殖系统应用解剖及生理

第一章

泌尿系统解剖生理

第一节 肾脏、肾上腺解剖生理

一、肾脏的解剖生理

肾脏是人体的重要器官，它的基本功能是生成尿液，借以清除体内代谢产物及某些废物、毒素，同时经重吸收功能保留水分及其他有用物质，如葡萄糖、蛋白质、氨基酸、钠离子、钾离子、碳酸氢钠等，以调节水、电解质平衡及维护酸碱平衡。肾脏同时还有内分泌功能，可生成肾素、促红细胞生成素、活性维生素 D_3、前列腺素、激肽等，也是部分内分泌激素的降解场所和肾外激素的靶器官。肾脏的这些功能，保证了机体内环境的稳定，使新陈代谢得以正常进行。

(一)肾脏的形态

肾脏(图 1-1)为成对的扁豆状器官，红褐色，位于腹膜后脊柱两旁浅窝中，长 10~12 cm，宽 5~6 cm，厚 3~4 cm，重 120~150 g。肾脏一侧有一凹陷，叫作肾门，它是肾静脉、肾动脉出入肾脏，以及输尿管与肾脏连接的部位。这些出入肾门的结构，被结缔组织包裹，合称肾蒂。由肾门凹向肾内，有一个较大的腔，称肾窦。肾窦由肾实质围成，肾窦内含有肾动脉、肾静脉、淋巴管、肾小盏、肾大盏、肾盂和脂肪组织等。每个肾脏由一百多万个肾单位组成。每个肾单位包括肾小球、肾小囊和肾小管

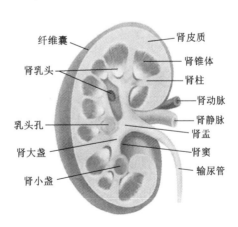

图 1-1 肾脏平面结构

3 个部分，肾小球和肾小囊组成肾小体。

(二)肾脏的位置和毗邻

肾脏位于腰部脊柱两侧，左、右各一，紧贴腹后壁的上部，位于腹膜后间隙内，周围有肾周筋膜及脂肪囊包裹。左肾上极平第 11 胸椎，其后方有第 11、12 肋斜行跨过，下极与第 2 腰椎齐平。右肾上方与肝相邻，位置比左肾低半个到一个椎体，右肾上极平第 12 胸椎，右肾下极平第 3 腰椎，第 12 肋斜行跨过其后方。

二、肾上腺解剖生理

肾上腺(图 1-2)是成对的内分泌腺体，左、右各一，位于腹膜后肾脏内侧的前上方，包于肾周筋膜与脂肪囊之间。正常肾上腺腺体呈黄色，质脆。成年人肾上腺长 4~6 cm，宽 2~3 cm，厚 0.3~0.6 cm，重 4~6 g。右侧肾上腺较扁平，呈三角形或圆锥形；左侧肾上腺呈半月形或椭圆形。两侧肾上腺虽形态上有差异，但均可分为三个面，即肾面、腹面和背面。肾面即肾上腺底部，呈凹陷状与肾上极相贴附；腹面有一凹陷，称为肾上腺门，肾上腺中央静脉自此穿过；背面与膈肌相贴附。

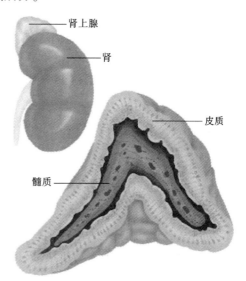

图 1-2 肾上腺

两侧肾上腺毗邻不同的脏器。右肾上腺上邻肋膈脚，肾面与肾上极相接，前外侧为肝右叶，内侧则为下腔静脉及十二指肠；左肾上腺靠近中线，后方靠横膈，底面位于肾上极内侧，内面为腹主动脉，前方上 1/3 与小网膜腔的腹膜相靠，下 1/3 与胰尾和脾血管相邻。

第二节　输尿管解剖生理

输尿管位于腹膜后间隙，左、右各一，上起于肾盂，下终于膀胱，成年人输尿管长 25~30 cm。解剖学上将其分为腹部、盆部和壁内部，腹部又以性腺血管为界分为腰部和髂部。临床上又将输尿管分为三段：上段从肾盂到骶髂关节的上缘，中段位于骶髂关节上、下缘之间，下段从骶髂关节下缘至输尿管膀胱开口处。输尿管内腔粗细不一，共有三处生理性狭窄：肾盂与输尿管移行处狭窄，输尿管跨过髂血管处和穿过膀胱壁处狭窄。

(一)输尿管腹部

输尿管腹部起自肾盂，紧贴腰大肌前面下行，内侧为脊柱，外侧为侧后体壁。进入盆腔时，右侧输尿管跨过右侧髂外血管，左侧输尿管跨过左侧髂总血管。精索或卵巢血管开始都走行于腰部输尿管的前内侧, 然后延伸至腰大肌中点下方, 相当于第 3 腰椎水平偏下方呈锐角转向输尿管的前外侧, 同输尿管呈锐角交叉, 此为输尿管进入髂骨(中段)的分界处。在 X 线造影片上, 该分界处相当于第 5 腰椎横突的端部。输尿管腹部的毗邻关系如下图(图 1-3)。

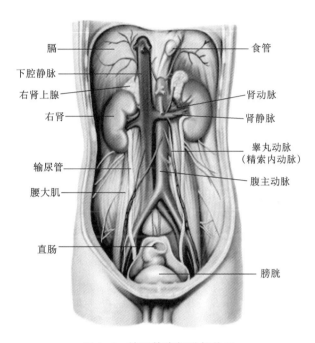

图 1-3　输尿管腹部毗邻关系

膈　食管　下腔静脉　右肾上腺　肾动脉　右肾　肾静脉　睾丸动脉(精索内动脉)　输尿管　腹主动脉　腰大肌　直肠　膀胱

(二)输尿管盆部

输尿管盆部起自骨盆上口, 相当于其与髂血管交叉处的稍上方, 下至输尿管膀胱入口处。盆部在坐骨棘以上的部分为壁部, 以下的部分为脏部。壁部在腹膜外结缔组织内沿盆侧壁行走, 经髂内血管、腰骶干和骶髂关节的前方或前内侧, 从闭孔神经及血管的内侧跨过, 直至坐骨棘水平, 然后转向前内方, 离开盆侧壁, 移行至脏部, 经盆底上方的结缔组织直达膀胱底。

(三)输尿管壁内部

到达膀胱后壁的输尿管, 向下内斜行穿入膀胱壁, 形成壁内部输尿管。正常情况下, 壁内都有膀胱逼尿肌在输尿管末端形成的 Waldeyer 鞘, 对阻止尿液返流起着重要的作用。

第三节　膀胱解剖生理

膀胱是一个储尿器官。它是由平滑肌组成的一个囊形结构，位于骨盆内，其后端开口与尿道相通。膀胱与尿道的交界处有括约肌，可以控制尿液的排出。

一、膀胱的形态和毗邻

膀胱(图1-4)的形态、大小、位置和壁的厚度都随着充盈状态的改变而有所变化。膀胱空虚时呈三棱锥体形，可分为尖、底、体、颈四部分，各部分间的分界不明显。膀胱尖朝向耻骨联合，通过脐正中韧带与脐部相连。膀胱底朝后下，呈三角形。底的两个外角有输尿管穿入，下角接尿道。尖、底之间为膀胱体。膀胱体与尿道相接处为膀胱颈，该处的管腔为尿道口。充盈的膀胱呈卵圆形，可上升至耻骨联合上缘，伸入腹前壁的腹膜与腹横筋膜之间。成年人膀胱正常容积为350~500 mL，最大容积可达800 mL。

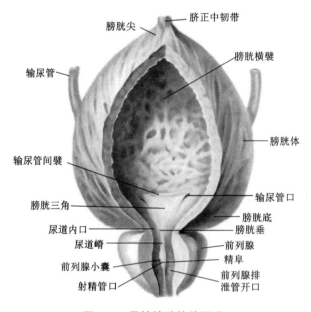

图1-4　男性膀胱的前面观

二、膀胱的韧带

1.脐正中韧带

脐正中韧带为胚胎期遗留的脐尿管索，由膀胱顶连至脐部，贴附于腹前壁下部内面正中线，被腹膜遮盖形成脐中襞。

2. 膀胱外侧韧带

该韧带起于膀胱或前列腺外侧，向外上方连至肛提肌表面的筋膜。

3. 耻骨前列腺韧带和耻骨膀胱韧带

在耻骨后面和盆筋膜腱弓前部与膀胱颈或前列腺前外侧部之间，连有两条结缔组织韧带，该韧带对膀胱或前列腺起固定作用。男性的该组织被称为耻骨前列腺韧带，女性的则被称为耻骨膀胱韧带。

4. 膀胱后韧带

膀胱后韧带位于膀胱两侧，被由前向后的膀胱静脉丛及其汇成的膀胱静脉、膀胱下动脉、膀胱神经丛等周围的结缔组织束包裹而成，它有承托膀胱的作用。

第四节　尿道解剖生理

尿道是从膀胱通向体外的管道。男性尿道细长，长约 18 cm，起自膀胱的尿道内口，止于尿道外口，走行中通过前列腺部、膜部和阴茎海绵体部，男性尿道兼有排尿和排精功能。女性尿道粗而短，长约 5 cm，起于尿道内口，经阴道前方，开口于阴道前庭。男性尿道在尿道膜部有一环形横纹肌构成的括约肌，称为尿道外括约肌，受意识控制。女性尿道在会阴处穿过尿生殖膈时，有尿道阴道括约肌环绕，该肌为横纹肌，也受意识控制。尿道的主要生理功能是排尿及分泌黏液。

一、男性尿道

男性尿道(图 1-5)有排精和排尿功能，起自膀胱的尿道内口，止于尿道外口。成年男性尿道管径为 5~7 mm，长 16~22 cm，分前列腺部、膜部和海绵体部 3 个部分。

尿道有三处狭窄、三处膨大和两处弯曲。三处狭窄分别是尿道内口、尿道膜部和尿道外口狭窄，其中尿道外口最窄，呈矢状裂隙。尿道结石易嵌顿在这些狭窄部位。三处膨大分别是尿道前列腺部、尿道球部和舟状窝膨大。两处弯曲凸向下后方、位于耻骨联合下方 2 cm 处。恒定的耻骨下弯包括尿道的前列腺部、膜部和海绵体部的起始段，以及凸向上前方、位于耻骨联合前下方的阴茎根与阴茎体之间的耻骨前弯。阴茎勃起或将阴茎向上提起时，此弯曲变直消失。临床上行膀胱镜检查或导尿时应注意这些解剖特点。

二、女性尿道

成年女性尿道(图 1-6)长 3~5 cm，管径约为 0.6 cm，短、宽而直。尿道内口约平齐耻骨联合后面中央或下部，女性尿道位置低于男性，其向前下方走行，穿过尿生殖膈，开口位于阴道前庭的尿道外口。尿道内口周围为平滑肌组成的膀胱括约肌所环绕。尿道穿过尿生殖膈处则被由横纹肌形成的尿道阴道括约肌环绕。尿道外口位于阴道口的前方、阴蒂的后方 2~2.5 cm 处，被尿道阴道括约肌所环绕。

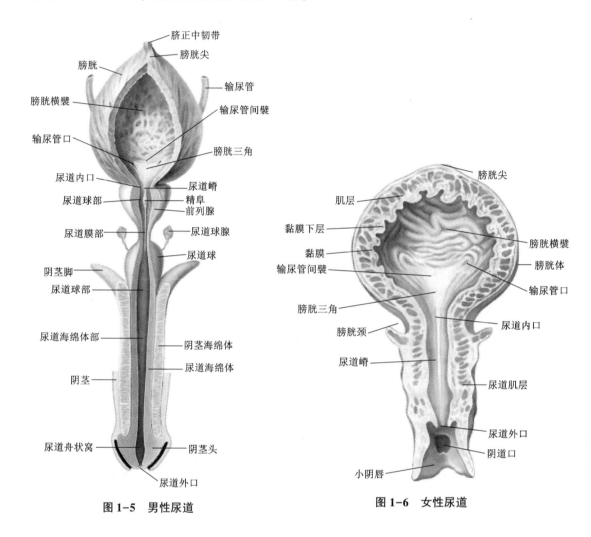

图 1-5　男性尿道　　　　　　　　图 1-6　女性尿道

试题一

第二章

男性生殖系统解剖生理

第一节　内生殖系统解剖生理

　　男性生殖系统分为内生殖器和外生殖器。内生殖器包括生殖腺(睾丸)、生殖管道(附睾、输精管、射精管和男性尿道)和附属腺(精囊、前列腺和尿道球腺)。睾丸产生精子和分泌雄性激素,精子先贮存于附睾,当射精时经输精管、射精管和尿道排出体外。精囊、前列腺和尿道球腺的分泌物是精液的组成部分,有供给精子营养、利于精子活动及润滑尿道等作用。外生殖器包括阴囊和阴茎。

一、睾丸

1.睾丸的位置和形态

　　睾丸(图2-1、图2-2)位于阴囊内,左、右各一。睾丸是稍扁的卵圆形器官,表面光滑,分为上端、下端、内侧面、外侧面、前缘和后缘。睾丸上端被附睾头遮盖,下端游离;睾丸内侧面较平坦,与阴囊隔相贴;睾丸外侧面凸起,与阴囊壁相依。成年人睾丸约为 4.5 cm×2.5 cm×3 cm,重约 12 g。

2.睾丸的一般结构

　　睾丸表面被睾丸被膜包裹。睾丸被膜由外向内包括鞘膜脏层、白膜和血管膜3层。睾丸鞘膜为浆膜,

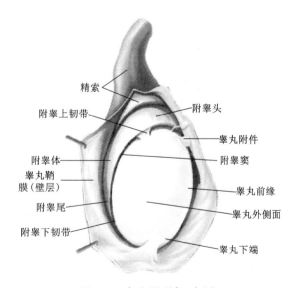

图 2-1　睾丸及附睾(右侧)

精索

附睾上韧带

附睾头

睾丸附件

附睾窦

附睾体

睾丸鞘膜(壁层)

睾丸前缘

附睾尾

睾丸外侧面

附睾下韧带

睾丸下端

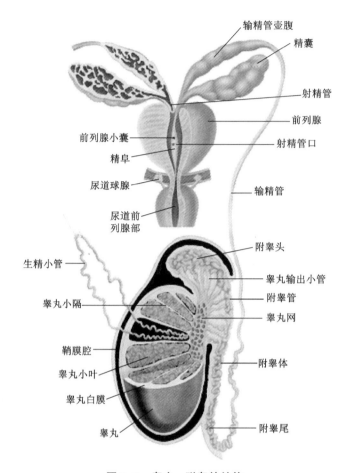

图 2-2　睾丸、附睾的结构

覆盖在睾丸表面。浆膜的深面是白膜,厚而坚韧,由富含弹性纤维的致密结缔组织构成。血管膜位于白膜内面,薄而疏松,由睾丸动脉分支及与其伴行的静脉构成,与睾丸实质紧密相连,并深入到精曲小管。睾丸血液主要由血管膜内的血管供应。

二、附睾

1. 附睾的形态

附睾(图 2-1、图 2-2)为一对细长的扁平器官,紧贴睾丸的后上部。上端膨大为附睾头,中部为附睾体,下端变细为附睾尾。附睾尾急转向后内上方移行至输精管。

2. 附睾的组织结构

附睾由睾丸输出小管和附睾管组成。

三、输精管和射精管

1.输精管的分部

输精管(图2-2)为附睾管的直接延续,全长40~50 cm,管径约为3 mm。其管壁厚,肌层较发达而管腔细小,质韧而硬,活体触摸时呈坚实的圆索状。输精管较长,根据其形成可分为4个部分。

(1)睾丸部:最短,起自附睾尾部,沿睾丸后缘及附睾内侧上行到睾丸上端,移行至精索部。

(2)精索部:介于睾丸上端和腹股沟管皮下环(浅环)之间。输精管位于精索内各结构的后内侧,此段位置表浅,直接位于皮下,活体易于触摸,故输精管结扎术常在此部进行。

(3)腹股沟部:位于腹股沟管内,经腹环(深环)进入腹腔,移行至盆部。在行腹股沟疝修补术时,应注意勿伤及。

(4)盆部:为输精管最长的一段,始于腹股沟管腹环,沿骨盆侧壁向后下方行走,经输尿管末端前方达膀胱底的后面,两侧输精管逐渐靠近。输精管末段呈梭形膨大,形成输精管壶腹。

2.射精管

输精管壶腹的下端逐渐变细,在前列腺底的后上方,与精囊的排泄管汇合成射精管。射精管为输精管最短的一段,长约2 cm,斜穿前列腺实质,开口位于尿道的前列腺部。

3.输精管的组织结构

输精管是附睾管的延续部分,壁厚腔小,管壁由黏膜、肌层和外膜组成。黏膜表面为较薄的假复层柱状上皮,无黏膜下层。肌层厚,由内纵、中环、外纵的平滑肌组成,射精时,肌层强力收缩,有利于精子快速排出。外膜为纤维膜,内有血管和神经。

4.射精管的组织结构

穿行于前列腺内的一段输精管,被称为射精管。其黏膜多皱襞,固有层中弹性纤维很多,并有静脉丛;肌层和外膜与前列腺的被膜成分相混。

四、精索

1.精索的组成

精索为一对柔软的圆索状结构,自腹股沟管腹环经腹股沟管,出皮下环后延至睾丸上端。精索的主要组成结构:①输精管,位于精索各结构的后内侧;②睾丸动脉,位于精索中央;③蔓状静脉丛,由睾丸和附睾的静脉丛汇合而成,位于精索最前部,向上合成睾丸静脉(精索内静脉);④输精管动脉、静脉;⑤神经;⑥淋巴管;⑦鞘韧带;等等。精索表面包有3层被膜,由内向外依次为精索内筋膜、提睾肌和精索外筋膜。

2.精索的作用

精索用于睾丸、附睾的血液供应、神经支配和淋巴回流,通过睾丸静脉的散热作用及提睾肌的收缩功能，调节睾丸温度，有利于精子的产生。在输精管结扎时，若过多损伤精索会引起血肿或因感染引起精索炎，则睾丸、附睾的血液供应和静脉回流将受到影响，从而影响睾丸、附睾的功能，易发生术后附睾淤积症。

五、精囊

精囊(精囊腺)为一对长椭圆形、前后略扁的囊状器官，主要由迂曲的小管构成，表面凹凸不平，呈结节状。精囊上端游离，较膨大；下端细直为排泄管，与输精管末端汇合成射精管。精囊位于膀胱底后方，输精管壶腹的外下侧。精囊腺的壁由内向外为黏膜层、肌层和外膜。

六、前列腺

前列腺是男性特有的性腺器官。前列腺如栗子，底朝上，与膀胱相贴；尖朝下，抵泌尿生殖膈；前面贴耻骨联合；后面依直肠。

1.前列腺的形态和结构

前列腺(图2-3)上端横径约为 4 cm，垂直径约为 3 cm，前后径约为 2 cm。表面包有筋膜鞘，称为前列腺囊。前列腺囊与前列腺之间有前列腺静脉丛。前列腺的分泌物是精液的主要组成部分。

前列腺，是由腺体组织和纤维肌性组织组成的实质性器官。前列腺位于真骨盆的下部，耻骨联合下缘和耻骨弓的后方，直肠的前方。前列腺近端宽大，朝向上方，稍凹陷，与膀胱颈相贴，称前列腺底部，有尿道在其中穿过，后部有双侧射精管穿行其中。前列腺下端为前列腺尖部，朝向前下方，是膜部尿道及覆盖在其表面的尿道外括约肌的延续。前列腺底部和尖部之间是前列腺体部，前面隆凸，后面平坦，朝向后下方。在前列腺体部后方邻近膀胱处，有双侧射精管斜行穿过，并有开口位于前列腺部尿道后壁精阜的两侧(图2-4)。

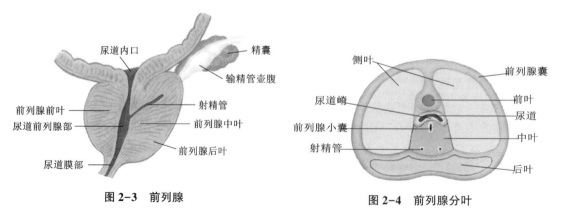

图2-3 前列腺　　　　　　　　　　　　图2-4 前列腺分叶

前列腺位置：位于膀胱颈的下方，包绕着膀胱口与尿道结合部位，尿道的这部分因此被称为"尿道前列腺部"。

前列腺结构：表面被由十分柔韧的3层结构构成的包膜覆盖包裹，外层由疏松的结缔组织和静脉构成，中层为前列腺结构纤维鞘，内层为肌层。前列腺包膜形成的"屏障"对前列腺有保护意义。前列腺分为5叶（图2-4），分别称作前叶、中叶、后叶和侧叶（2个）。后叶位于中叶和2个侧叶的后面，医生在直肠指检时摸到的即为此叶。

七、尿道球腺

尿道球腺是埋于会阴深横肌内的一对豌豆样的球形小腺体。尿道球腺的排泄管细长，开口位于尿道球部。

第二节 外生殖系统解剖生理

（一）阴囊

1. 阴囊的结构

阴囊（图2-5）为一皮肤囊袋，位于阴茎根与会阴之间。阴囊皮肤薄而柔软，富含毛囊和皮脂腺，色素沉着明显，呈深褐色。阴囊的浅筋膜缺乏脂肪组织而较致密，含有弹性纤维和平滑肌纤维，称肉膜。肉膜的舒张或收缩可使阴囊松弛或收缩，以调节阴囊内的温度，有利于精子的产生。肉膜在阴囊缝向深部发出阴囊中隔，将阴囊分为左、右两部分，分别容纳两侧的睾丸、附睾及输精管睾丸部。

2. 阴囊的层次

阴囊是腹壁的延续部，阴囊的层次由外向内如下。

（1）皮肤：腹前壁皮肤的延续。

（2）肉膜：含有平滑肌，是腹壁浅筋膜和会阴浅筋膜的延续。

（3）精索外筋膜：腹外斜肌腱膜的延续。

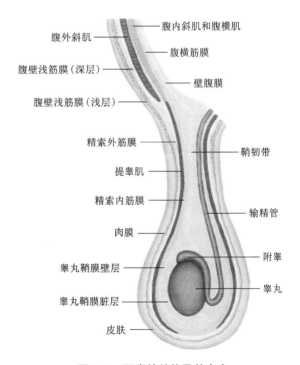

图2-5 阴囊的结构及其内容

腹内斜肌和腹横肌
腹外斜肌
腹横筋膜
腹壁浅筋膜（深层）
壁腹膜
腹壁浅筋膜（浅层）
精索外筋膜
鞘韧带
提睾肌
精索内筋膜
输精管
肉膜
附睾
睾丸鞘膜壁层
睾丸
睾丸鞘膜脏层
皮肤

（4）提睾肌：一层薄肌束，来自腹内斜肌和腹横肌，有上提睾丸的作用。

（5）精索内筋膜：腹横筋膜的延续。

（6）睾丸鞘膜：腹膜的延续，分为壁层和脏层。两层之间形成鞘膜腔，内含少量浆液，有利于睾丸在阴囊内活动。炎症时液体增多，形成鞘膜积液。

（二）阴茎

1.阴茎的形态

阴茎可分为头、体、根3个部分。后部为阴茎根，附着于尿生殖膈，固定于耻骨弓，为固定部；中部为阴茎体，呈圆柱状，借阴茎悬韧带悬垂于耻骨联合的前下方，为可动部；前端膨大部为阴茎头，头的尖端有呈矢状位的尿道外口。头与体的交界处有一环状沟称阴茎颈。

2.阴茎的结构

阴茎（图2-6）由两条阴茎海绵体和一条尿道海绵体构成，外面包以筋膜和皮肤。尿道海绵体前端膨大为阴茎头，后端膨大为尿道球，固定于尿生殖膈的下面，表面被球海绵体肌包被，肌肉收缩压迫尿道球部，参与排尿和射精。

阴茎海绵体和尿道海绵体的外面，各自包有一层厚而致密的纤维膜，分别称为阴茎海绵体白膜和尿道海绵体白膜。海绵体为勃起组织，由许多海绵体小梁和海绵体腔隙组成，腔隙与血管相通。当海绵体腔隙充血时，阴茎变粗、变硬而勃起。

在阴茎头腹侧中线上，尿道外口与包皮相连的一条矢状位的皮肤皱襞为包皮系带。

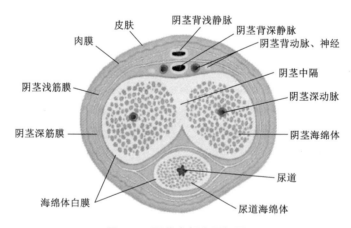

图2-6 阴茎中部水平切面

（三）男性尿道

男性尿道见本书第一章第四节相关内容。

试题二

第二篇

泌尿外科疾病的主要症状、检查及护理操作

第三章

泌尿外科疾病的主要症状、检查

第一节　主要症状

1.疼痛

疼痛为常见的重要症状，常为泌尿系统的梗阻或感染所致。

（1）肾脏和输尿管痛：多见于上尿路结石。当肾包膜扩张、患肾炎症时，可致肾脏和输尿管痛。一般为持续性钝痛，主要位于脊肋角；亦可为锐痛，通常在胁腹部。

（2）膀胱痛：急性尿潴留导致膀胱过度扩张所致，疼痛常位于耻骨上区域。而慢性尿潴留为无疼痛或略感不适。膀胱感染、膀胱结石时，表现为间歇性的耻骨上区不适，膀胱充盈时疼痛加重，排尿后疼痛部分或完全缓解，疼痛常为锐痛、烧灼痛，常伴膀胱刺激征。

（3）前列腺痛：多为炎症导致前列腺组织水肿和被膜牵张所致，可引起会阴、直肠、腰骶部疼痛，有时涉及耻骨上区、腹股沟区及睾丸，并伴尿频或尿痛。

（4）阴囊痛：由睾丸及附睾病变引起，包括外伤、精索扭转、睾丸扭转及感染，表现为阴囊不适、坠胀或疼痛。睾丸扭转和急性附睾炎时，可引起睾丸水肿和剧烈疼痛。

（5）阴茎痛：非勃起状态发生者，多由膀胱或尿道炎症引起，尿道口有明显的放射痛。勃起状态发生者，多由包皮嵌顿引起，因阴茎远端包皮和阴茎头血液回流障碍，导致局部水肿、瘀血。

2.膀胱刺激征

尿频、尿急、尿痛常同时存在，三者合称为膀胱刺激征。

（1）尿频：正常成年人每日排尿次数为 4～6 次，夜尿 0～1 次，每次尿量为 200～300 mL。尿频者 24 小时排尿>8 次，夜尿>2 次，每次尿量<200 mL，伴有排尿不尽感。

（2）尿急：是一种突发的、强烈的排尿欲望，且很难被主观抑制而延迟排尿。每次尿量很少，常与尿频同时存在。

（3）尿痛：排尿时尿道有烧灼感、针刺样痛感，是尿路感染的特征性症状。

3.梗阻

（1）排尿困难：尿液不能通畅地排出，表现为排尿踌躇、费力，尿线无力、分叉、变细、滴沥等。

（2）尿流中断：排尿过程中不自主地出现尿流中断，体位变动后又可以继续排尿。

（3）尿潴留：分为急性尿潴留与慢性尿潴留两类。急性尿潴留见于膀胱出口以下尿路严重梗阻，以及腹部、会阴手术后患者不敢用力排尿者，表现为突然不能排尿，使尿液滞留于膀胱内。慢性尿潴留见于膀胱颈部以下尿路不完全性梗阻或神经源性膀胱梗阻，表现为排尿困难、膀胱充盈，严重时出现充溢性尿失禁。

4. 尿失禁

尿不能自主控制而自行流出，分为以下 4 种类型。

（1）持续性尿失禁：又称真性尿失禁，指尿液持续性从膀胱中流出，几乎没有正常的排尿，膀胱呈空虚状态。

（2）充溢性尿失禁：又称假性尿失禁，指膀胱功能完全失代偿，膀胱呈慢性扩张，并且尿液从未完全排空，当膀胱过度充盈后，尿液不断溢出。

（3）急迫性尿失禁：严重尿频、尿急，而膀胱不受意识控制就开始排尿。

（4）压力性尿失禁：指平时能控制排尿，当腹内压突然增高（如咳嗽、打喷嚏、大笑、屏气、运动等）时，尿液不经意地流出。

5. 漏尿与遗尿

漏尿是指尿液不经正常尿道排出，而是从其他通道流出，如阴道或肠道。遗尿指儿童在熟睡时出现无意识的排尿。

6. 尿液异常

（1）尿量：正常成年人 24 小时尿量为 1000~2000 mL。尿量<400 mL/24 h 为少尿；尿量<100 mL/24 h 为无尿；多尿是指尿量可达 2500 mL/24 h，典型多尿者尿量>3500 mL/24 h。

（2）血尿：泌尿系统疾病的重要症状之一。

1）根据血液含量的多少分类。

①镜下血尿：指借助于显微镜可见尿中含有红细胞。正常人尿液每高倍视野可见 0~2 个红细胞，若新鲜尿离心后尿沉渣每高倍视野红细胞超过 3 个，则提示有病理意义。

②肉眼血尿：指肉眼能见到尿中有血色或血块。1000 mL 尿中含 1 mL 血液即为肉眼血尿。

2）根据排尿过程中血尿出现的时间分类。

①初始血尿：血尿出现在排尿的初始阶段，提示出血部位在尿道。

②终末血尿：血尿出现在排尿的终末阶段，提示出血部位在后尿道、膀胱颈部或膀胱三角区。

③全程血尿：排尿全过程均为血尿，提示出血部位在膀胱或其以上部位。

（3）脓尿：常为乳白色、混浊，严重时有脓块，多见于尿路感染。

（4）乳糜尿：指因尿液中混有乳糜液而使尿液呈乳白色或米汤样，内含有大量脂肪、蛋白质、红细胞及纤维蛋白原。若同时含有血液，尿呈红褐色，为乳糜血尿。

（5）结晶尿：尿液中含沉淀、结晶，见于尿中盐类过饱和状态时。

第二节 实验室检查

1. 尿液检查

（1）尿细胞学检查：用于膀胱肿瘤的初步筛选和术后的随访，尿标本的采集一般是通过自然排尿，也可以通过膀胱冲洗，这样能得到更多的癌细胞，利于提高诊断率。目前认为尿标本应尽量采用新鲜尿液，但晨起第一次尿由于细胞溶解比率高，不适合用尿细胞学检查。建议连续留尿3天，每天留取后先进行细胞离心与固定，然后合并3天的尿细胞进行检查。尿液中脱落细胞尿细胞学检查呈阳性意味着泌尿道的任何部分（包括肾盏、肾盂、输尿管、膀胱和尿道）存在尿路上皮癌的可能。

（2）尿病原微生物检查：革兰氏染色尿沉渣涂片检查可初步判断细菌种类，供用药参考。尿沉渣抗酸染色涂片检查或结核菌培养有助于泌尿系统结核的诊断。清洁中段尿培养，若菌落数$>10^5$/mL，提示为尿路感染；对于有尿路感染症状者，致病菌菌落数$>10^2$/mL 就有意义。

2. 肾功能检查

（1）尿比重：反映肾浓缩和排泄废物的功能。正常尿比重为 1.01~1.03，清晨时最高。尿比重固定或接近 1.01 时，提示肾浓缩功能严重受损。

（2）血尿素氮和血肌酐：用于判断肾功能。二者均为蛋白质代谢产物，主要经肾小球滤过后排出。

（3）内生肌酐清除率：肾在单位时间内，将若干毫升血浆中的内生肌酐全部清除出体外的概率，是反映肾小球滤过率的简便、有效的方法。测定公式：内生肌酐清除率=（尿肌酐浓度×每分钟尿量）/血肌酐浓度，正常值为 80~120 mL/min

3. 血清前列腺特异性抗原（PSA）检查

PSA 是由前列腺产生的一种属于激肽释放酶家族的丝氨酸蛋白酶，是目前最常用的前列腺癌生物标志物。PSA 作为一个连续性参数，数值越高，患前列腺癌的风险越大。

PSA 检查适应证：①射精 24 h 后；②膀胱镜检、导尿等操作 48 h 后；③直肠指诊后 1 周、前列腺按摩 1 周后；④前列腺穿刺 1 个月后；⑤PSA 检查时应无急性前列腺炎、尿潴留等。

4. 前列腺液检查

正常前列腺液呈淡乳白色，较稀薄。涂片镜检可见许多卵磷脂小体，白细胞数≤10 个/高倍视野。如有大量成簇的白细胞出现，则提示前列腺炎。标本留取：可经直肠指诊、前列腺按摩后，再收集尿道口滴出的前列腺液作涂片。对急性前列腺炎、前列腺结核的患者不宜按摩，以免引起炎症或结核播散。

5. 精液分析——常规精液分析

精液分析包括对精液的颜色、量、pH、稠度、精子状况及精浆等进行生化测定。精液检查前应禁欲至少 3 日，但不超过 7 日，两次采样间隔应大于 7 日，并且采集后 1 h 内送检。

第三节 影像学检查

随着影像学诊断技术的发展和广泛应用，放射检查对泌尿系统疾病的诊断发挥着重要的作用。

1. X线片检查

（1）泌尿系统X线片：常规泌尿系统X线片即腹部平片，一般采用前后位投照，检查范围包括肾脏、输尿管和膀胱。有特殊需要时，也可包括前列腺及尿道。通过检查，可以观察肾脏的位置、轮廓、大小和形状；观察泌尿系统有无结石、钙化，从而提示是否有必要做造影检查，也可以作为泌尿系统造影检查的对照。

（2）静脉尿路造影：通过将水溶性有机碘造影剂注入静脉，经过肾脏的排泄作用，使泌尿系统脏器内腔，如肾盏、肾盂、输尿管及膀胱等部位显影的检查方法。因此，又将其称为排泄性尿路造影。

适应证：①疑有尿路病变或尿路感染者；②不能做膀胱镜检查及逆行尿道造影者；③泌尿系统先天性畸形者。

禁忌证：①有碘过敏史者；②肝功能、肾功能严重受损者；③心血管功能不全者；③甲状腺功能亢进者；⑤妊娠期的患者。

护理：①造影术前，向患者及其家属说明造影术的目的、步骤和注意事项，缓解患者的紧张和恐惧情绪；②造影前6h，患者应禁食禁饮；③检查前须做碘过敏试验；④检查后注意观察患者有无皮疹、荨麻疹等迟发碘过敏反应。

（3）逆行肾盂造影：是经输尿管口插入导管至肾盂，再在导管内注入造影剂来显影上尿路，是诊断上尿路疾病的主要手段。

适应证：①静脉肾盂造影显影不清时；②不能配合完成静脉肾盂造影的婴儿及儿童患者；③不适合做静脉肾盂造影检查者，如心脏、肝脏、肾脏功能异常及碘过敏者；④为了详细观察尿路的解剖形态；⑤确定血尿患者尿路内有无占位性病变；⑥确定X线片所见腹内致密钙化影与尿路的关系。

禁忌证：①有严重血尿、急性下尿路感染及肾绞痛发作的患者；②伴有严重心血管疾病、尿道狭窄、尿闭、慢性肾衰竭者；③严重高血压患者；④疑为恶性肿瘤，又有出血倾向的患者。

护理措施：①造影术前，向患者及其家属说明行造影术的目的、步骤和注意事项，缓解患者的紧张和恐惧情绪；②常规肠道准备，检查当日早晨禁食、不禁饮，有助于增强显影浓度；③造影前做碘过敏试验；④检查前应排净小便；⑤检查后注意观察有无皮疹、荨麻疹等迟发碘过敏反应；⑥注意观察是否有疼痛、血尿、感染、无尿或少尿、肾盂反流等造影并发症的发生，如果有应及时通知医生，遵医嘱对症处理，并做好患者及其家属的心理护理。

（4）尿道造影：有直接注入和排尿充盈两种方式。

适应证：尿道狭窄、肿瘤、憩室、瘘管、畸形等。

禁忌证：①尿道、前列腺、附件急性炎症者；②近期有泌尿系统器械检查史者。

（5）肾血管造影：腹主动脉-肾动脉造影和选择性肾动脉造影等。

此外还有膀胱造影、淋巴造影、精囊造影等方式。

2.超声检查

泌尿外科超声检查是采用超声波获取泌尿生殖系统各脏器及组织结构的声学图像，亦可在B超引导下行穿刺、引流及活检等诊断和治疗。常规超声检查部位包括双肾、输尿管、膀胱和前列腺等。

护理措施：检查前指导患者饮水500~1000 mL，使膀胱充盈，有利于观察膀胱内病变及前列腺。

3.计算机断层扫描

计算机断层扫描（CT）是通过X线对人体层面进行扫描，运用计算机技术进行处理从而获得图像的检查方法。其密度分辨率明显优于X线片。CT检查具体有CT平扫、CT增强、CT三维成像等方式。

护理措施：CT增强检查前需要做碘过敏试验，检查后严密观察患者有无过敏反应。

4.核磁共振成像

核磁共振成像（MRI）检查是将原子核在强磁场中共振产生的信息运用一种图像重建成像的影像学技术。MRI检查范围覆盖了几乎全身各系统，亦可进行增强扫描。

5.核医学检查

泌尿系统放射性核素检查主要包括放射性核素显像和功能检查两个方面。放射性核素显像包括肾静态显像、肾动态显像。功能检查包括放射性肾图、卡托普利试验及利尿肾图等。

6.正电子发射计算机断层扫描

正电子发射计算机断层扫描（PET）是一种特殊的核素扫描。由于PET能反映体内脏器组织或病变组织的功能代谢变化，而疾病的功能代谢变化较形态结构变化提前3~6个月，所以PET能够用于疾病的早期诊断和良、恶性肿瘤的鉴别。

第四节　其他检查

一、尿流动力学检查

尿流动力学是依据流体力学和电生理学基本原理，通过尿流率测定、压力-流率同步测定、尿道压力图等一系列检查方法检测尿路各部的压力、流率及生物电活动，从而再现患者症状并对产生这些症状的原因作出合理病理生理学解释的泌尿外科分支学科。

（一）目的及适应证

按解剖部位分类，尿流动力学检查可分为下尿路尿流动力学检查和上尿路尿流动力学检查（表3-1），检查时应根据患者主诉症状进行针对性检查。

表3-1　不同尿动力学检查方法的诊断作用

部位	检查方法	检查目的	适应证
下尿路	尿流率和残余尿测定	初步评估排尿功能	所有排尿功能障碍者
	充盈性膀胱测压	评估患者充盈期膀胱储尿功能及感觉功能	怀疑储尿功能障碍者
	尿道压力测定	评估尿道控尿能力	怀疑尿道关闭功能不全者
	漏尿点压测定：膀胱漏尿点压测定、腹压漏尿点压测定	评估尿道对抗逼尿肌压或腹压升高所致膀胱压升高的能力	怀疑神经源性膀胱尿道功能障碍者或尿道关闭功能不全者
	压力-流率同步测定	评估逼尿肌收缩力及膀胱出口梗阻情况	怀疑膀胱出口梗阻者
	同步括约肌肌电测定	评估排尿期盆底肌与逼尿肌的协调情况	怀疑逼尿肌和尿道括约肌协同失调者
	影像尿动力学检查	同时评估下尿路的形态和功能	下尿路解剖异常或病因复杂者
	动态尿动力学监测	补充常规检查的不足	常规检查未发现异常的严重患者
上尿路	肾盂恒流灌注压力测定	评估上尿路梗阻情况	怀疑上尿路梗阻者
	肾盂恒压灌注试验	评估上尿路梗阻情况	怀疑上尿路梗阻者

（二）尿流动力学检查前准备

尿流动力学检查属有创检查，可能会出现尿潴留、血尿、尿路感染及疼痛等并发症。因此检查前，有必要向患者介绍检查方法并告知相关风险。检查过程中，患者应主动配合，以便医生了解其既往服药情况，如胆碱受体阻断药、α肾上腺素受体阻断药、抗精神病药物等，此类患者检查前应停止服用上述药物并经过充分的洗脱期，否则会影响检查结果。

（三）尿流动力学检查护理

1.检查前的护理

（1）心理护理：向患者讲清楚检查的目的、方法、重要性和注意事项，以消除患者不良心理反应。

（2）检查前准备：行全套尿流动力学联合检查者，检查前停用所有对膀胱功能有影响的药物，检查当日早晨应排空大便，检查前一日应给予缓泻药或灌肠等措施使直肠排空。

2.检查中的护理

（1）心理护理：施行压力-流率同步测定者，检查中要不断地告诉患者，当达到最大膀胱测试容量时，必须尽全力排尿，只有在排尿期有尿液经尿道排出至集尿器，才能用列线图来判断有无膀胱出口梗阻或分析膀胱逼尿肌的功能状态。患者精神紧张、焦虑等状态都可抑制逼尿肌反射而影响排尿，因此要做好患者的心理护理，消除其不良心理反应，减少因精神因素对逼尿肌反射的抑制。

（2）检查中指导：嘱咐患者在尿流测定过程中，尿线落入集尿器的位置要相对固定，不要使尿线来回摆动。如果尿线不稳，会使尿线落入集尿器的位置不断移动，可造成尿流率曲线的不规则波动，影响结果的评定。

3.检查后的护理

尿流动力学检查后，患者可能会有尿痛、尿急、排尿困难等症状，这是由于检查导管刺激尿道黏膜所致。血尿则是由检查造成尿道黏膜的微小创伤所引起的，检查后应多饮水。如有发热、畏寒症状，须做血液、尿液培养，必要时给予抗生素抗感染治疗。

二、膀胱尿道镜检查

膀胱尿道镜是用于观察尿道及膀胱内状况的内窥镜。膀胱尿道镜检查是将膀胱尿道镜经尿道插入膀胱以直接观察膀胱和尿道内病变，以及获取病变部位的活体组织标本的检查方法，主要有硬性膀胱镜及软性膀胱镜两类。

（一）适应证

膀胱尿道镜检查主要适应证是诊断下尿路疾病，此外，还可以进行上尿路的诊断和治疗；最常见的适应证是对镜下血尿和肉眼血尿进行评估，影像学和内镜技术相结合常常可以确定上尿路血尿或下尿路血尿的来源。膀胱尿道镜检查还可对排尿症状（梗阻性和刺激性）进行评估，神经系统病变、炎症、肿瘤或先天异常均可能是出现排尿症状的原因。

（二）禁忌证

禁忌证：①泌尿生殖系统急性炎症；②不能采取截石位者；③女性月经期；④尿道狭窄，尿道结石嵌顿等无法插入膀胱尿道镜者；⑤膀胱容量小于 50 mL 的患者；⑥未控制的全身出血性疾病；⑦不能耐受检查者。

（三）膀胱尿道镜检查护理

1.检查前护理

（1）膀胱尿道镜检查前，一定要确定患者没有活动性尿路感染，因为经尿路的器械操作有加剧感染的可能性。

（2）心理护理：向患者讲解膀胱尿道镜检查的相关知识，增加患者对膀胱尿道镜检查的理解，减轻患者对检查的担忧。

（3）检查前准备：①进行无痛膀胱尿道镜检查的患者术前禁食 6 h、禁饮 4 h；②行膀胱尿道镜检查当日须有家属陪伴；③检查前叮嘱患者排尽尿液，用肥皂及清水洗净外生殖器及会阴；④有心脏病、高血压、脑血管疾病及下肢曾经受过外伤甚至不能外展者，应该主动告知医生。

2. 检查后护理

（1）根据患者麻醉及个体情况，指导其体位与饮食：腰麻患者去枕平卧 6 h；局麻患者如无不适，休息 30 min 可自主活动，但避免剧烈活动。

（2）如有尿管应做好管道护理。

（3）向患者解释检查后可能出现的症状，如血尿、尿痛等，一般轻微症状在检查后 1~3 日逐渐消失，缓解患者的焦虑情绪，做好心理护理。

（4）嘱患者忌食刺激性食物及烟酒，鼓励其多饮水，以保持尿量在 2000 mL 以上。

（5）指导患者，若出现血尿、排尿困难、尿潴留甚至无尿等症状，应及时告知医护人员。

三、前列腺穿刺活检术

前列腺穿刺活检术是诊断前列腺癌最可靠的检查方法。由于前列腺穿刺可导致出血，可能影响影像学评价临床分期，因此前列腺穿刺活检术应在 MRI 检查之后进行。

（一）前列腺穿刺入路

（1）超声引导下经直肠穿刺活检的优点为操作简单、手术时间短、临床应用广、可无须局部麻醉；缺点为感染并发症发生率高，对前列腺前、尖部肿瘤检出率低，需要预防性口服抗生素并对直肠排空。

（2）超声引导下经会阴穿刺活检的优点为能够有效获得前列腺各区域组织，提高前列腺前、尖部肿瘤检出率，并发症发生率低；缺点为疼痛感增加、技术要求高、学习曲线长、需要局部麻醉。

（二）适应证

前列腺穿刺活检术的适应证：①直肠指检发现前列腺可疑结节，任何 PSA 值；②TRUS 或 MRI 检查发现可疑病灶，任何 PSA 值；③PSA > 10 ng/mL，任何 f/tPSA 和 PSAD 值；④PSA 为 4~10 ng/mL，有异常 f/tPSA 值和（或）PSAD 值。

（三）禁忌证

前列腺穿刺活检术的禁忌证：①患者处于急性感染期、发热期；②有高血压危象；

③患者处于心脏功能不全失代偿期；④有严重出血倾向的疾病；⑤高血压、糖尿病等并发症控制不良；⑥合并严重的内、外痔，肛周或直肠病变者。

(四)前列腺穿刺活检术的护理

1. 术前护理

(1)行常规检查术前，停用抗凝血药物一周，以便检查血常规及凝血功能是否正常。

(2)了解病史：询问患者有无慢性结肠炎、肠结核、肛周脓肿等病史，应做好记录，及时报告医生。会阴皮肤有感染者或有外痔者应给予对症治疗。

(3)肠道准备：指导患者饮食，穿刺术前3天食用少渣流质食物，术前24 h食用流质食物；术前3天口服甲硝唑；手术前一天晚上与手术日早晨各清洁灌肠1次，以避免粪便积聚于直肠，这可较大程度地减少直肠内的细菌量。

(4)物品、皮肤准备：穿刺前备皮、淋浴、清洗会阴，保持皮肤清洁。

(5)健康宣教与心理支持：耐心讲解穿刺诊断的意义、方法、穿刺注意事项和穿刺后可能出现的并发症，使患者有乐观的情绪，积极接受治疗。

2. 术后护理

(1)饮食与活动：指导患者卧床休息4~6 h，避免活动造成穿刺点出血；多饮水，鼓励患者进食易消化、高蛋白、高纤维素食物，以保持大便通畅。

(2)密切观察病情：护士要及时巡视病房，观察患者排尿及排便是否通畅、尿液及大便的性状。指导患者多饮水，告知穿刺后1~2天会伴有轻微血尿及大便带血，这是操作过程中损伤局部组织所致，6~48 h后症状会自行消失无须特殊处理。

(3)穿刺后1周内，防止出现感冒、咳嗽、便秘等增加腹压的因素，以免发生活动性出血。

试题三

第四章

常见护理操作

第一节　留置导尿护理

一、应用

(一)留置导尿的适应证

留置导尿的适应证：①急、慢性尿潴留或膀胱颈口梗阻的患者；②难治性尿失禁患者；③需要精确监测尿量者；④患者不能或不愿意收集尿液；⑤需要长时间固定的患者；⑥外科手术围术期需要留置导尿者；⑦其他，如需要实施膀胱冲洗的患者。

(二)留置导尿的禁忌证

急性前列腺炎为留置导尿的禁忌证。怀疑尿道外伤的患者在行诊断性导尿时，应谨慎操作，不宜反复尝试。

二、留置导尿的操作流程

1. 患者准备

(1)心理评估：留置导尿是一种侵入性操作，可引起患者身体和心理上的不适，对患者形象也有影响。为保证患者为留置导尿做好充分准备，医生有责任告知患者导尿的目的和必要性，并获得患者的许可。解释操作程序，有助于减少患者的焦虑，使导尿顺利进行，并且避免在置管导尿期间造成尿道损伤的可能。

(2)身体评估：核对医嘱，评估患者病情及治疗，明确患者不能自主排尿的原因及已采取的措施和效果。患者取仰卧屈膝位,触诊以了解膀胱充盈程度,叩诊呈浊音。可以使用便携式超声装置来评估间歇性导尿患者膀胱内的尿量,以减少不必要的置管。检查会阴皮肤情况及尿道口黏膜有无损伤。在此过程中,注意保暖及保护隐私。必要时,协助患者清洗外阴。

(3)物品准备:治疗车、无菌导尿包(导尿管1根、血管钳2把、镊子、独立包装的润滑剂棉球及消毒棉球、洞巾、弯盘2只、有盖标本瓶/试管)、无菌持物钳、无菌纱布块、无菌手套、无菌注射器、消毒溶液、治疗碗(内盛消毒溶液棉球数个、血管钳1把)、消毒手套1只或指套2只、弯盘、小橡胶单及治疗巾(或一次性尿垫)、浴巾、便盆、屏风、速干手消毒液、集尿袋(根据置管目的选用)。

2. 女性患者置管流程

(1)女性患者尿道短,长3~5 cm,富有扩张性,尿道外口位于阴蒂下方,呈矢状裂隙。在导尿时,必须掌握这些解剖特点,使患者顺利接受导尿。

(2)备齐物品并携至床边,核对患者信息;向患者解释,以取得配合;关闭门窗,用屏风遮挡;保持合适的室温,保证光线充足。

(3)进行手部消毒。

(4)站在患者右侧帮助脱去其对侧裤脚,盖在近侧腿部并在上面盖上浴巾,对侧腿部用盖被遮盖,注意保暖。患者取仰卧屈膝位,两腿略向外展,充分暴露外阴。

(5)治疗碗、弯盘置于外阴适宜位置,戴上消毒手套进行初步消毒:一手持血管钳夹取消毒棉球以由外向内、自上而下的顺序初步消毒阴阜、大阴唇;另一手垫无菌纱布块分开大阴唇,消毒小阴唇和尿道口,每个棉球限用一次。消毒尿道口时停留片刻,使消毒液与尿道口黏膜充分接触,达到消毒的目的。消毒完毕,脱下消毒手套置于弯盘内,将治疗碗及弯盘移至治疗车下层,手部卫生消毒。

(6)在治疗车上打开无菌导尿包的外层包布,置于患者两腿之间,打开无菌导尿包的内层包布,取出独立包装的消毒棉球,戴无菌手套,铺洞巾,使洞巾和无菌导尿包的内层包布形成无菌区。嘱患者保持体位,勿移动肢体,以免污染无菌区。

(7)按操作顺序排列好物品,选择合适的导尿管。成年女性一般选用F12~F16导尿管,女孩宜选用F6~F10导尿管。

(8)更换无菌手套,将导尿管末端与集尿袋相连,用润滑剂棉球润滑导尿管前段。

(9)左手垫无菌纱布块,拇指、示指分开固定小阴唇;右手持血管钳夹取消毒棉球,按照由内而外再向内、自上而下的顺序,分别消毒大阴唇、小阴唇、尿道口。将另一弯盘置于洞巾洞口旁,嘱患者慢慢深呼吸,用另一血管钳夹持导尿管对准尿道口轻轻插入至尿液流出,再插入5~7 cm(约至导尿管长度的50%),确保气囊进入膀胱,松开固定小阴唇的左手,下移固定导尿管。

(10)向气囊内注入无菌注射用水10~15 mL,轻拉导尿管以证实导尿管已固定。

(11)导尿毕,撤下洞巾,擦净外阴,脱去无菌手套置于弯盘内。妥善放置导尿管,应留出足以翻身的长度,防止翻身牵拉使导尿管滑脱。协助患者穿裤,整理床单位。

(12)清理物品并记录。

3. 男性患者置管流程

（1）男性尿道长 16~22 cm，有两处弯曲，即耻骨前弯和耻骨下弯；三处狭窄，即尿道内口狭窄、尿道膜部狭窄和尿道外口狭窄；三处膨大，即尿道前列腺部、尿道球部及舟状窝膨大。在导尿时，必须掌握这些解剖特点，使导尿能顺利完成。

（2）备齐物品携至床边，核对患者信息；向患者解释，以取得配合；关闭门窗，用屏风遮挡；保持合适的室温，保证光线充足。

（3）进行手部消毒。

（4）站患者右侧帮助脱去其对侧裤脚，盖在近侧腿部并在上面盖上浴巾，对侧腿部用盖被遮盖，注意保暖。患者取仰卧位，两腿平放略分开，充分暴露外阴。

（5）将治疗巾垫于臀部。用血管钳夹取消毒棉球，戴上消毒手套进行初步消毒，消毒顺序依次为阴阜、阴茎、阴囊。接着用无菌纱布块裹住阴茎将包皮向后推，以显露尿道口，自尿道口外向后旋转擦拭消毒尿道口、阴茎头及冠状沟，并注意包皮和冠状沟的消毒，每个棉球限用一次。消毒完毕，脱下消毒手套置于弯盘内，将治疗碗及弯盘移至治疗车下层，手部卫生消毒。

（6）在治疗车上打开无菌导尿包的外层包布，置于患者两腿之间，再打开无菌导尿包的内层包布，取出独立包装的消毒棉球，戴无菌手套，铺洞巾，使洞巾和无菌导尿包的内层包布形成无菌区。嘱患者勿移动肢体，保持体位，以免污染无菌区。

（7）按操作顺序排列好物品，选择合适的导尿管。成年男性一般选用 F14~F18 导尿管，男孩宜选用 F6~F10 导尿管。

（8）更换无菌手套，将导尿管末端与集尿袋相连，用润滑剂棉球润滑导尿管前段。用消毒棉球如前法消毒尿道口及阴茎头。

（9）左手固定阴茎，右手持血管钳夹持导尿管头端（避开气囊部分），对准尿道口轻轻插入，如因膀胱颈部肌肉收缩而产生阻力，可稍停片刻。嘱患者张口缓慢深呼吸，再缓缓插入导尿管（切忌暴力插管），直插至导尿管 Y 形处。

（10）向气囊内注入无菌注射用水 10~15 mL，轻拉导尿管以证实导尿管已固定。

（11）导尿毕，撤下洞巾，擦净外阴，将包皮退回原处，脱去无菌手套置于弯盘内。妥善放置导尿管，应留出足以翻身的长度，防止翻身牵拉使导尿管滑脱，协助患者穿裤子，整理床单。

（12）清理物品并记录。

4. 特殊患者置管技巧

在为男性患者导尿时，如果在外括约肌处感觉到阻力，则轻轻抬高阴茎，并在导尿管上轻轻施压，嘱患者如排尿一样轻轻地用力；如果导尿管遇到无法通过的弧度，则使用弯曲的尖端导尿管或让阴茎保持在直立位置以拉直曲线。弯头的尖端导尿管需要受过培训和有经验的人员来操作。

插入一个弯头的尖端导尿管，尖端必须朝上指向 12 点钟的位置，以便于顺利通过前列腺。

三、留置导管的护理

（一）留置导尿管的正确维护

在接触导尿管或引流系统前后请做好手部消毒，处理引流系统时应戴一次性手套。保持尿液引流通畅。在任何时候都要保持集尿袋低于膀胱水平面，也不要把集尿袋放在地上。

（二）留置导尿管的日常护理

（1）向患者及其家属解释留置导尿管的目的和护理方法，使其认识到预防泌尿系统感染的重要性。

（2）每位患者应制订个人护理方案，以减少阻塞和结痂问题。应评估每位置管患者导管通畅情况。

（3）清洁导尿管表面：每天洗澡或使用清水/0.9%氯化钠溶液清洁。

（4）鼓励患者多饮水以达到内冲洗的目的，并协助其更换卧位。发现尿液浑浊、沉淀、有结晶时应查找原因，对症处理。

（5）患者离床活动时，导尿管及集尿袋应妥善安置。搬运时应夹闭引流管，防止尿液逆流。注意要及时开放引流管，以保持引流通畅。

（6）患者沐浴或擦身时应当注意对导尿管的保护，不应把导尿管浸入水中。

（7）若导尿管不慎脱出或导尿装置的无菌性和密闭性被破坏时，应立即更换导尿管。

（8）保持导尿管及集尿袋低于膀胱水平面。

（9）导尿管与集尿袋引流管接口无须使用复杂装置或使用胶带。

（10）每天评估留置导尿的必要性，无继续留置指征时应尽早拔除导尿管，尽可能缩短留置导尿时间。

（11）尿液引流不畅时，检查管道是否扭曲或打折，及时进行纠正。

（12）不建议频繁更换留置导尿管或集尿袋。确切地说，在不违反说明书的情况下，导尿管和集尿袋应根据临床症状（如感染、梗阻）或当密闭引流系统受影响时进行更换。

（三）会阴护理

留置导尿期间每日使用清水或0.9%氯化钠溶液清洁尿道口及周围皮肤。

（四）留置导尿的固定措施

（1）导尿管插入后，固定导尿管对防止导尿管滑脱和尿道牵拉很重要。

（2）保持导尿管稳定很重要。

（3）推荐在体表进行外固定，将导尿管固定在下腹部或大腿。

(五)留置导尿管引流的观察和维护

观察指标与留置导尿的目的有关。术后留置导尿管用于监测尿量时,尿量的监测对确保膀胱持续排空和避免过度利尿是至关重要的。在家庭护理中,则应观察与长期留置导尿管堵塞和感染等常见并发症有关的指标(表4-1)。

表4-1 留置导尿管常见并发症观察指标及处理

观察指标	处理
有无尿液流出	如无尿液流出,检查集尿袋是否过满或引流管是否被夹闭;导尿管或引流管是否扭曲,是否仍在尿道内。导尿管和引流管可以用胶带固定,确保导尿管和引流管引流通畅
尿液气味或颜色的变化	告知患者尿液气味或颜色变化的可能原因,气味的变化可能是由尿路感染引起的,但这不是诊断菌尿或尿路感染的可靠指标
集尿袋位置是否正确	集尿袋位置应低于膀胱水平面

(六)关于留置导尿管夹管

不推荐在拔除导尿管之前行常规夹管。

(七)留置导尿过程中异常问题的处理

1. 导尿管阻塞的处理

40%~50%的留置导尿患者存在管腔阻塞的问题,经常发生导管堵塞的患者建议更换导尿管,应该积极查找病因,检查有无膀胱结石的可能性。

2. 导尿管气囊破裂的处理

气囊导尿管因气囊结构特殊,可因插入导尿管时润滑剂使用、气囊内注入液体成分、操作不到位、患者结石损坏及腹压增加等因素,导致气囊在患者体内破裂。对脱出的气囊导尿管,要仔细检查气囊是否完整,观察患者排尿情况,有无尿急、尿痛、血尿、尿频等症状,必要时行膀胱镜检查,及时治疗。

(1)操作中严格遵守规程,在使用气囊导尿管前先检查气囊质量,按照说明书注入液体。

(2)乳胶材质的导尿管不推荐使用石蜡油进行润滑。

(3)避免便秘等可使腹压增加的因素。

3. 出血观察和处理

导尿后发生血尿,通常是自限性的。如果这种血尿不能缓解,首先鼓励患者多饮水进行内冲洗,血尿加重可能需要通过三腔导尿管进行膀胱冲洗,并保持导尿管通畅。

4. 尿外渗的处理

改变导尿管和气囊位置通常可以解决这种情况,但有时可能需要重新置入导尿管。

5.膀胱痉挛的处理

膀胱痉挛在留置导尿患者中最常见，可遵医嘱给予胆碱受体阻断药治疗。慢性便秘也可以引起膀胱痉挛，高纤维食物和多饮水，有助于维持正常的肠道功能，防止便秘。有时不同的导尿管(更小的管腔和气囊大小)可以减少便秘引起的痉挛。

(八)导尿管的拔除

1.拔管指征

拔除指征，如没有继续留置导尿管的指征时应尽早拔管。

2.拔管的操作流程

(1)物品准备：治疗车上层放治疗盘，治疗盘内放置手套、无菌注射器、弯盘、干纱布数块、快速手消毒液；治疗车下层备医疗垃圾桶。

(2)推治疗车至床边，核对患者身份，解释拔管注意事项，注意隐私保护。

(3)放空集尿袋中尿液，关紧集尿袋夹子，用快速手消毒液洗手。

(4)患者取仰卧位，弯盘置于两腿之间，暴露尿道口。

(5)戴手套，用无菌注射器排空导尿管气囊中的液体，嘱患者放松，轻柔缓慢地拔出导尿管，导尿管与集尿袋一起放入医疗垃圾桶内。

(6)清洁外阴，脱去手套并将其放入医疗垃圾桶内，协助患者穿裤、整理床单位、取得舒适体位。

(7)整理物品，按消毒隔离规范进行物品处理，洗手、记录。

3.拔管困难的原因及对策

造成拔管困难的原因，以及应对策略如下表(表4-2)。

表4-2　拔管困难的原因及对策

问题	原因	解决方法
无法抽吸气囊内液体	导尿管膨胀/阀门损坏或故障	检查阀门有无损坏迹象。向注水通道中加入2~3 mL无菌注射用水以清除堵塞物。如果不成功，使用注射器和针头从注水手臂(阀门上方)吸出液体
	通道堵塞	将注射器固定在注水通道口，放置20~40 min。重力的作用将有助于通道回缩 挤压管道，可尝试将晶体成分通过挤压排出 如果以上方法不成功，可在超声显像下用针在耻骨上穿刺 拔管后应检查气囊是否完好，膀胱内有无残留碎片

续表4-2

问题	原因	解决方法
气囊放气后形成皱褶	气囊无法恢复到膨胀前的形状，导致形成皱褶	良好的患者准备和支持是至关重要的。可在拔除导尿管前3~5 min将麻醉剂(利多卡因)凝胶注入导尿管引流口，以减少对膀胱颈的刺激 在气囊注水前轻轻回抽导尿管，如果遇到阻力则停止，使用注射器将0.3~0.8 mL无菌注射用水重新注入气囊。这可以防止皱褶形成，使拔除导尿管变得更容易，患者的不适和潜在的尿道损伤将减少

4. 拔管后的管理(表4-3)

表4-3 拔管后的管理

问题	原因	解决方法
尿频、尿急	尿道黏膜刺激	确保30 mL/(kg·d)的液体摄入量(每天2~3 L)。告诉患者尿急和尿频是常见的，但通常在排尿至少3次后就会得到解决。如果问题依然存在，应通知医务人员
残余尿	膀胱不能排空、患者焦虑	鼓励患者增加液体摄入量，做好心理护理以消除患者焦虑情绪。在患者第1~2次排尿后进行评估，行叩诊或膀胱扫描(如果有设备)，残余尿量小于30 mL不予处理，可观察；残余尿量大于50 mL的应高度重视，数次排尿后残余尿量不减少者，告知医务人员患者可能需要重新导尿
尿频、尿痛或排尿困难	菌尿/尿路感染	鼓励患者每天摄入2~3 L液体，以促进膀胱的冲洗；告知患者导尿管相关尿路感染的体征，发现异常通知医务人员，必要时进行尿培养，根据培养结果合理使用抗生素
血尿	尿道组织轻微损伤	鼓励患者增加液体摄入量，多排尿，防止血块堵塞。密切观察血尿进展来做进一步处理，安慰患者
尿失禁	膀胱功能受损	给患者垫尿垫，教导患者做盆底肌收缩运动。解释这主要是导管导致的短期并发症。如果不能解决，通知医务人员并做进一步检查

(九)尿液标本的采集

1. 尿液标本采集方法

(1)尿液细菌培养标本必须在无菌技术下从导尿管远端或取样口通过注射器抽吸获得。

（2）取样口是在引流装置与导尿管连接处专门设计的，用于抽取尿液样本，抽取后重新密封，既保持尿液引流系统的密闭性，又能避免用注射器在导尿管远端抽吸标本时的操作不当。该操作容易扎漏气囊而造成管路不能妥善固定。

（3）当需要抽取大量尿液进行尿常规分析（非细菌培养）时，可以从集尿袋中收集。

（4）如果留置导尿管放置超过7天，则需要更换集尿袋，并从新的导尿管中收集尿液，这样的尿液样本才能代表真正存在于膀胱内的微生物，而不是管路中的细菌。

2.从留置导尿管留取尿液标本的操作程序

（1）获得患者的同意，并在操作过程中保护患者的尊严。

（2）洗手或手部卫生消毒。

（3）如果导尿管中没有可见尿液，那么可以暂时夹闭导尿管，等待几分钟。

（4）一旦引流管中有足够的尿液，立刻消毒取样口或导尿管远端，待干。

（5）将无菌注射器插入取样口或导尿管远端，抽取所需尿液标本量（如果引流装置没有取样口，无菌注射器消毒后应在导尿管Y形远端进行穿刺，避免误扎气囊）。

（6）取下无菌注射器，将标本放入标本瓶中。

（7）消毒取样口或导尿管远端，待干。

（8）打开引流管。

（9）处理所有废弃物。

（10）洗手、记录。

（11）尿液标本立即送检。

第二节　尿路造口护理

一、尿路造口定义及适应证

（1）膀胱癌是最常见的尿路上皮恶性肿瘤，排男性恶性肿瘤的第4位，其发病率近年呈增长趋势。目前，根治性膀胱切除术是治疗肌层浸润性膀胱癌和高危非肌层浸润性膀胱癌的标准手术方式，而膀胱替代成为尿流改道术的标准。尿流改道术主要分类如下。

1）按照可控性：可控性尿流改道术（原位新膀胱术、经肛门尿流改道术、可控性代膀胱尿流改道皮肤造口术）和不可控性尿流改道术（输尿管皮肤造口术、回肠膀胱术、结肠膀胱术）。

2）按照改道途径：经腹壁可控性尿流改道术或经腹壁不可控性尿流改道术、经尿道尿流改道术（原位新膀胱术）和经肛门尿流改道术（常用乙状结肠直肠膀胱术）。

3）临床常用术式：回肠膀胱术、原位新膀胱术和输尿管皮肤造口术等。

（2）泌尿造口定义：膀胱发生了不可复性病变需要被切除或者功能受到影响，需要外科医生将尿路直接或间接地开口于腹壁，采取新的途径储存和(或)排出尿液。

（3）泌尿造口的适应证：①膀胱肿瘤需要进行膀胱全切术；②侵犯膀胱的恶性肿瘤需要行全盆腔切除术；③神经性功能减退导致膀胱麻痹；④膀胱先天性畸形；⑤膀胱阴道瘘、膀胱直肠瘘。

二、尿路造口的常规护理

（一）护理评估

1. 术前评估

（1）心理评估：了解患者的心理状态，判断患者对疾病和对排尿形态改变的认知程度，评估患者的医从性、沟通能力和接受知识的能力。

（2）营养状况：是否存在贫血、低蛋白血症、营养不良等。

（3）泌尿系统表现：血尿的性状、颜色，有无血块及膀胱刺激症状等。

（4）评估身体状况：了解是否有高血压、糖尿病、出血性疾病、心脏病、呼吸系统和肠道的基础性疾病、药物过敏史、既往手术史、是否服用抗凝药等。

（5）实验室及特殊检查及其部分结果：常规术前检查、膀胱镜检查及病理报告、静脉肾盂造影、盆腔CT检查，必要时行肺功能、心脏彩超等检查。

（6）体型及拟造口的皮肤情况，预测泌尿造口的位置。

2. 术后评估

（1）了解手术情况：手术方式、术中情况、麻醉情况。

（2）评估造口情况：明确造口位置、类型、颜色、形状、大小、尿色、尿量、造口周围皮肤等。

（3）了解患者一般情况。

（4）心理评估：评估患者的心理状态和对尿路造口的接纳程度。

（5）手术并发症的评估：切口敷料情况，引流管是否通畅，引流液的颜色、性状、量。

（6）评估患者呼吸功能状况，取安全舒适体位，吸氧。

（7）评估胃肠功能状况，根据术后恢复状况制订合理膳食计划。

（8）评估患者对尿路造口护理知识的掌握程度及自我护理能力。

（二）护理措施

1. 术前护理

（1）协助完善各项检查。

（2）心理护理：消极的情绪往往影响患者的治疗效果和治疗积极性，可让患者及其家属与同类手术患者交谈，介绍同类手术成功案例，说明此种手术治疗该病的重要性及安全性，给予患者和其家属情感支持和治疗信心。

（3）禁食禁饮：目前加速康复外科理念和围术期护理措施在根治性膀胱切除术中得到广泛关注，推荐术前 10 h 和术前 2 h 分别口服 12.5% 碳水化合物 800 mL 和 400 mL，不做灌肠，有助于缓解术前不适感、降低胰岛素抵抗，减轻应激反应。

（4）提高患者对手术的耐受力：对合并有高血压、冠心病、糖尿病的患者，应做好相应的检查、监测和控制，纠正贫血，戒烟，指导患者进行深呼吸和有效咳嗽锻炼。

（5）泌尿造口标记设定：术前做好评估，选出合适的泌尿造口位置，可大大减少并发症的发生。在拟定造口位置画上标记。

（6）患者个人信息档案的建立：为延续护理提供依据。制订系统的康复计划，以直观、易懂、易记、便于操作及普及为特点，贯穿于整个护理过程中，为患者提供一个全程、连续、动态、个体化、针对性的护理指导。

2. 术后护理

（1）病情观察：严密观察患者意识和生命体征，注意伤口和盆腔引流液的颜色、性状、量。早期发现出血倾向时，应准确记录各引流管的引流量。

（2）体位与活动：按术后常规护理，麻醉清醒、血压平稳后，取半坐卧位，以利于引流。加速康复外科治疗（ERAS）实施术后 6 h 指导患者在床上活动四肢，并每隔 2~3 h 协助患者翻身 1 次；术后第 2 天，即可鼓励患者遵医嘱自主进行床上活动或下床活动。把控活动强度，避免过度增加腹压的活动，以防造口脱出。

（3）饮食与输液：根据肠道功能恢复情况制订饮食计划，先进食流食、半流食逐渐过渡到普食。嘱患者多饮水防止大便干燥，以免排便困难使腹压增高，引起手术切口发生继发性出血和漏尿。根据病情适当控制输液速度，保持水、电解质平衡。

（4）心理支持：帮助患者接受自我形象的改变，并使其学会自我管理造口袋。通过宣传教育、生活护理，以及取得家庭和社会的支持等护理行为影响患者对疾病的认识与评价，调整患者心理状态。

（5）呼吸道管理：鼓励患者深呼吸、帮助患者翻身、拍背，预防坠积性肺炎的发生，必要时进行雾化吸入。

（6）舒适护理：术后常留置多根引流管，其限制了患者的自由活动，故应加强管道护理，防止意外脱管。

（7）造口护理。

①检查并记录造瘘口颜色、形状、大小，注意有无缺血、坏死、变色、输尿管回缩、造口周围皮肤异常。使用经过验证的分类工具检测并发症。

②妥善固定好输尿管单 J 管，保持尿液引流通畅。定时挤捏疏通单 J 管，防止血块堵塞、尿液反流。观察造口袋内输尿管支架管引流液的量、颜色、性状。

③造口袋更换：患者更换造口袋时注意固定好输尿管支架管，防止输尿管脱出。换袋时间以早晨起床后或进食饮水 2 h 后为宜，减少换袋过程中的尿液流出，以免影响造口袋粘贴效果。术后 2~3 天可更换造口袋，以后每周更换 1~2 次。出现造口袋与皮肤粘贴不紧或袋子有损坏等情况时应及时更换。更换操作按除袋、清洗、测量造口大小、剪孔、粘贴的顺序。

三、泌尿造口并发症的处理及护理

泌尿造口早期并发症包括尿路感染、肾盂肾炎、吻合口瘘或狭窄；远期并发症主要是造口相关并发症，以及上尿路在功能和形态学上的改变。

(一)造口缺血坏死

造口缺血坏死是术后最严重的并发症，发生于术后 24~48 h。肠造口缺血，通常是由手术导致的造口血供不好。急性(早期)肠造口黏膜坏死，表现为肠造口外观局部或完全变紫，若及时给予适当处理，绝大多数变紫的肠造口组织可能会恢复正常；但如无改善则会导致黏膜坏死。肠造口缺血坏死程度分为轻度肠造口缺血坏死、中度肠造口缺血坏死、重度肠造口缺血坏死。

1. 处理

处理原则是早评估、早预防、早发现、早处理。根据患者手术情况进行造口早期并发症的风险评估。重视患者的主诉，观察到造口皮肤颜色或造口气味异常时，应判断是否存在造口缺血坏死并发症，立即报告医生并密切观察肠造口黏膜的情况。有结扎缝线过紧现象、坏死组织、腹膜刺激症状者，须行剖腹探查术以切除坏死的肠管和造口并进行重建，动态观察患者转归情况。根据坏死程度，处理包括：①轻度造口缺血坏死，在造口黏膜上涂撒造口护肤粉，观察血供情况；②重度造口缺血坏死，清除坏死组织，严密观察黏膜的坏死趋向，涂撒造口皮肤粉，对伤口进行清洁、保护，直至创面的肉芽组织被替代；③重度造口缺血坏死，在必要时行急诊手术，切除坏死肠段、重建造口。

2. 护理

每天评估造口黏膜情况，造口边缘缝线的松紧度，黏膜颜色和气味。尤其是造口术后 24~48 h，应及时发现异常并进行处理。动态掌握患者的基础疾病发展、全身营养状况、血常规等，配合医生及时处置，同时，做好患者饮食、术后活动、造口护理、心理疏导等。

(二)造口脱垂

造口脱垂是指造口肠襻自腹部皮肤过度突出。医生手术技巧不正确，患者年老、肥胖、腹壁薄弱、腹压高等因素都可增加造口脱垂的风险。外观上可见腹腔内肠管由造口内向造口外翻出，长度一般为数厘米。造口脱垂常伴有造口水肿、出血、溃疡、肠扭转、阻塞，甚至缺血坏死。

1. 处理

患者平卧后肠管可自行还纳者，医生须嘱咐患者一旦脱垂，选择平卧位，使肠管还纳。不能自行还纳者，帮助患者还纳肠管，还纳后用腹带加以支持固定。对于难以还纳的肠管，可用 0.9%氯化钠溶液清洁脱垂的肠管。对肠管水肿者，应先用经 50%硫酸镁溶液或 3%氯化钠溶液浸渍的纱布湿敷造口黏膜 30 min，再进行手法还纳，还纳后妥善固定，防止再脱垂。对腹压增高的患者，同时对症处理腹压增高。脱垂的肠管黏膜，若有糜烂、坏死、脱垂伴旁疝、固定性脱垂，应选择手术治疗。

2. 护理

正确评估造口脱垂的程度、类型、突出的肠管黏膜有无水肿、出血、溃疡、嵌顿等症状。术前应根据患者的腹部情况，做好术前造口定位。根据患者的个体情况，正确选择造口产品，并指导患者准确度量造口大小及掌握正确的粘贴方法，避免做引起腹压增大的动作，活动时注意保护造口。

(三)造口回缩

肠造口回缩是造口术后主要的并发症。造口回缩位于腹部皮肤表面 0.5 cm 及以下，通常在造口形成后的 6 周内发生，部分需要通过手术处理，进行造口重建。造口回缩可分为早期(急性)回缩及晚期(慢性)回缩。

1. 处理

发生造口回缩，处理方法取决于回缩的程度，以及是否能有效收集尿液。通过采用二件式造口袋、裁剪较大孔径、每天清洗造口 2~4 次，必要时配合负压吸引方法，边清洗、边吸引并更换防漏膏。周围皮肤用造口护肤粉保护，能有效地避免尿液渗漏至皮肤导致的刺激性皮炎的发生。早期回缩，使用凸面底盘及腰带，注意密切观察造口回缩的进展情况；回缩至腹腔内的严重病例应立即施行手术，处理腹膜炎症，重建造口。晚期回缩，须行剖腹术游离腹腔内肠段后再行造口术。

2. 护理

正确评估造口回缩的程度，宜选用垫高式造口用具，如用凸面底盘加压于造口周围皮肤，使造口基部膨出，以利于尿液排出。如造口位置不佳，不适宜使用凸面底盘者，可在局部使用补片或防漏条将其垫高；可配合造口腹带或腰带使用，以增加造口基部的压力。指导患者在术后早期，密切观察造口血供，如有异常应及时就医。耐心向患者讲述引起回缩的原因，指导患者正确饮食，保持正常体重，避免短期内体重剧增。采用有效的方法保护造口周围皮肤，减少尿液刺激所引起的皮炎。

(四)造口狭窄

狭窄是造口缩窄或紧缩，造口直径小于 1.5 cm，是造口术后常见的并发症之一。表现为造口皮肤开口细小，难以看见黏膜；或者虽造口皮肤开口正常，但指诊时肠管周围组织紧缩，手指难以进入。患者年龄大于 60 岁、肥胖，会增加造口狭窄发生率。医生手术技巧不足，造口并发症(如黏膜缺血、坏死、回缩等)，是发生造口狭窄的主要原因。造口狭窄可分为轻度造口狭窄、中度造口狭窄、重度造口狭窄。

1. 处理

轻度狭窄(可容小指或示指尖通过)，可用手指扩张造口，具体方法是扩张时戴上手套，示指涂石蜡油，缓慢插入造口至第 2~3 指关节处，在造口处停留 3~5 min，但注意不要损伤造口，更换造口袋时或每日进行 1~2 次扩张；也可放入导尿管引流保持尿液的排空。如因造口狭窄引起尿潴留、感染、尿液逆流的，应行 X 线片检查或 B 超检查，以检查肾脏是否肿大。中度狭窄(小指能通过)，每日进行 1~2 次扩张。重度狭窄(小指无法通过或有梗阻症状)，建议手术治疗。

2. 护理

正确评估造口狭窄的程度，应根据患者的腹部情况，做好术前造口定位。指导患者及其家属定时扩张造口，是预防造口狭窄简单而有效的方法。指导患者规律饮食，避免进食辛、辣、生、冷、硬等刺激性食物，以软食、易消化食物为主。定时复诊，如出现尿液量减少等异常情况应及时就诊。

(五)造口水肿

造口水肿常发生在术后早期，表现为肠造口黏膜不同程度的肿胀，呈淡粉红色、半透明状。多因血液回流障碍所致，患者无自觉症状，6~8 周后轻度水肿可自然恢复。如果造口黏膜水肿加重，呈白灰色，则应检查造口血供是否正常。造口水肿常见原因为手术技巧不正确，底盘中心孔裁剪不当压迫肠管周围，患者有低蛋白血症，局部肿瘤压迫及腹带过紧等。

1. 处理

早期轻度水肿者注意卧床休息即可。严重水肿者使用二件式造口袋，用 50% 硫酸镁溶液或 3% 氯化钠溶液湿敷 30 min，每日 3 次。必要时可拆开周围缝线减压，同时，纠正患者低蛋白血症等状况。

2. 护理

评估造口水肿的程度，术后早期造口袋底板的内圈要稍大；使用腹带患者，腹带不宜过紧，造口不能完全扎在腹带内，密切观察造口皮肤黏膜颜色，指导患者进食高蛋白、易消化的食物。

(六)造口皮肤黏膜分离

造口皮肤黏膜分离是指肠造口处肠黏膜与腹壁皮肤的缝合处分离，属于造口手术后的早期并发症之一，多发生在术后 1~3 周。临床表现为部分或整圈造口周围皮肤黏膜分离，可导致造口袋粘贴困难、粘贴不牢，引起患者不安情绪，增加患者痛苦。如手术切口与造口较近，会增加感染的危险，愈合后由于瘢痕收缩会导致造口狭窄。

常见发生原因：造口局部缺血坏死，造口形成时皮肤开口过大导致造口张力过大，手术缝合技巧不足，患者对缝线敏感或吸收不好导致继发感染，患者营养不良，合并糖尿病，长期使用类固醇药物致组织愈合不良，术前放疗等。根据分离的面积可分为部分分离和完全分离，根据分离的深浅可分为浅层分离和深层分离。

1. 处理

《中国肠造口护理指导意见》(2013 版)对造口皮肤黏膜分离处理制定了指导流程(图 4-1)。其重要环节是彻底清创后，去除坏死组织，根据分离的程度选择伤口敷料：浅层分离者，擦干创面后喷洒溃疡粉；较深分离者，擦干创面后选用藻酸盐敷料充填伤口，并选择合适的造口袋。同时，注意预防继发造口狭窄等并发症。

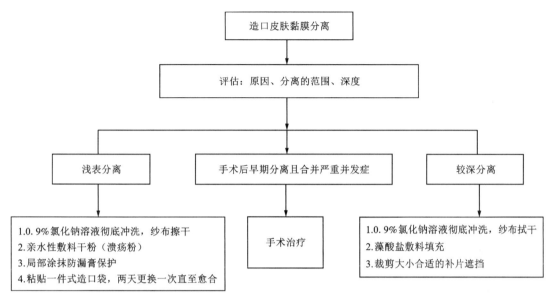

图4-1　造口皮肤黏膜分离处理流程

2.护理

①正确评估造口皮肤黏膜分离的程度、患者营养状况；②术前根据患者的腹部情况，做好术前造口定位；③嘱患者术后常规使用腹带，减轻腹部切口及造口周围的压力；④更换造口袋时，密切观察造口皮肤与黏膜，及时发现造口皮肤与黏膜分离；⑤治疗患者糖尿病等基础疾病，控制患者血糖，加强营养摄入，多进食高蛋白、易消化的食物，必要时，静脉补充白蛋白。

四、泌尿造口术后健康宣教

根据患者的知识水平及学习能力制订教育目标和教育计划，个体化讲解有关饮食、造口观察、造口更换等知识。编制健康宣传手册印发给患者。对随访患者，随时了解其泌尿造口知识的掌握情况，及时调整健康教育方案，激励患者。同时，护理人员可通过微课等健康教育形式改善院外回肠膀胱造口术患者的自我护理水平和适应性。

(一)衣着

泌尿造口术后对穿衣没有特殊要求，但建议以柔软、舒适、宽松为原则，可以根据舒适度和喜好进行调整。避免穿紧身衣裤，以免摩擦或压迫造口导致尿液引流不畅。腰带应松紧适度，避开造口位置。

（二）饮食

泌尿造口术后饮食无特殊限制，以均衡为原则。加强营养，建议多食新鲜蔬菜水果，补充维生素 C，以提高尿液酸性，预防泌尿系统感染。建议患者每日液体摄入量为 1800~2700 mL。多饮水，饮水以凉开水为主，避免饮用浓茶、咖啡等刺激性饮料。忌烟、酒及霉变食物，减少摄入甜食，控制血糖。

（三）沐浴

手术伤口完全愈合后，便可洗澡。沐浴方式建议选择淋浴，淋浴时可佩戴或取下造口用具。佩戴造口用具淋浴时，可用防水塑料薄膜覆盖在造口袋处，淋浴后使用柔软的毛巾或纸巾擦干造口袋外层水珠。取下造口用具淋浴时，水压勿过大，水温勿过高；避免喷头直接冲洗造口处，以免损伤造口皮肤黏膜。清洁造口周围皮肤时，用清水即可，肥皂或沐浴液也可以使用，但须冲洗干净。切勿使用油性肥皂清洁，以及用润肤乳涂抹造口周围皮肤。严禁泡浴，避免水的反流而引起逆行感染。勿用力擦洗造口或碰撞造口。

（四）活动锻炼

适当锻炼，增强体质，保持体重恒定；保持乐观的心态；避免接触联苯胺类致癌物质；注意保暖，避免感冒。泌尿造口术后，不限制造口患者参加体育活动，但在进行一些接触性运动时，须做好特殊防护，防止严重撞击导致造口损伤或造口用具脱落。一般医生会劝阻患者避免进行接触性运动，以防上述问题的发生。但这些问题可以通过特殊的防护来克服，如佩戴造口腹带等。

游泳时应注意以下几点。

（1）使用防水胶带或纸胶带粘住造口底盘边缘作为保护皮肤的屏障。

（2）建议选择带有内衬的、连体的、有图案的深色泳衣。因纯色或浅色游泳衣，浸湿后容易显现造口袋外形。

（3）在下水前须排空造口袋内尿液。

（4）游泳时间避免过长，以免过度疲劳。

（五）自我护理

自我护理时，须学会正确使用造口袋；须保持腹壁造口清洁、通畅，避免发生逆行感染，如发现血尿、尿液引流不畅、腹痛、腰痛等症状，应及时就诊。日常护理时应注意：①保护造口周围的皮肤，每天清洗消毒，外涂氧化锌油膏等；②发现尿液有絮状黏液时，可多饮水，并口服小苏打片，碱化尿液，以利排尿通畅；③输尿管皮肤造口较常出现狭窄，但造口不应小于 2 mm，故应定期扩张。

（六）定期复查和随访

一般术后 1 个月后开始随访，术后第 1 年，每隔 1 个月返院复诊 1 次，连续 3 个月，以后每 3 个月复查 1 次；术后 2~3 年，每 3~6 个月复查 1 次；之后，每 6 个月至 1 年复诊

1次。如感不适，可随时到医院复查，如出现尿液颜色改变，尿量排出量改变，尿液浑浊或有臭味，造口颜色改变，耻骨上部疼痛或下腹部可扪及肿块等应及时到医院就诊。

（七）工作

患者泌尿造口术后体力恢复后，即可从事正常工作。尽量避免重体力劳动，以免腹压增高导致造口旁疝或造口脱垂。如需从事重体力劳动，可佩戴造口腹带以支撑腹壁。

回归工作后应注意以下几点。

（1）准备一套造口更换用具及替换衣物，以备不时之需。

（2）久坐时尽量选择宽松舒适的衣物。

（3）活动较多的工作应佩戴造口腹带。

（八）旅游

患者泌尿造口术后体力恢复后，可以参加任意形式的旅游，也可乘坐汽车、邮轮、飞机等。在旅游时应注意以下几点。

（1）在整个旅行中，需要携带充足的造口用具。

（2）在旅游时，注意生活饮用水的卫生，避免食用不洁食物，预防腹泻的发生。

（3）乘汽车旅行时，适度调节安全带的松紧，以免损伤造口。建议将造口用具放置在凉爽通风处，避免放置在后备箱内。

（4）乘坐飞机时，应至少随身携带两套造口更换用具，造口底盘须提前裁剪好。可准备相关医疗证明，以便海关查验。

（九）社交

造口本身并不会影响患者的社交关系，而是患者的自身态度决定了其是否能回归到正常的社交关系中。鼓励患者以积极的态度去面对身体的改变，多参加一般的社会活动，多与他人沟通。

（十）性及亲密关系

性行为是人类正常的生理活动，患者泌尿造口术后体力恢复后，即可尝试恢复性生活。患者的态度，是重新建立性表达和亲密接触的关键因素。泌尿造口术后会影响男性的性功能，男性可能会出现勃起和保持勃起困难、性交疼痛及逆行射精等问题，如果问题持续存在，可咨询相关医生寻求指导，可进行药物治疗或假体植入。对于女性患者而言，由于手术切除了部分阴道，会使得阴道过小或过紧，发生阴道干涩等问题从而出现性交痛，可以使用润滑剂或更换体位来缓解。亲密的身体接触及性生活不会损伤造口，选择合适的体位可以减轻对造口的压力。性生活前应排空造口袋、保持造口袋清洁，可使用配有过滤片的造口用具以减少异味。造口术后的女性在备孕前，须遵循医生的意见。

五、造口护理用具的选择及使用方法

（一）造口护理用具选择的基本原则

（1）选择造口用具时考虑以下因素：造口类型，造口种类和部位，腹部轮廓，生活方式，个人喜好，视力，手的灵活度。

（2）选择一套无渗漏、能保护造口周围皮肤、可使用到预期时间的造口用具。

（3）造口用具选择的要求：安全，一定时间内不脱落、不渗漏；不会引起皮肤问题；隐蔽、无异味、无声音；舒适、柔软、清洁方便。

（4）推荐使用具有抗反流装置的泌尿造口袋。

（5）推荐使用造口评估工具，以帮助选择合适的造口袋和造口附件。

（6）专科护士经过全面个性化的评估后才能根据患者造口情况选择或者调整造口产品。

（7）必要时考虑使用造口附件，提高黏胶密封效果和（或）保护造口周围皮肤，以预防相关并发症。

（二）造口底盘的选择

（1）评估造口周围身体形态，对患者卧位、坐位和站位进行评估，但必须以坐位为准，选择恰当的造口用具。评估维度包括腹壁形态、皮肤皱褶、排泄口最低黏膜高度、排泄物渗漏情况等。

1）造口周围身体形态平坦时：若造口高于皮肤，选择平面造口底盘；若造口平齐皮肤，选择微凸造口底盘；若造口回缩，选择凸面造口底盘。

2）造口周围身体形态隆起时：若造口高于皮肤，选择平面造口底盘；若造口平齐皮肤，选择平面造口底盘；若造口回缩，选择微凸造口底盘。

3）造口周围身体形态内陷时：若造口高于皮肤，选择平面造口底盘；若造口平齐皮肤，选择微凸造口底盘；若造口回缩，选择凸面造口底盘。

（2）造口高度不够、造口周围腹壁或皮肤情况不理想或用平面造口底盘达不到理想或预期的佩戴时间时，可选择使用凸面造口底盘。

（3）保证有足够黏膜高度的情况下，从柔软的凸面造口底盘开始用，不适用时才考虑用更深、更硬的凸面造口底盘。软凸面造口底盘、微凸面造口底盘、深凸面造口底盘的柔软程度依次减弱。

（4）造口周围静脉曲张、不可还纳的造口脱垂，禁止使用凸面底盘；底盘下有压力性损伤、造口旁有坏疽性脓皮病、造口旁疝谨慎使用凸面造口底盘。

（5）尿路造口，尤其输尿管皮肤造口，推荐使用凸面造口底盘。

（6）泌尿造口处的尿液排出量可作为使用凸面造口底盘的指标，以预防和管理漏尿。造口黏膜凸出皮肤的高度可作为使用凸面造口底盘的指标。造口区域坚硬，倾向于选择软凸造口底盘；造口区域柔软，倾向于选择硬凸造口底盘。

(7)双层黏胶造口底盘与普通黏胶相比，具有强黏着力、抗腐蚀性、柔韧性、强吸收性、易揭除性等特性，能解决尿液渗漏及造口周围皮肤问题。双层黏胶造口底盘独特的水胶体结构，具有较强的吸湿性，可保持皮肤干燥，更适合泌尿造口。

(三)造口袋的选择

(1)术后早期，推荐选择二件式透明造口袋，便于观察及清洁黏液。后期，回肠代膀胱黏液分泌减少，也可选用一件式泌尿造口袋。

(2)预防泌尿造口患者尿路感染，推荐使用具有抗反流装置的泌尿造口袋。

(3)非粘贴型泌尿造口袋可重复使用，但必须借助腰带，且其密闭性差、易泄漏、易出现皮肤问题，因此不建议使用非粘贴型泌尿造口袋。

(四)常见泌尿造口辅助用具的选择

(1)困扰泌尿造口患者最主要的问题是皮肤问题和渗漏。渗漏会导致造口周围皮肤出现问题，影响底盘佩戴，形成恶性循环，使用附件产品可以有效减少皮肤并发症，提高造口患者的生活质量。

(2)皮肤保护粉：主要成分为羧甲基纤维素钠，有较强的吸收能力，可通过吸收造口排泄物，使造口周围皮肤保持干爽，从而减轻排泄物对皮肤的刺激。

(3)皮肤保护膜：分为含乙醇和不含乙醇两类，主要成分为异丙醇，是一种多聚溶液，喷洒或涂擦于皮肤后形成一种薄膜，帮助皮肤免受排出物的刺激。当造口周围皮肤有破损时，只能使用不含乙醇的皮肤保护膜。

(4)防漏产品(防漏膏、防漏条、可塑贴环)：用于造口周围皮肤凹陷、皱褶、缝隙的填充，防止渗漏。

(5)黏胶祛除剂或擦纸：用于清除皮肤残留黏胶，减少反复擦拭导致的皮肤损伤。

(6)造口腰带：用于固定造口底盘，减少外力对造口底盘的影响，延长造口袋的使用寿命。

(7)弹力胶贴：用于加固造口底盘，防止其翘边或位移。

(8)造口护肤粉联合皮肤保护膜：保护造口周围皮肤。

(9)腰带可以帮助加压，在3点和9点方向提供支撑，固定造口底盘，减少外力对底盘的影响。腰带扣和皮肤之间垫上纸巾或纱布，可以减少腰带对皮肤的摩擦，提高舒适度。

(10)使用凸面造口底盘时，可用腰带来加强压力，营造更好的密闭环境；对于平面造口底盘，可通过使用防漏产品来达到类似凸面造口底盘的效果。

(11)当使用凸面造口底盘时，可联合使用有防漏作用的附件(如防漏膏、可塑贴环或防漏条)，在保证一定支撑性的同时可增加造口底盘的灵活性，提高患者的舒适度和依从性。

(12)在身体运动和活动过程中，造口底盘易出现松动，可选择使用弹力胶贴和造口腰带。

(13)造口周围皮肤发红或受到浸渍时，可使用造口护肤粉和皮肤保护膜。

（14）造口易出现渗漏，同时皮肤有皱褶和折叠，可使用可塑贴环、防漏膏或弹力胶贴。

（15）造口佩戴和取下时困难或疼痛，可使用黏胶祛除剂、擦纸或皮肤保护膜。

（五）造口护理用具的使用方法

1. ARC 造口袋更换流程

（1）佩戴：①用 0.9% 氯化钠溶液/温水清洗造口及周围皮肤，保持皮肤的清洁和干燥；②用造口测量尺测量造口的大小、形状，在造口底盘上绘线标记；③沿记号线修剪造口底盘，造口底盘的开口与造口黏膜之间保持 1~2 mm 的空隙；④撕去粘贴面上的膜，按照造口位置由下而上粘贴底盘，使底盘完全贴合皮肤；⑤关闭造口袋开口，将造口袋连接环的底部与底盘扣紧，用手掌轻柔并按压造口袋处 1~3 min。

（2）揭除：确认锁扣被打开后，由上而下轻轻撕开已用的底盘和造口袋，并观察内容物。

（3）检查：检查造口底盘黏胶及造口周围皮肤情况。

2. 二件式造口袋更换操作流程

（1）目的：保持造口周围皮肤的清洁；帮助患者掌握护理造口的方法。

（2）操作准备。

1）环境要求：温度适宜、相对独立、光线充足、注意遮挡。

2）用具准备：造口袋、造口底盘、0.9% 氯化钠溶液或温水、造口测量尺、纱布或柔软的纸巾、治疗巾、剪刀、记号笔、手套、垃圾袋，必要时备换药碗（棉球、弯盘、治疗碗或镊子）、造口护肤粉、防漏膏等产品。

（3）操作流程。

1）核对、评估：①评估患者的病情、意识、自理能力、合作程度、心理状态、家庭支持程度、经济状况；②了解患者或其家属对造口护理方法和知识的掌握程度；③检查造口袋更换日期，观察造口底盘黏胶融化的程度，辨别造口类型、功能状态及有无并发症，评估周围皮肤情况。

2）洗手，备齐用具移至床旁，核对患者信息，向患者作好解释，取得配合。

3）安置体位：协助患者取舒适卧位，使用屏风遮挡，保护患者隐私，注意保暖。

4）撤造口底盘及造口袋：铺治疗巾，由上而下轻轻撕开已用的造口底盘和造口袋，并观察内容物。对回肠代膀胱者，用手轻压造口周围，尽量排空回肠代膀胱的尿液后再撕离，用干净棉球堵住造口处，防止尿液浸湿皮肤；对输尿管皮肤造口者，解除过程中，使用无菌镊子轻轻拉着管道，防止管道污染，造成逆行性感染。

5）评估造口周围皮肤及造口的情况：使用造口周围皮肤评估工具对造口周围皮肤进行评估，并根据相关指南针对性地进行干预，做好评分结果的记录。

6）清洁皮肤：用温水或 0.9% 氯化钠溶液由外至内清洁造口及周围皮肤，不可来回擦拭，再用柔软的干纸巾由外至内沿同一个方向擦干。

7）测量造口：用造口测量尺测量造口的大小、形状，在造口底盘上绘线标记。

8）修剪造口底盘：沿记号线修剪造口底盘，造口底盘的开口与造口黏膜之间保持1~2 mm的空隙。剪裁后，用手指绕几圈，去除剪裁过程留下的黏胶残余物，防止不规则的黏胶造成黏膜出血或拉扯管道。

9）粘贴造口底盘：撕去粘贴面上的膜，按照造口位置由下而上粘贴造口底盘，使造口底盘完全贴合皮肤；必要时使用防漏产品，量要适宜。

10）接造口袋：关闭造口袋开口，将造口袋连接环的底部与造口底盘扣紧，用手掌轻柔并按压造口袋处1~3 min（回肠代膀胱者，亦可先将造口底盘与造口袋连接好，然后取出堵住造口的棉球，再粘贴）。

11）协助患者整理衣服并恢复舒适体位，整理用具，洗手。

12）指导患者及其家属。

13）引导患者参与造口的自我管理，告知患者及其家属更换造口袋的详细步骤，应选择清晨进食前（或更换前1~2 h不饮水/少饮水）更换造口袋。具体内容如下：①告知患者及其家属如何使用造口周围皮肤评估工具进行监测，以及造口并发症的预防和护理方法；②告知患者及其家属造口袋中尿液有1/3~1/2时应及时排放，以防逆流感染；③夜间时，可连接引流袋与造口袋开口，及时排空造口袋内尿液；④告知患者避免做增加腹压的运动，以免形成造口旁疝。

备注：一件式造口袋的操作流程同本流程中的第1）~8）和第11）~12）。

（4）注意事项。

1）造口底盘的剪裁不可过大或过小，理想的造口底盘开口应比造口尺寸大1~2 mm。过大会导致皮肤受尿液浸渍导致皮炎，过小会影响造口血液循环。

2）造口周围皮肤不建议使用消毒水清洁，大多数消毒水会使造口周围皮肤过于干燥而容易受损，可用擦手纸/柔软的纸巾配合温水或0.9%氯化钠溶液使用。

3）剥离造口底盘时动作宜轻柔，一手按住皮肤，另一手慢慢从造口底盘两侧由上至下剥离。如难以取下，不可强行剥离，可使用黏胶祛除剂或温水将造口底盘浸湿后协助剥离。

4）揭除后的造口底盘应注意观察浸湿程度，如造口底盘与皮肤接触面浸白范围超过1/2，则适当缩短造口底盘更换时间，根据实际情况增加更换频率或调整造口底盘的类型。

5）一件式造口袋不可重复使用，两件式造口袋可以重复使用。清洗造口袋宜使用清水或温和清洗剂，如沐浴露或洗手液等；不宜使用刺激性强的清洗剂，如洗衣粉等。

6）根据造口情况，可搭配使用造口辅助用具，使用前阅读产品说明书或咨询造口治疗师。

3.造口用具保存

造口用具宜储存于阴凉干燥的地方，不能放置在阳光直射处，不可放置在冰箱等低温环境内保存；严禁重物压迫造口护理用具；不宜大批量购买、长期存放。

六、造口周围皮肤评估工具

造口周围皮肤并发症的风险是一个持续的过程，发生率为 16%～77%。据统计，造口患者平均在术后 2 年内会出现某种类型的造口周围皮肤并发症，行动能力受损或手术效果不佳患者的发生率会增加到 75%，超过 1/3 的造口患者因皮肤问题寻求过造口护士的帮助。对护士而言，使用同一评估工具监测、追踪患者皮肤问题非常重要，不仅能在临床实践中追踪治愈并发症的结果，还能以此为基准监测其他研究者的结果。

七、泌尿造口的护理管理

(一)围术期造口管理

1.术前造口定位

(1)患者取平卧位，协助患者松开腰带，充分暴露腹部皮肤；操作者站于患者右侧，仔细观察患者腹部轮廓；嘱患者放松、双手上举平放、低头、眼睛注视脚尖；指导患者做重复用力咳嗽或大笑的动作，确定腹直肌的位置。

(2)回肠造口位于脐与右髂前上棘连线中上 1/3 交界处的腹直肌上，或脐、髂前上棘、耻骨联合三点形成的三角形的三条中线的相交点。

(3)双侧输尿管皮肤造口术位于脐与两侧髂前上棘连线中上 1/3 交界处的腹直肌上。

(4)腹部隆起的患者，造口位置宜定在腹部隆起的最高处，避开皮肤皱褶及凹陷。

2.术前造口袋试佩戴

建议术前一天让患者试佩戴造口袋，并在造口袋中装入适量水，让患者提前适应与接受造口。必要时采用同病教育，减轻患者因术后形象改变而引起的焦虑并增强其对手术的信心，积极面对手术。

3.术后造口护理表单呈报

在造口专科登记表中填写患者一般资料(包括床号、姓名、住院号、诊断、联系方式、通信地址)、造口专科登记(包括手术名称、术后造口数、造口类型、造口位置、造口形状、造口周围皮肤等)。

4.造口的护理

(1)检查并记录造口的颜色、形状、大小，注意有无缺血、坏死、变色、输尿管回缩、造口周围皮肤异常等情况；使用经过验证的分类工具检测并发症。

(2)固定好造口内输尿管支架管，保持尿液引流通畅；定时挤捏以疏通管道，防止血块堵塞、尿液返流；观察引流液的颜色、性状、量。

(3)造口袋更换：给患者更换造口袋时，注意固定好输尿管支架管，防止其脱出。换袋时间以早晨起床后或进食 2 h 后为宜,减少换袋过程中的尿液流出,以免影响造口袋的粘贴效果。术后 2~3 天可更换造口袋,以后每周更换 1~2 次。出现造口袋与皮肤粘贴不紧或袋子有损坏等情况时,应及时更换造口袋,更换操作按除袋、清洗、测量造口大小、剪孔、粘贴的顺序。

5. 患者或其家属掌握护理造口的方法

出院前对患者或其家属进行系统的造口护理指导(观察造口颜色、造口周围皮肤、尿液颜色及每日 2 次的造口护理),使患者及其家属接受并主动参与护理,至患者出院前,患者或其家属必须可以独立完成的造口袋更换,出院当天。

(二)造口延续管理

1. 电话随访与咨询

由造口治疗师或在造口专科工作 5 年以上的责任护士定期进行电话随访,建议在出院后第 1 周、第 1 个月、第 3 个月各随访 1 次,每次访问时间为 20~30 min。随访内容包括造口护理、并发症的防治、饮食指导、日常生活指导、心理社交指导、家庭康复锻炼等。当患者出现并发症、自我护理能力水平低时,进行家庭访视。

2. 造口专科门诊

告知患者定期到造口专科门诊进行复诊,造口治疗师评估患者造口护理情况,评价患者造口相关知识和技能的掌握程度。给予患者心理疏导,缓解不良情绪。

3. 造口患者联谊会

建议每年开展造口患者联谊会 1~2 次,由造口治疗师或在造口专科工作 5 年以上的责任护士组织,并邀请医护人员、造口患者及其家属、社会志愿者共同参与。联谊会内容:利用图片、视频和操作示范等讲解造口护理知识,介绍造口用具用法,演示造口护理技巧;邀请具有丰富造口护理经验的患者现身讲解,分享其护理经验;医生对造口患者进行体检,解答患者及其家属的疑问;对居家护理问题比较多的造口患者开展结对帮扶模式,实行“一对一”的帮助。

4. 搭建造口护理网络平台

病区建立造口微信平台,指导患者关注微信平台,定期为患者推送造口护理知识和护理新进展,不断提高患者自我护理和管理的能力。成立造口微信交流群,指导患者加入微信交流群。为患者提供随时随地的网络交流平台,更好地满足造口患者的护理需求。

5. 世界造口日

围绕世界造口日进行相关主题活动,鼓励造口患者及其家属参加世界造口日的相关活动。世界造口日是由国际造口协会于 1993 年倡议的,并得到了世界卫生组织的认可,可加强造口患者和造口工作者之间的联系和交流,向全社会宣传造口知识。其每 3 年举行 1 次,具体时间为该年 10 月的第一个星期六。

第三节　膀胱冲洗

一、目的

(1)使尿液引流通畅。

(2)治疗某些膀胱疾病。

(3)清除膀胱内的血凝块、黏液、细菌等异物,预防膀胱感染。

(4)前列腺手术及膀胱手术后预防血块形成。

二、膀胱冲洗的原理

经尿道前列腺电切术是将前列腺原增生腺体切除,故在前列腺部位留有空腔,术后出血多来源于前列腺窝内创面渗血。因此,术后常留置三腔气囊导尿管,往气囊内注入 0.9%氯化钠溶液 30~40 mL 用于压迫膀胱颈、尿道内口,并以一定压力牵拉导尿管将前列腺窝与膀胱隔开,使积血被限制在前列腺窝内。由于组织与导尿管球囊之间仍有空隙,会有少量出血进入膀胱内,故三腔气囊导尿管的注入端连接膀胱冲洗管,输出端连接尿袋以形成膀胱冲洗系统,然后用 0.9%氯化钠溶液进行冲洗,将渗入膀胱内的血液冲出。这可避免膀胱内形成血凝块,导致膀胱发生痉挛而引发其他不良反应。

三、膀胱冲洗液的种类及选择

传统冲洗液有 0.9%氯化钠注射液、5%葡萄糖注射液、0.02%呋喃西林溶液、醋酸氯己定溶液或含抗生素的配方冲洗液等。其中,采用等渗无菌的 0.9%氯化钠注射液进行膀胱冲洗不会引起二重感染,且经济实惠,减轻了患者的经济负担,被广泛应用于临床。

四、膀胱冲洗液的温度

膀胱冲洗液的温度对术后出血及膀胱痉挛的发生有直接影响。若温度过低,一方面冷刺激易诱发膀胱痉挛,同时增加患者不适感,冲洗速度受限,不能达到有效冲洗并容易造成堵管;另一方面,大量低温冲洗液会带走人体热量使体温下降,并会引起血小板功能障碍,导致术后出血量增多,延长尿液转清时间。若温度过高,可使局部血管扩张,加速血液循环,致创面渗血量增加而加重出血,延长膀胱冲洗时间。因此,应综合考虑膀胱痉挛和术后出血等因素,选择与体温接近的冲洗液,最大限度地减少膀胱出血和膀胱痉挛的发生率。

五、操作要点

(一)评估

(1)核对医嘱:操作前核对医嘱、患者床号和姓名、药物,了解操作目的。

(2)评估患者。

1)全身情况:病情、意识状态、合作能力等。

2)局部情况:尿管通畅情况,尿液的性状,有无尿频、尿急、尿痛、膀胱憋尿感,是否排尽尿液。

3)心理状态:有无紧张、焦虑情绪,是否愿意配合操作。

4)健康知识:是否理解膀胱冲洗的目的。

(3)评估环境:环境是否洁净、舒适、安静、安全、符合操作要求。准备屏风或拉床帘。

(二)准备

(1)操作者自身准备:仪表、意识、技术、知识的综合准备。操作者按要求着装整洁、洗手、戴口罩。

(2)用具准备。

1)开放式膀胱冲洗术:无菌治疗盘内置治疗碗2个、纱布2块、无菌膀胱冲洗器,聚维酮碘消毒液、棉签、弯盘、便盆及便盆巾。

2)密闭式膀胱冲洗术:无菌治疗盘内置治疗碗1个、无菌膀胱冲洗装置1套、血管钳1把,开瓶器、输液架、输液瓶套、输液调节器、聚维酮碘消毒液、棉签、便盆及便盆巾。

3)常用冲洗溶液:0.9%氯化钠溶液、0.02%呋喃西林、3%硼酸、氯己定、0.1%新霉素溶液。灌入溶液的适宜温度为37 ℃~38 ℃。

(三)实施

(1)用具移至床旁,再次核对床号、患者姓名、膀胱冲洗液;取得患者合作。

(2)按导尿术要求插好导尿管,按留置导尿管术要求固定导尿管并排空膀胱。

(3)选择合适的冲洗方法冲洗膀胱。冲洗方法可分为开放式膀胱冲法和密闭式膀胱冲法两种,根据冲洗时间连续与否还可分为间断膀胱冲洗和持续膀胱冲洗。

1)开放式膀胱冲洗:①分开导尿管与引流管接头,消毒、纱布包裹;②吸冲洗液,接导尿管,冲洗液缓慢注入膀胱。注入冲洗液200~300 mL后,放开导尿管让冲洗液流出,如此反复冲洗,直到流出液澄清为止。

2)密闭式膀胱冲洗：①启开冲洗液铝盖中心部分，常规消毒，连接冲洗装置，冲洗液倒挂在输液架上，排气；②冲洗；③在持续冲洗过程中，应密切注意观察患者的反应及冲洗液的颜色和量，评估冲洗液入量和出量，膀胱有无憋胀感，及时处理异常情况；④冲洗完毕，取下冲洗管，消毒导尿管口和集尿袋接口并连接；⑤清洁外阴，固定好导尿管，集尿袋位置必须低于膀胱，以利于引流；⑥帮助患者取舒适体位、整理床单位，按规定处理用具；⑦洗手、记录。该冲洗方法分为两腔气囊尿管膀胱冲洗和三腔气囊尿管膀胱冲洗。两腔气囊尿管膀胱冲洗：分离尿管与集尿袋接头后，消毒尿管远端并连接冲洗管接头，开放冲洗管，冲洗液流入膀胱200~300 mL后夹闭冲洗管，连接尿管集尿袋并开放冲洗管将冲洗液放出，反复冲洗、放出，直至流出液澄清为止。三腔气囊尿管膀胱冲洗：消毒尿管侧腔接口后连接冲洗管接头，夹闭尿管正中管腔，开放侧腔冲洗通道，冲洗液流入膀胱200~300 mL后，夹闭侧腔通道，开放中腔通道，将冲洗液放出；也可同时开放侧腔冲入、中腔引出。目前，在前列腺和膀胱手术后，一般多采用三腔气囊、尿管"侧进中出、持续冲洗"的方法，或"逆行冲洗"即从尿管冲入、自膀胱造瘘管引出的方法。

(4)健康指导。

1)避免牵拉导尿管，以免造成尿道黏膜损伤。

2)冲洗膀胱时，患者如有剧痛、不适应等感觉，应及时告知医生。

(四)评价

(1)患者感觉舒适，无不良反应。

(2)护士操作熟练，无菌观念强，无污染，并能关心、保护患者。

六、注意事项

(1)严格执行无菌操作，防止医源性感染。

(2)冲洗时，若患者感觉不适，应减缓冲洗速度及减少冲洗液量，必要时停止冲洗，密切观察；若患者感到剧痛应暂停冲洗并通知医生查看、处理。冲洗过程中应密切观察流出液的颜色与量，将其及时准确地记录。

(3)冲洗时，冲洗液瓶内液面高于床面约60 cm，以便产生一定的压力，利于液体流入。冲洗速度根据冲洗目的、流出液的颜色进行调节，一般为80~100滴/min。如果流出液鲜红或有血块，可以将滴速调至100~140滴/min，甚至更快，依靠冲洗液的压力压迫止血，同时可防止血块形成或进一步增大，避免造成尿管堵塞。如果滴入药液，冲洗液须在膀胱内保留15~30 min后再流出体外，或根据需要延长保留时间。

(4)寒冷气候，冲洗液应加温至37 ℃左右，以防冷水刺激膀胱，引起膀胱痉挛。

(5)冲洗过程中注意观察引流管是否通畅。

(6)需持续膀胱冲洗的患者，如遇冲洗通道堵塞的情况，应立即通知医生，按"挤压管道—开放加压冲洗回抽—更换尿管"的顺序处理，保证冲洗通畅有效。

七、并发症观察及护理

1. 出血的观察

出血一般是因为腺体创面渗血和小血管出血。等渗冲洗液持续冲洗膀胱是预防术后继发性出血和防止血凝块阻塞尿管的主要措施。引流液颜色鲜红说明出血量多，则应加快冲洗速度，同时严密观察患者生命体征的变化，如脉搏细弱、血压下降提示有创面大量渗血，应立即报告医生并做紧急处理。

2. 膀胱痉挛的护理

膀胱痉挛常由紧张、焦虑，手术创伤、膀胱冲洗、前列腺窝内气囊牵引压迫及留置尿管的刺激，血凝块阻塞、冲洗液温度过低刺激膀胱平滑肌引起。膀胱痉挛的防治：首先，应加强与患者的沟通，冲洗前向患者解释冲洗的目的及必要性，告知其家属应注意的事项，应不断关注患者的感受，消除紧张因素从而防止或减少膀胱痉挛的发生；其次，应保持管道通畅，如引流液颜色鲜红，则提示出血量较多，应加快冲洗速度，防止血凝块产生。

试题四

第三篇

泌尿外科疾病护理

第五章

泌尿外科肿瘤的护理

第一节　膀胱癌

【概述】

膀胱癌是泌尿系统最常见的肿瘤，包括所有原发于膀胱的恶性肿瘤。

【病因】

1. 吸烟

吸烟者膀胱癌发病率是非吸烟者的 2~3 倍。吸烟量越大，持续时间越长，初始年龄越小，膀胱癌发病风险越高。

2. 职业因素

目前认为，芳香胺、多环芳烃、氯代烃等化合物是膀胱癌发病的第二危险因素。燃料、橡胶、皮革、染发、钢铁铸造、焦炭、煤焦油蒸馏等从业人员，膀胱癌发病危险性显著增加。

3. 非职业性因素

（1）食物：大量摄入脂肪、胆固醇、油煎食物和红肉会增加膀胱癌发病风险。

（2）药物：非那西汀是苯胺的衍生物，在代谢过程中可形成邻羟氨基酚，具有致癌作用，致癌性与摄入量相关。环磷酰胺在代谢过程中有羟基化物质产生，其代谢产物从尿液中排出，可诱发膀胱癌，致癌性与服药剂量、持续时间有关。

（3）其他因素：如遗传、慢性感染、炎症、结石、电离辐射、硒元素缺乏等与膀胱癌的发病密切相关。

【临床表现】

1. 症状

（1）血尿：膀胱癌最常见的症状，80%~90% 的患者以间歇性、无痛性全程肉眼血尿为首发症状。

(2)膀胱刺激症状：患者亦伴有尿急、尿频和尿痛等症状，即膀胱刺激征为首发症状。

(3)其他：肿瘤发生在膀胱内口或三角区，或肿瘤破坏逼尿肌或支配排尿神经时可出现排尿困难，甚至尿潴留；骨转移者有骨痛；腹膜后转移或肾积水者可出现腰痛。

2.体征

多数患者无明显体征，当肿瘤增大到一定程度时，下腹部可扪及肿块。发生肝或淋巴结转移时，可扪及肿大的肝或锁骨上淋巴结。

【辅助检查】

1.尿液检查

在新鲜尿液中，易发现脱落的肿瘤细胞，但干扰因素过多。近年来开展的尿液膀胱肿瘤抗原检查(BTA)、纤维蛋白和纤维蛋白降解产物(FDPs)、核基质蛋白(NMP-22)等检查方法有助于提高膀胱癌检出率。

2.影像学检查

(1)超声检查：在膀胱适度充盈时可清晰显示肿瘤部位、数目、大小、形态及基底宽窄情况，能分辨 0.5 cm 以上的膀胱肿瘤；可检测上尿路是否有积水扩张。

(2)CT 检查：增强 CT 检查在诊断膀胱肿瘤和评估肿瘤浸润范围(特别是显示膀胱外肿瘤浸润)方面有一定价值。

(3)MRI 检查：有出色的软组织分辨率，能够诊断并进行肿瘤分期。

(4)静脉尿路造影检查：磁共振尿路成像检查可获得更清晰的图像，现已经逐步替代静脉尿路造影检查。

3.膀胱镜检查

膀胱镜检查是诊断膀胱癌最直接、重要的方法，可以显示肿瘤的数目、大小、形态和部位，以及周围膀胱黏膜的异常情况，同时可获取组织做病理检查。

【治疗原则】

1.非手术治疗

(1)化学治疗：有全身化疗及膀胱灌注化疗等方式。全身化疗多用于有转移的晚期患者。为预防复发，对保留膀胱的患者，术后可采用膀胱内灌注化疗药物。每周灌注 1 次，8 次后改为每月一次，共灌注 1~2 年。

(2)放射治疗：根治性放射治疗、辅助性放射治疗、姑息性放射治疗，适用于膀胱癌各期病变。

2.手术策略

(1)非肌层浸润性膀胱癌，既往称为表浅性膀胱癌，占初发膀胱肿瘤的 70%。经尿道膀胱肿瘤切除术(TURBT)是非肌层浸润性膀胱癌重要的诊断方法和治疗手段。

(2)肌层浸润性膀胱癌是一种致命的恶性肿瘤。根据肿瘤的浸润深度和侵犯范围，选择外科、肿瘤内科、肿瘤放疗科，以及相关支持学科的多学科联合治疗可以获得最佳的治疗效果。对于可切除的肌层浸润性膀胱癌，新辅助化疗联合根治性膀胱切除术是目前治疗的金标准。

1) 根治性膀胱切除术。

新辅助化疗后行根治性膀胱切除(RC)+盆腔淋巴结清扫术，是肌层浸润性膀胱癌的标准治疗，是提高患者生存率、避免局部复发和远处转移的有效治疗方法。

①根治性膀胱切除术的基本手术指征为无远处转移、局部可切除的肌层浸润性膀胱癌(T2~T4a，N0-x，M0)，高危的非肌层浸润性膀胱癌。

②根治性膀胱切除术的手术范围。经典的根治性膀胱切除术的手术范围包括膀胱及周围脂肪组织、输尿管远端，并同时行盆腔淋巴结清扫术。男性患者手术范围还应包括前列腺、精囊，女性患者还应包括子宫、部分阴道前壁、附件。

③根治性膀胱切除术的手术方式。目前根治性膀胱切除术的方式可以分为开放手术和腹腔镜手术两种。腹腔镜手术包括常规腹腔镜手术和机器人辅助腹腔镜手术。

2) 尿流改道术。尿流改道术尚无标准治疗方案，目前主要有以下几种尿流改道术式。

①原位新膀胱术。原位新膀胱术由于患者不需要在腹壁造口，保持了生活质量和自身形象。

②回肠通道术。回肠通道术是一种经典的简单、安全、有效的不可控尿流改道的术式，是不可控尿流改道的首选术式，也是常用的尿流改道术。

③输尿管皮肤造口术。输尿管皮肤造口术是一种简单的术式。在并发症发生率方面，输尿管皮肤造口术要明显低于回肠、结肠通道术。

【护理评估】

(一)术前评估

1.健康史

(1)一般情况：了解患者的吸烟史、职业、饮食习惯等。

(2)既往史：了解患者的完整病史，尤其是膀胱手术史，有无并发症。

(3)家族史：了解患者家庭中有无遗传性疾病、泌尿系统肿瘤及其他肿瘤患者。

2.身体状况

(1)症状与体征：评估有无血尿，血尿为间歇性还是持续性；有无膀胱刺激症状和排尿困难；有无膀胱排尿梗阻症状。评估有无消瘦、贫血等营养不良的表现，重要脏器功能状况，有无转移的表现及恶病质。

(2)辅助检查：了解有无有关手术耐受性检查的异常发现。

3.心理—社会状况

评估患者及其家属对疾病的认知程度及家庭经济的承受能力；社会支持系统是否健全。

(二)术后评估

1.术中情况

了解手术方式、尿流改道、麻醉方式的情况,术中是否进行膀胱灌洗化疗,术中出血、用药、补液、输血等情况。

2.身体状况

了解患者的生命体征;手术切口的位置、切口敷料是否干燥,造口的情况;引流管的位置、种类、数量,是否标识清楚、引流通畅、固定良好,引流物的颜色、性状和量;有无发生出血、感染、尿瘘、灌注化疗不良反应等并发症。

3.心理—社会状况

评估患者有无悲观、失望、紧张等情绪;患者及其家属对病情的认知;患者对治疗和护理的配合程度。

【常见护理诊断/问题】

(1)焦虑与恐惧:与对疾病认知不足、担忧疾病预后有关。
(2)身体意象紊乱:与尿流改道术后留置造口、化学治疗导致脱发等因素有关。
(3)潜在并发症:出血、感染、尿瘘、膀胱穿孔、尿失禁、代谢异常等。

【护理目标】

(1)患者焦虑、恐惧得到缓解,情绪稳定。
(2)患者及其家属能够接受形象改变。
(3)患者未发生并发症,或并发症得到及时发现和处理。

【护理措施】

(一)术前护理

1.心理护理

术前宣教与沟通,让患者及其家属充分了解可供选择的改道方式,不同术式相应的风险与受益,以及功能、生存质量的改变。

2.肠道准备

根治性膀胱切除术须作肠道准备。术前3日开始口服肠道抗生素,少渣半流质饮食;术前常规禁食禁饮;术晨清洁灌肠。

(二)术后护理

1.病情观察与体位

密切观察患者生命体征、意识与尿量的变化。患者生命体征平稳后,取半坐卧位,以利伤口引流及尿液引流。

2. 休息与活动

术后 6~12 周，患者应避免久坐、从事重体力劳动、性生活等，多参与日常活动及轻度、可耐受的锻炼。

3. 饮食护理

饮食方面，适当加强营养，多食用富含纤维的食物，必要时遵医嘱服用缓泻药，以软化粪便，防止便秘影响新膀胱功能。每日液体摄入量为 2000~3000 mL，同时增加饮食中盐的摄取，以预防新膀胱引起的盐丢失综合征。

4. 管道护理

管道护理应准确标识，妥善固定，保持通畅，观察记录引流液的颜色、性状、量，发现异常及时报告医生，并协助处理。

（1）输尿管支架管：用来支撑输尿管、引流尿液。引流袋位置应低于膀胱以防止尿液返流。一般于术后 10~14 日将其拔除。

（2）膀胱造瘘管：用来引流尿液及膀胱冲洗。术后 2~3 周，经医生评估新膀胱无尿瘘及吻合口无狭窄后可将其拔除。

（3）导尿管：用来引流尿液、膀胱冲洗及训练新膀胱的容量；护理时应经常挤压，避免血块及黏液堵塞。

（4）盆腔引流管：用来引流盆腔的积血、积液，也是观察是否发生活动性出血与尿瘘的重要途径，一般术后 3~5 日可拔除。

5. 膀胱灌注治疗的护理

（1）膀胱灌注药物前，应避免大量饮水，灌注前排空膀胱，以便使膀胱内的药液达到有效浓度。

（2）灌注时，保持病室温度适宜，充分润滑导尿管，以减少尿道黏膜损伤。

（3）膀胱内药液保留 0.5~2 h，协助患者每 15~30 min 变换一次体位，分别取俯、仰、左侧、右侧卧位，使药液均匀地与膀胱壁接触。

（4）灌注后，嘱患者大量饮水，稀释尿液以降低药物浓度，减少对尿道黏膜的刺激。

（5）如有化学性膀胱炎、血尿等症状，遵医嘱延长灌注时间间隔、减少剂量、使用抗生素，特别严重者暂停膀胱灌注。

6. 造口护理

尿流改道术后留置腹壁造口，患者须终生佩戴造口集尿袋。应保持造口处皮肤清洁干燥，观察造口颜色与状态；及时清理造口及周围皮肤黏液，使尿液顺利流出。术后，造口周围皮肤表面常可见白色粉末状结晶，是细菌分解尿酸形成的，可先用白醋清洗，后用清水清洗。

7. 新膀胱冲洗的护理

为预防代膀胱的肠黏液过多引起管道堵塞，一般术后第 3 日开始行代膀胱冲洗，每日冲洗 1~2 次，肠黏液多者可适当增加次数。冲洗方法：患者取平卧位，用 0.9% 氯化钠溶液或 5% 碳酸氢钠溶液作冲洗液,温度控制在 36 ℃左右,每次用注射器抽取 30~50 mL 溶液,连接膀胱造瘘管注入冲洗液,低压缓慢冲洗,并开放导尿管引出冲洗液。如此反复多次,至冲洗液澄清为止。

8. 并发症的护理

经尿道膀胱肿瘤切除,术后最常见的并发症是膀胱穿孔;根治性膀胱切除术,常见的并发症有出血、感染、膀胱穿孔、尿瘘、尿失禁、代谢异常等。

(1)出血:膀胱全切术创伤大,术后易发生出血。密切观察病情,若患者出现血压下降、脉搏加快,引流管内引出鲜血,每小时超过 100 mL 且易凝固,提示有活动性出血,应及时报告医生处理。

(2)感染:监测患者体温变化,保持伤口的清洁、干燥,敷料渗湿时及时更换,保持引流管妥善固定,引流通畅,更换引流袋时严格执行无菌技术。遵医嘱应用抗生素。若患者体温升高、伤口处疼痛、引流液有脓性分泌物或有恶臭,并伴有血白细胞计数升高、中性粒细胞比值升高、尿常规示有白细胞时,多提示有感染,应及时通知医生并协助处理。

(3)膀胱穿孔:多发生在膀胱侧壁,由闭孔反射所致,一般为腹膜外穿孔,经适当延长导尿管留置时间,大多可自行愈合。

(4)尿瘘:包括新膀胱与尿道吻合口瘘、新膀胱与输尿管吻合口瘘、新膀胱自身裂开。

1)原因:吻合口漏多由缝合欠佳、吻合口血供不佳、腹内压增高引起;新膀胱裂开多由于分泌黏液过多堵塞导尿管或造瘘管,导致引流不畅、内部压力升高。

2)表现:盆腔引流管引流出尿液、切口部位渗出尿液、导尿管引流量减少,患者出现体温升高、腹痛、白细胞计数升高等感染征象。

3)护理。

预防:指导患者养成定时排尿、及时排尿习惯,避免长时间憋尿,以预防新膀胱自发破裂。

处理:嘱患者取半坐卧位,保持各引流管通畅,盆腔引流管可作低负压吸引,同时遵医嘱使用抗生素。采取上述措施后尿瘘通常可愈合,仍不能控制者,协助医生手术处理。

(5)尿失禁:是新膀胱术后不良后果之一,症状夜间较重。

1)原因:可能与神经反馈和括约肌逼尿肌反射消失及夜间括约肌张力降低等有关。

2)护理:指导患者通过排尿日记、尿垫监测尿失禁程度;睡前完全排空膀胱,夜间用闹钟唤醒 2~3 次以帮助减少夜间尿失禁;坚持盆底肌肉功能锻炼以辅助控尿。

(6)代谢异常。

1)原因:与肠道黏膜对尿液成分的吸收,以及使用肠道替代后,肠道功能变化有关。

2)表现。①水、电解质、酸碱平衡失调:术后肠道黏膜将尿液中铵根离子(NH_4^+)、氢离子(H^+)、氯离子(C^+)吸收进入血液,同时分泌碳酸氢钠($NaHCO_3$)进入尿液,导致高氯性代谢性酸中毒、低钠高钾血症。②营养失调:切除部分末段回肠可致胆汁酸吸收减少,影响脂肪的吸收,进而导致脂溶性维生素(维生素 A、维生素 D、维生素 E、维生素 K)、维生素 B_2 缺乏。③膀胱结石:碱性尿液、持续合并感染可促进新膀胱结石形成。

3)护理:①定期行血气分析检测患者血液 pH 及电解质水平;②注意患者有无疲劳、

耐力下降等相应表现，患者应遵医嘱补充维生素；③术后规律排空膀胱、规律冲洗，以减少结石发生率；④遵医嘱纠正水、电解质、酸碱平衡失调。

【护理评价】

通过治疗与护理，患者是否：①减轻了恐惧与焦虑；②能够接受形象改变；③并发症得以预防，或得到及时发现和处理。

【健康宣教及出院指导】

1.做好患者的心理护理

向患者及其家属讲解直肠膀胱术的治疗方法，讲解手术的目的、效果，让患者及其家属充分了解行尿流改道术后的情况，使患者消除顾虑，详细解答患者所提出的问题，耐心地做好解释工作。

2.饮食指导

术后禁食期间，先胃肠外营养支持 5~7 天。肠道功能恢复后第 3~5 天少量多次试饮水，无腹胀后可进食少量无渣流质、半流质食物，以后再过渡到高热量、高蛋白、易消化的少量多餐少渣饮食。常吃富含维生素 C 和钾离子的食物，以预防高氯性酸中毒和低钾血症。

3.休息、活动与生活指导

病程长、体质差、晚期肿瘤出现明显血尿者，应卧床休息。术后 1~2 个月避免过度活动，注意休息，加强锻炼，劳逸结合，不宜过度疲劳，生活要有规律，不参加重体力劳动。指导患者减轻心理压力，回归社会。体力恢复后可参加工作，不要提重物，避免引起造口周围的疝气。适应后可适当参加娱乐、旅游、运动，但要避免会发生碰撞的运动。

4.造口护理

见本书"造口护理"相关内容。

5.化疗指导

见本书"膀胱灌注治疗的护理"相关内容。

6.出院指导

（1）膀胱灌注每周一次，连续 9 次，然后每月一次，连续 10 次，总疗程为 1 年。

（2）回肠泌尿造口患者，由于肠液的分泌，尿液会变成黏液状，导致尿液刺激造口皮肤，引起造口皮肤感染。出院时，指导患者饮食中增加液体的摄入量，每天饮水 2000~3000 mL 以稀释尿液；饮食方面要富有营养且多样化，增强体质。多吃新鲜蔬菜、水果，保持大便通畅，避免食用难消化、刺激性的食物。忌油炸、烧烤及高亚硝酸盐含量的食物。

（3）术后三月内勿参加重体力劳动，体力恢复后可参加工作，但不要提重物，以避免引起造口旁疝；适应佩戴造口袋生活后，可以娱乐、旅游、运动，但要避免会发生碰撞的运动。

（4）出院后要求患者定期复查，术后 1 年内每 3 个月复查一次，1 年后每半年一次。嘱患者若病情变化，随时复诊，复诊内容包括定时复查胸部 X 线片、B 超、肾功能、电解质等，以及了解患者白天或夜晚自主排尿的可控情况、排尿次数、间隔时间等。

第二节　肾细胞癌

【概述】

肾细胞癌是指起源于肾实质泌尿小管上皮系统的恶性肿瘤，临床上又称肾癌。

【病因】

肾细胞癌的病因尚不明确，但与遗传、吸烟、饮酒、肥胖、高血压及降高血压药物、糖尿病等有关。吸烟、肥胖和高血压病是目前公认的肾细胞癌危险因素，60%患者的病因与上述 3 种因素相关。

【临床表现】

肾细胞癌多在体检时发现，有临床症状的仅为 36%。

1.肾细胞癌三联征

肾细胞癌三联征即血尿、腰痛、腹部肿块。其中以血尿最为常见，表现为无痛性、间歇性血尿，提示肿瘤已经侵犯肾盏、肾盂。而同时有肾细胞癌三联征情况的患者不到10%，如出现则提示可能为肿瘤晚期。有极少病例可能出现肾周血肿。

2.副肿瘤综合征

10%~40%的肾癌患者有副肿瘤综合征，包括高血压、贫血、体重减轻、恶病质、发热、红细胞增多症、肝功能异常、高钙血症、高血糖、红细胞沉降率（血沉）高、凝血机制异常等。

3.转移症状

肺转移出现咳嗽、咯血，骨转移出现骨痛、骨折，脑转移出现头痛，淋巴结转移表现为有颈部肿块等。男性患者，如发现同侧阴囊内精索静脉曲张且平卧位不消失，提示可能有肾静脉或下腔静脉癌栓。

【辅助检查】

1.影像学检查

影像学检查能对肾细胞癌患者进行临床诊断和临床分期。

（1）腹部超声检查：典型的肾细胞癌常表现为不均匀的中低回声实质肿块。

（2）CT 检查：包括平扫和增强 CT，对肾细胞癌的确诊率高，可发现 0.5 cm 以上的病变，同时可显示肿瘤部位、大小，以及有无累及邻近器官等。

（3）MRI 检查：MRI 检查对肾肿瘤分期判定的准确性略优于 CT 检查，特别在静脉癌栓大小、范围及脑转移的判定方面 MRI 检查优于 CT 检查。

（4）基于 CT 或 MRI 的三维重建检查：主要用于直观显示肾肿瘤的解剖及毗邻，帮助更好地制订手术方案，尤其适用于复杂情况下的肾部分切除术（如肾门部肿瘤、完全内生型肿瘤、肾窦内肿瘤等），相对于二维影像，三维重建影像能更好地显示肿瘤的空间位置及血管变异情况。

（5）其他检查：肾动脉造影和下腔静脉造影检查对肾细胞癌的诊断作用有限，不推荐常规使用。

核素肾图或 IVU 检查指征：未行 CT 增强扫描，无法评价对侧肾功能者。

核素骨显像检查指征：有相应骨症状；碱性磷酸酶高；临床分期≥Ⅲ期的患者。

头部 MRI、CT 扫描检查指征：有头痛或相应神经系统症状患者。

腹部 MRI 扫描检查指征：肾功能不全、超声检查或 CT 检查提示下腔静脉癌栓患者。

正电子发射计算机断层扫描（PET）或 PET-CT 检查：费用高，不推荐常规应用 PET-CT，主要用于发现远处转移病灶，以及对分子靶向治疗、免疫治疗、细胞因子治疗或放疗的疗效进行评定。

2. 肾肿物穿刺活检

肾肿物穿刺活检不作为常规诊断手段，但在肾肿物性质诊断困难时用于鉴别诊断，对患者后续的治疗策略选择有重要意义。另外，肾肿物穿刺活检为药物治疗或介入治疗提供了组织学证据。

3. 实验室检查

实验室检查包含尿常规、尿细胞学检查、尿素氮、肌酐、肝功能、全血细胞计数、血红蛋白、血钙、血糖、红细胞沉降率、碱性磷酸酶和乳酸脱氢酶。

【治疗原则】

（一）局限性肾细胞癌的治疗

局限性肾细胞癌是指肿瘤局限于肾被膜内、临床分期为 T1N0M0～T2N0M0 的肾细胞癌。

1. 手术治疗

外科手术是局限性肾细胞癌首选的治疗方法，目前局限性肾细胞癌的手术治疗主要包括肾部分切除术和根治性肾切除术。

（1）肾部分切除术（PN）：适用于 T1 期、位于肾脏表面、便于手术操作的肾细胞癌。

（2）根治性肾切除术（RN）：是公认的可能治愈肾细胞癌的方法，对于不适合行肾部分切除术的 T1 肾细胞癌患者，以及临床分期 T2 期的肾细胞癌患者，根治性肾切除术仍是首选的治疗方式。

2. 非手术治疗

对不适用于外科手术的局限性肾细胞癌患者，可尝试非手术治疗方法，主要包括密切监测、射频消融和冷冻消融等。

（1）密切监测：是指通过连续影像学检查（超声、CT 或 MRI 检查）密切监测肾肿瘤大小变化，暂时不处理肾肿瘤，在随访期间一旦出现肿瘤进展则接受延迟的干预治疗。适应证：伴有严重并发症或预期寿命比较短的高龄患者、小肾细胞癌患者可密切监测。

（2）射频消融：适用于不适合手术的小肾细胞癌患者。适应证：不适合外科手术、须尽可能保留肾单位、有全身麻醉禁忌、有严重并发症、肾功能不全、遗传性肾细胞癌、双肾肾细胞癌、肿瘤最大径<4 cm 且位于肾脏周边的患者。射频消融术可通过腹腔镜或经皮手术进行，两种路径患者的并发症发生率、复发率与肿瘤特异性生存率相似。对于肿瘤直径<3 cm 的肾细胞癌，更推荐经皮途径消融治疗。

（3）冷冻消融：采用经皮或腹腔镜辅助的方法，技术成功率可以达到 85%。其适应证与射频消融相同。

（二）局部进展性肾细胞癌的治疗

局部进展性肾细胞癌既往称为局部晚期肾细胞癌，也是 2017 版 AJCC 肾癌 TNM 分期系统的Ⅲ期病变，具体包括 T1N1M0、T2N1M0、T3N0M0 和 T3N1M0 期。

1. 根治性肾切除术

局部进展性肾细胞癌的首选治疗方法是根治性肾切除术。

2. 肾细胞癌伴静脉癌栓的手术治疗

肾细胞癌中有 4%~10% 的患者伴有静脉癌栓，未经治疗的肾细胞癌合并下腔静脉癌栓患者自然病程短，预后差，中位生存时间约 5 个月，1 年肿瘤特异性生存率约为 29%。积极手术切除患肾和癌栓作为治疗肾细胞癌伴静脉癌栓患者的标准策略已被广泛接受，且能使患者的生存获益。

【护理评估】

（一）术前评估

1. 健康史

（1）一般情况：了解患者的吸烟史、酗酒史、肥胖指数、职业、饮食习惯及用药史，特别了解高血压药物使用情况等。

（2）既往史：了解患者的完整病史，尤其是泌尿系统手术史，有无并发症。

（3）家族史：了解患者家庭中有无遗传性疾病、泌尿系统肿瘤及其他肿瘤患者。

2. 身体状况

（1）主要症状与体征：评估有无腰痛、血尿、腰腹部肿块。腰痛常为钝痛和隐痛；血尿为无痛性或间歇性；有无副肿瘤综合征症状及有无转移症状。

（2）辅助检查：通过实验室检查、B 超检查、CT 检查、磁共振检查、核医学检查及其他有关手术耐受性检查（心电图、肺功能检查等）是否有异常发现。

3.心理—社会状况

评估患者是否存在明显的焦虑与恐惧,了解患者及其家属对疾病的认知程度;社会支持系统是否健全。

(二)术后评估

1.术中情况

了解患者手术方式、麻醉方式、病变组织切除情况、术中用药、出血、补液、输血等信息。

2.伤口与引流管情况

评估患者伤口及引流管情况,有无出血、感染等并发症的发生。

3.心理状态与认知程度

了解患者有无悲观失望、紧张等情绪,是否配合术后治疗和护理;患者及其家属对病情的认知。

【常见护理诊断/问题】

1.术前护理诊断

(1)疼痛:与疾病本身有关。

(2)焦虑/恐惧:与患者对疾病相关知识不了解、担心预后有关。

(3)知识缺乏:缺乏疾病相关知识及术后康复知识。

(4)营养失调/低于机体需要量:与肿瘤代谢产物影响中枢神经系统导致食欲减退有关。

2.术后护理诊断

(1)疼痛:与手术有关。

(2)舒适的改变:与疼痛、术后管道留置等有关。

(3)部分自理能力缺陷:与术后卧床及手术有关。

(4)潜在并发症:出血、感染、尿瘘、下肢静脉血栓等。

【护理目标】

(1)患者自诉疼痛减轻,舒适感增强。

(2)患者焦虑、恐惧得到缓解,情绪稳定。

(3)患者未发生相关并发症或并发症发生后能得到及时治疗与处理。

【护理措施】

（一）术前护理

1. 心理护理

应主动关心患者，耐心向患者及其家属讲解疾病相关知识，取得患者及其家属的信任，以及减轻患者心理负担，帮助患者树立战胜疾病的信心。

2. 营养支持

指导患者食用高蛋白、高热量、高维生素、低脂、易消化食物。对胃肠功能障碍者，通过静脉途径给予营养，贫血者可进行少量多次输血以提高血红蛋白水平及患者抵抗力，以保证患者术后顺利康复。

3. 病情观察

注意观察患者的血尿程度，可嘱患者多饮水，以起到稀释尿液、防止血块堵塞的目的。当血尿严重，血块梗阻输尿管出现绞痛时，应报告医生给予解痉镇痛处理。

4. 加强术前健康宣教

评估患者对手术的耐受力，解释手术的必要性、手术方式、术后注意事项及手术后可能出现的不适与并发症。鼓励患者及其家属积极配合各项治疗和护理工作。

5. 术前常规准备

(1)协助完善相关术前检查，包括实验室检查和影像学检查，特别注意患者的凝血功能是否正常。

(2)术前戒烟，指导有效咳嗽、排痰的方法，防止呼吸道感染。

(3)完善术前准备，术前遵医嘱禁食禁饮，行肠道准备，必要时留置胃管。

（二）术后护理

1. 病情观察

严密监测生命体征的变化，观察患者的面色、四肢末梢血液循环情况等，密切观察伤口及敷料情况，有异常及时报告医生。

2. 体位与活动

全麻术后去枕平卧，保持呼吸道通畅。鼓励患者早下床活动，以促进胃肠功能恢复，增加肺活量，减少肺部并发症及下肢静脉血栓的发生。

(1)根治性肾切除：手术 6 h 后可抬高床头，以减轻腹胀，有利于伤口引流和机体恢复。手术 24 h 后鼓励下床活动，以减少腹胀的发生及避免下肢深静脉血栓形成。

(2)肾部分切除术：遵医嘱绝对卧床休息，鼓励肢体主动运动，健侧卧位与平卧位交替，预防皮肤损伤；遵医嘱下床活动，循序渐进增加活动量。

3. 疼痛护理

评估患者疼痛情况。有镇痛泵患者，检查管道是否通畅，疼痛评分≥4 分时，遵医嘱给予镇痛药物，及时评估用药后效果。

4.管道护理

（1）伤口引流管：保持引流管通畅，妥善固定，防滑脱。观察伤口局部有无肿胀、瘀青，引流液性质、颜色、量的变化并做好护理记录。

（2）导尿管护理：妥善固定，防止折叠、扭曲、受压，保持引流通畅；尿袋位置应低于耻骨联合水平，防止尿液反流和逆行感染。保持会阴清洁，鼓励患者多饮水。如突然出现大量鲜红尿液，应立即通知医生来处理；观察患者腹部体征，有无腹部胀痛。

5.饮食护理

术后禁食至肠蠕动恢复，肛门排气后，指导患者进食流质，逐渐过渡到普食，食物宜营养丰富、清淡、易消化，多吃蔬菜、水果，保持大便通畅。

6.落实患者基础护理

7.并发症的预防及护理

（1）出血：术中和术后出血是最主要的并发症。肾部分切除术患者绝对卧床，多饮水，保持大小便通畅，预防粪便干结及用力排便时腹内压增高，引起出血。密切观察患者生命体征的变化及引流液颜色、量的变化，发现异常，及时处理。引流液颜色由浅变深或为鲜红色伴大量血凝块，同时伴有血压下降、脉搏增快等失血性休克表现时，常提示活动性出血，遵医嘱使用止血药物，必要时行介入治疗，治疗栓塞出血动脉。

（2）尿瘘：可能由术中误伤输尿管、破损的肾集合系统缝合欠佳或局部肾组织坏死等引起。护理应密切观察尿量变化。大多数尿性囊肿，可通过经皮置引流管和（或）输尿管内支架管来解决。

（3）感染：密切监测生命体征及伤口情况，如出现体温升高、白细胞计数增高、血压降低等情况，及时通知医生。

（4）肾衰竭：严密观察健侧肾功能情况，包括尿液颜色、性质、量。准确记录尿出入量，监测血肌酐及尿素氮值。

（三）肾癌术后免疫治疗不良反应的护理

（1）胃肠道反应的护理：患者以程度各异的恶心、呕吐、腹泻、腹痛及胃纳差为主要表现。饮食方面应该选择富含维生素、蛋白质丰富、清淡且容易消化的食物，以达到增进食欲的目的。

（2）流感样与高热反应的护理：患者接受免疫治疗后极易出现流感样反应和高热症状，一般在用药 1 h 以后发热症状就会出现，且很快达到 39 ℃，遵医嘱使用退热镇痛药物。告诉患者保证充分的休息和睡眠，增加饮水量，做好基础护理干预，做好跌倒、受凉等预防，对体温进行监测。

（3）血液毒性反应的护理：骨髓抑制以血小板浓度降低、粒细胞数量减少为主要表现，通常在用药 1 周后发生，此时须对血象进行监测。部分患者会有血肌酐、尿素氮、血清谷丙转氨酶一过性升高的情况出现。出院前需要进行生化检查、血常规检查。粒细胞减少者需要给予升白细胞药物及必要性的辅助药物，保证空气流通和新鲜，休息充足，控制探视次数与时间。

(4)倦怠、乏力的护理：静脉滴注 1~2 L 药物后，患者会有倦怠、乏力、无精打采的症状出现，须要强化安全护理，以免意外事件发生。叮嘱家属在患者身边陪伴，做好日常生活方面的护理指导，提供带有独立卫生间的病房，指导患者适当进行活动锻炼，增加营养补充。

(5)皮肤反应的护理：以颈部、四肢散在皮疹、口腔疱疹、溃疡等为主要表现，同时伴随轻度瘙痒和疼痛症状。如果患者是口腔疱疹、溃疡，可用康复新液漱口，做好口腔清洁与卫生工作。如果患者是皮疹，可口服氯雷他定。

【护理评价】

通过治疗与护理，患者是否减轻了恐惧与焦虑；疼痛缓解，舒适度增强；并发症得以预防，或得到及时发现和处理。

【健康宣教及出院指导】

1.饮食

多食优质动物蛋白、高微量元素、富含维生素、高纤维、易消化的食物，忌辛辣刺激、高脂肪、高胆固醇饮食，避免烟酒及浓茶，如无肾功能异常多饮水，保持大便通畅及每日尿量在 2000~2500 mL。

2.活动

适当运动，循序渐进，避免劳累。肾部分切除术患者须要绝对卧床 2 周，避免剧烈活动及重体力劳动，避免增加腹压的因素。注意保护健侧肾脏，预防外力冲击，保持心情愉快。

3.自我监测

观察体温、伤口、尿液情况，如有异常应及时就诊。

4.用药指导

肾脏切除患者注意保护对侧肾脏，最好在医生指导下用药，尽量不使用对肾脏有损伤的药物。

5.随访

(1)随访的主要目的是检查患者是否有术后并发症、肾功能恢复情况、是否有肿瘤复发转移等。

(2)第一次随访可在术后第 4~6 周进行，主要评估患者肾脏功能、术后恢复状况及有无手术并发症。根据肾细胞癌的临床分期，选择不同的随访时限和随访内容。

第三节 前列腺癌

【概述】

前列腺癌(PCa)是男性泌尿生殖系统中最常见的恶性肿瘤,仅次于肺癌,发病率随年龄而增长。

【病因】

(1)年龄:年龄是前列腺癌主要的危险因素。

(2)家族史:遗传易感性可能源于遗传学突变,当家族中有直系男性亲属患前列腺癌时,该家族中男性发病率明显增加。

(3)前列腺内出现细胞异常的病理改变:患有前列腺高级别上皮内瘤变的男性,其前列腺癌的发生率明显升高。

(4)饮食:一些研究显示,经常食用含有动物脂肪食物的男性,也是前列腺癌的易发人群,因为这些食物中含有较多的饱和脂肪酸。

(5)雄激素水平:体内雄激素水平高也是前列腺癌的可能诱因之一。

(6)DNA 损伤修复相关基因突变也与前列腺癌发生风险相关。

(7)前列腺癌发病风险与单核苷酸多态性(SNP)有关。

【病理】

1.分级

Gleason 分级法(表 5-1)是以腺体分化程度,以及肿瘤在间质中的生长方式作为分级标准,以此评价肿瘤的恶性程度,被广泛应用于临床。

表 5-1 前列腺癌 Gleason 分级标准

分级	组织学特征
1 级	单个的分化良好的腺体密集排列,形成界限清楚的结节
2 级	单个的分化良好的腺体较疏松排列,形成界限较清楚的结节(可伴微小浸润)
3 级	分散、独立的分化良好的腺体
4 级	分化不良、融合的或筛状(包括肾小球样结构)的腺体
5 级	缺乏腺性分化(片状、条索状、线状、实性、单个细胞)和/或坏死(乳头/筛状/实性伴坏死)

注:不存在于空心针穿刺活检标本中,根治术标本中罕见。

2. 分期

分期多采用 TNM 分期系统。根据肿瘤侵犯范围不同，分为 1~4 期。1 期和 2 期肿瘤位于前列腺内；3 期和 4 期肿瘤已经侵犯至前列腺以外部位。区域淋巴结可以分为 X 期、0 期、1 期。X 期表示区域淋巴结无法评估，表示无区域淋巴结转移，1 期表示有区域淋巴结转移(表 5-2)。

表 5-2　前列腺癌 TNM 分期

原发性肿瘤(T)
TX 原发肿瘤无法评估
T0 没有原发肿瘤证据
T1 不能被扪及和影像无法发现的临床隐匿性肿瘤
T1a 在 5% 或更少的切除组织中偶然有肿瘤病理发现
T1b 在 5% 以上的切除组织中偶然有肿瘤病理发现
T1c 穿刺活检证实的肿瘤(如由于 PSA 升高)，累及前列腺单侧或者双侧叶，但不可扪及
T2 肿瘤可扪及，局限于前列腺之内
T2a 肿瘤限于前列腺单侧叶的二分之一或更少
T2b 肿瘤侵犯超过前列腺单侧叶的二分之一，但仅限于前列腺一叶
T2c 肿瘤侵犯前列腺双侧叶
T3 肿瘤侵犯包膜外，但未固定也未侵犯邻近结构
T3a 包膜外侵犯(单侧或双侧)
T3b 肿瘤侵犯精囊(单侧或双侧)
T4 肿瘤固定或侵犯除精囊外的其他邻近组织结构：如外括约肌、直肠、膀胱、肛提肌和(或)盆壁
区域淋巴结(N)
NX 区域淋巴结无法评估
N0 无区域淋巴结转移
N1 区域淋巴结转移、远处转移
远处转移(M)
M0 无远处转移
M1 远处转移
M1a 非区域淋巴结转移
M1b 骨转移
M1c 其他部位转移，有(无)骨转移

续表5-2

病理（pT）
pT2 局限于器官内
pT3 前列腺包膜外受侵
pT3a 前列腺受侵（单侧或双侧），或显微镜下可见侵及膀胱颈
pT3b 侵犯精囊
pT4 肿瘤固定或侵犯除精囊外的其他邻近组织结构：如外括约肌、直肠、膀胱、肛提肌和（或）盆壁

注：①没有病理学 T1 分类。

②切缘阳性，用 R1 表示，提示可能存在显微镜下残余病灶。

③如果存在一处以上的转移，则按最晚期分类，pMic 为最晚期。

3.分级分组

为了更好地评估患者的预后，ISUP 2014 共识会议还提出了一套以预后区别为基础的新的分级系统，称为前列腺癌分级分组（grading groups）系统。该系统根据 Gleason 评分和疾病危险度的不同将前列腺癌分为 5 个具有明显预后区别的组（表 5-3）。分级分组越高，患者的预后越差。

表 5-3　ISUP 前列腺癌的分级分组

分级分组	Gleason 评分/分
1	≤3+3=6
2	3+4=7
3	4+3=7
4	4+4=8；3+5=8；5+3=8
5	5+4=9；4+5=9；5+5=10

【临床表现】

前列腺癌在疾病初期与良性前列腺增生症状类似或无特殊临床表现，可通过直肠指检（DRE）、前列腺特异性抗原（PSA）筛查异常时发现。中晚期可出现下述临床表现。

1.排尿梗阻症状

当前列腺癌肿突入尿道或膀胱颈，可引起梗阻症状，如排尿困难，表现为排尿等待、尿线无力、排尿无力、排尿间歇、甚至尿潴留等。如果肿瘤明显压迫直肠，还可引起排便困难或肠梗阻。

2.局部侵犯症状

肿瘤侵犯并压迫输精管可引起患侧睾丸疼痛和射精痛；侵犯膀胱可引起血尿；侵犯膀胱三角区，如侵犯双侧输尿管开口，可引起肾功能减退和腰酸；侵犯局部输精管可引起血精；当肿瘤突破前列腺纤维囊侵犯支配阴茎海绵体的盆腔神经丛分支时，可导致勃起功能障碍。

3. 全身症状

前列腺癌易发生骨转移，引起骨痛或病理骨折、截瘫；侵及骨髓可引起贫血或全血减少；肿瘤压迫髂静脉或盆腔淋巴结转移，可引起双下肢水肿。

【辅助检查】

(一)直肠指检

大多数前列腺癌起源于前列腺的外周带，肿瘤体积≥0.2 mL 时可通过直肠指诊发现。

(二)PSA 及其衍生指标

PSA 作为前列腺器官特异性而非前列腺癌特异性生物标志物，为前列腺癌、良性前列腺增生、前列腺炎及其他非恶性疾病时都可升高。

(三)经直肠前列腺超声检查

前列腺癌典型的 TRUS 表现为位于外周带的低回声结节，超声检查可以初步判断肿瘤的体积大小，但对前列腺癌诊断特异性较低。经直肠超声造影技术可较好地显示前列腺组织中的微血管系统，提高前列腺癌诊断的敏感性及特异性。

(四)核磁共振成像检查

MRI 检查可以显示前列腺包膜的完整性、肿瘤是否侵犯前列腺周围组织及器官，也可以显示盆腔淋巴结受侵犯的情况及骨转移病灶。

(五)全身核素骨显像检查

前列腺癌最常见的远处转移部位是骨骼，^{99m}Tc-MDP 放射性核素骨显像是评价前列腺癌骨转移最常用的方法。

(六)计算机断层扫描

计算机断层扫描(CT)对早期前列腺癌诊断的敏感性低于 MRI，前列腺癌患者进行 CT 检查的主要目的是协助临床医生进行肿瘤的临床分期，了解前列腺邻近组织和器官有无肿瘤侵犯及盆腔内有无肿大淋巴结。

(七)前列腺穿刺活检

前列腺穿刺活检是诊断前列腺癌最可靠的检查。由于前列腺穿刺可导致出血可能影响影像学评价临床分期，因此前列腺穿刺活检应在 MRI 检查之后进行。

【治疗原则】

前列腺癌治疗的目标：缓解症状，提高生活质量及延长寿命。治疗分为根治性前列腺切除术、放射治疗、内分泌治疗和化学治疗。一般说来，早期前列腺癌多采用根治性前列腺切除术治疗，晚期前列腺癌则采用局部放射治疗和内分泌治疗。具体治疗方案须根据前列腺癌不同的进展时期、患者年龄及身体素质整体情况综合决定。

(一)等待观察

对已明确诊断为前列腺癌、预期寿命较短、不愿意或体弱无法耐受手术治疗的患者，为避免治疗相关的不良反应及影响生活质量，予以观察及随诊。

(二)主动监测

主动监测是指对已经确诊的低危型及少部分中危型前列腺癌、患者预期寿命大于10年，以规范的影像、病理诊断为基础，在患者充分知情并了解相关风险的前提下，主动选择不即刻施行局部治疗而进行严密随访的治疗方法。

(三)根治性前列腺切除术

根治性前列腺切除术是治疗器官局限性及局部进展期前列腺癌的很有效的方法。

1. 手术适应证

应综合考虑肿瘤的风险分级、患者的预期寿命及总体健康状况。

2. 手术方式

(1)开放根治性前列腺切除术：根治性前列腺切除术的基础。

(2)腹腔镜及机器人辅助腹腔镜根治性前列腺切除术：国内外目前常用的手术方式，该术式对患者创伤较小。

3. 根治性前列腺切除术新辅助及辅助治疗

(1)新辅助治疗：新辅助内分泌治疗、新辅助化疗等。

(2)辅助治疗：指根治性前列腺切除术后辅以内分泌治疗或放疗。

(四)根治性放射治疗

放射治疗又称放疗，是一种运用高能射线或放射性粒子杀伤肿瘤细胞的治疗手段，主要包括外放射治疗和近距离放射治疗。

(五)其他治疗

除根治性前列腺切除术和根治性放射治疗外，一些低侵袭性治疗也成为临床局限性前列腺癌的治疗选择，如前列腺冷冻消融(CSAP)、高能聚焦超声(HIFU)、不可逆电穿孔(IRE)、组织内肿瘤射频消融(RITA)、光动力疗法(PDT)等。

【护理评估】

(一)术前评估

1. 健康史

(1)一般情况：了解患者的吸烟史、职业、饮食习惯等。

(2)既往史：了解患者的完整病史尤其是前列腺手术史，有无并发症。

(3)家族史：了解患者家庭中有无遗传性疾病、泌尿系统肿瘤及其他肿瘤患者。

2. 身体状况

(1)症状与体征：①局部评估了解肿块位置、大小、是否局限在前列腺内；②全身评估有无骨转移、肿瘤是否浸入周围器官。

(2)发病特点：评估患者有无排尿困难、尿潴留、血尿，有无骨痛、排便失禁。

3. 心理—社会状况

评估患者及其家属对疾病的认知程度及家庭经济的承受能力；社会支持系统是否健全。

4. 手术禁忌证

(1)患有显著增加手术或麻醉风险的疾病，如严重的心血管疾病、呼吸系统疾病及凝血功能障碍等。

(2)广泛的骨转移或伴有其他脏器转移。

(二)术后评估

1. 术中情况

了解患者的手术方式、麻醉方式、病变组织切除情况，术中出血、用药、补液、输血等情况。

2. 身体状况

①生命体征；②伤口情况；③引流管的情况。

3. 并发症情况

有无发生严重出血、感染、血栓、淋巴漏等并发症。

4. 心理—社会状况

评估患者是否担心手术预后，有无悲观、失望、紧张；患者及其家属对病情的认知；患者对治疗和护理的配合程度。

【常见护理诊断/问题】

(1)焦虑与恐惧：与对疾病认知不足、担忧疾病预后及对肿瘤的恐惧有关。

(2)营养失调：与低于机体需要量与肿瘤消耗、手术创伤、早期骨转移有关。

(3)潜在并发症：出血、直肠损伤、血栓、尿瘘、尿失禁、淋巴漏等。

(4)知识缺乏：与缺乏有关术后功能锻炼及前列腺癌预防的相关知识有关。

【护理目标】

(1)患者焦虑、恐惧得到缓解，情绪稳定。

(2)患者及其家属能够接受患病的事实并积极配合治疗。

(3)患者未发生并发症，或并发症及时发现和得到有效的控制。

(4)经治疗后肿瘤进展被控制，消耗减少，营养状态好转。

【护理措施】

(一)术前护理

1.心理护理

术前宣教与沟通，让患者及其家属充分了解可供选择的治疗方式，不同术式相应的风险与受益，以及功能、生存质量的改变。

2.术前准备

(1)协助患者做好术前常规检查，特别注意患者的凝血功能是否正常。

(2)完善好备皮、配血等，遵医嘱行肠道准备。

(二)术后护理

1.病情观察

严密监测患者生命体征的变化，观察患者的面色、四肢末梢血液循环情况等，密切观察伤口及敷料情况，有异常及时报告医生。

2.体位与活动

全麻术后去枕平卧，保持呼吸道通畅。鼓励患者早下床活动，以促进胃肠功能恢复，增加肺活量，减少肺部并发症及下肢静脉血栓的发生。

3.饮食护理

术后禁食至肠蠕动恢复，肛门排气后，指导患者进食流质食物，逐渐过渡到普食，注意指导患者进食高蛋白、高热量、高维生素、富含纤维素的食物，多饮水，保持大便通畅，避免因便秘用力排便。

4.疼痛护理

评估患者疼痛及伤口情况。有镇痛泵患者，询问其对镇痛效果是否满意，必要时给予镇痛药物，及时评估用药后效果。

5.管道护理

(1)伤口引流管护理。

1)妥善固定管道，并贴好管道标志，告知留置切口引流管的目的，切勿自行安置、拔出引流管，观察引流液。指导患者活动、翻身时，避免过度牵拉，以免造成非计划拔管。

2）密切观察引流液颜色、性状及量；伤口有无渗血、渗液，如伤口敷料渗湿应及时更换；伤口局部有无肿胀、红肿，切口有无液化裂开，如有出血倾向，立即通知医生处理并做好记录。

（2）导尿管护理：妥善固定，防止折叠、扭曲、受压，保持引流通畅；尿袋位置应低于耻骨联合水平，防止尿液反流和逆行感染。保持会阴清洁，鼓励患者多饮水。

6. 基础护理

做好晨间、晚间护理，协助患者翻身和在床上、床边做适当的活动等。

7. 并发症护理

（1）手术治疗并发症的护理。

1）失禁：主要由括约肌功能不全、逼尿肌功能不稳定和顺应性下降引起，通常在术后1年内得到改善。应鼓励患者坚持盆底肌锻炼，配合电刺激和生物反馈治疗等措施进行改善。

2）勃起功能障碍：术中损伤血管、神经，继而诱发缺氧，导致勃起组织纤维化，出现勃起功能障碍。应注意对患者进行心理护理，遵医嘱行相应治疗。

3）静脉血栓栓塞（VTE）：指导患者术后卧床期间进行腿部的功能锻炼。注意观察患者血氧的变化，是否有呼吸困难、胸闷、胸痛等症状，腿围大小。定时评估血栓风险表，评分结果高危者，遵医嘱采取药物预防和机械预防措施，必要时可行采血检查D-二聚体、双下肢静脉彩超和肺部CTA，并做好VTE的健康教育。

（2）放射治疗并发症的护理。

1）前列腺外放射治疗的护理：①急性期常见不良反应包括下尿路症状如尿频、尿急、夜尿增多、血尿、尿潴留，肠道并发症，以及肠道功能紊乱、直肠炎、便血、肛周皮肤糜烂等，一般于放疗结束数周后即可消失；②晚期不良反应最明显的是直肠出血。

2）前列腺癌近距离放射治疗的护理：①短期并发症有尿频、尿急及尿痛等尿路刺激征，排尿困难和夜尿增多，以及大便次数增多、里急后重等直肠刺激征、直肠炎（轻度便血、肠溃疡）等；②长期并发症有慢性尿潴留、尿道狭窄、尿失禁等。

（3）内分泌治疗并发症的护理。

1）性功能障碍：睾酮水平的下降可使患者出现性欲下降和勃起功能障碍。

2）血管舒缩症状：典型表现为颜面部一阵潮热，向下扩散到颈部和躯体，随后出汗，一般持续时间小于5 min，1天可发作10余次。原因是雄激素缺乏导致下丘脑负反馈机制改变及儿茶酚胺分泌增加刺激下丘脑体温调节中枢引发热度增加的感觉。症状较轻者可行物理降温，注意避免感冒；症状较重者遵医嘱使用雌激素、孕激素、抗抑郁药、维生素E等。

3）男性乳房女性化：该现象与雌二醇增加有关。雌激素受体拮抗剂他莫昔芬可用于乳房增大、疼痛的治疗。

4）其他：患者可出现肝功能受损、肥胖、骨质疏松、心血管和代谢并发症。护理应注意监测患者肝功能、血糖、血脂；指导患者补充钙剂、进行有效的体育锻炼；遵医嘱应用双膦酸盐类药物。

【护理评价】

通过治疗与护理,患者是否:①减轻了恐惧与焦虑;②能够配合相应治疗;③并发症得以预防,或得到及时发现和处理。

【健康宣教及出院指导】

1.定期复查

前列腺癌患者通常需要定期行 DRE 和测定 PSA。最初每 3~6 个月复查一次。如患者有治愈可能,则复查间隔可缩短。

2.生活习惯

保持良好的饮食习惯,适度的身体锻炼,避免肥胖,戒烟、限酒、多喝绿茶,高质量睡眠,有良好的心态。进易消化、含粗纤维多的食物,预防便秘。术后 3 个月内避免剧烈活动,如跑步、骑自行车、性生活等,防止继发性出血。

3.高危筛查

年龄在 50 岁以上的男性,每年应做一次专科检查,包括直肠指检、PSA 和经直肠超声检查,对可疑者,行前列腺穿刺活检。

第四节 睾丸肿瘤

【概述】

睾丸肿瘤是原发于睾丸的肿瘤性疾病,绝大多数是恶性的,是相对少见的泌尿生殖系统肿瘤,多发于青壮年男性。

【病因】

高危因素包括睾丸发育不全综合征(如隐睾症、尿道下裂、少弱精症、性发育异常等),一代直系亲属中有睾丸肿瘤病史或患者本人既往有睾丸肿瘤病史。

【临床表现】

1.睾丸肿大

多数患者的睾丸呈不同程度肿大,有时睾丸完全被肿瘤取代,透光试验阴性。

2.疼痛

睾丸肿瘤较小时,临床症状不明显,无痛感。随着肿瘤逐渐增大,可表现为病侧睾丸质硬而沉重,有轻微坠胀或钝痛。

3.转移症状

睾丸肿瘤以淋巴结转移为主，常见于髂内动脉、髂总动脉、腹主动脉旁及纵隔淋巴结。

【辅助检查】

1.实验室检查

血清肿瘤标志物对睾丸肿瘤诊断、分期、预后判定及随访均有重要作用。

2.影像学检查

（1）超声检查是睾丸肿瘤的首选检查手段，不仅可以明确睾丸肿瘤的具体部位、浸润深度、肿块血供等特征，还可以了解对侧睾丸的情况。

（2）胸部 X 线片检查是基本的影像学检查，也是睾丸肿瘤患者的常规检查之一，可以发现直径 1 cm 以上的肺部病灶，对于睾丸肿瘤肺部转移的初步诊断有较大价值。

（3）CT 检查是检测腹膜后、盆腔淋巴结转移病灶的最佳方法。

（4）MRI 检查在诊断的敏感性（100%）和特异性（95%～100%）方面要显著优于超声检查，但 MRI 检查对于腹膜后淋巴结转移的检测总体上并不优于 CT 检查而且费用昂贵，所以在很大程度上限制了其在睾丸肿瘤诊断方面的常规应用。

3.睾丸穿刺活检

睾丸穿刺活检会增加局部复发的概率，极少使用。当对侧睾丸存在原位癌的高度风险时可行睾丸穿刺活检予以明确，尤其适用于睾丸容积<12 mL，儿时患有隐睾或存在生精功能障碍者。

【治疗原则】

根据睾丸肿瘤组织类型和临床分期采取手术、放疗、化疗、随访监测等综治疗方法。

（一）手术治疗

（1）经腹股沟探查与根治性睾丸切除术。

（2）腹膜后淋巴结清扫术，如果有指征（有腹腔淋巴血管侵犯，患者不愿意或不适合化疗等）可采用腹腔镜或机器人手术入路行保留神经的腹膜后淋巴结清扫术。

3.保留睾丸手术。

（二）放疗

精原细胞瘤对放射治疗比较敏感，术后可配合辅助放疗。辅助放疗的主要缺陷是增加放射野内继发恶性肿瘤发生的风险。辅助放疗期间必须注意阴囊防护，避免对侧睾丸受到放射损伤。放疗后会导致不育症，孤立睾丸放疗后出现间质细胞功能不全的风险也会升高。因此，对于有生育要求的患者可考虑适当延缓放疗或者放疗前冷冻存储精液。

（三）化疗

根据病情可采用单周期卡铂辅助化疗或 BEP 方案等辅助化疗。

(四)随访监测

随访监测包括定期体检、影像学(B超检查、胸片检查、腹部/盆腔CT检查)和血清学肿瘤标志物检查。

【护理评估】

(一)术前评估

1.健康史

(1)一般情况:了解患者的婚姻、职业、饮食习惯和生活习惯等。

(2)既往史:了解患者有无睾丸发育不全综合征(如隐睾症、尿道下裂、少弱精症、性发育异常等)。

(3)家族史:了解患者家庭中有无遗传性疾病、睾丸肿瘤及其他肿瘤患者。

2.身体状况

(1)症状与体征:评估有无阴囊内睾丸增大或扪及肿块;评估肿块的部位、质地、活动度和有无阴囊钝痛及下腹坠胀等情况;透光试验是否为阴性;有无男性乳房女性化症状;腹股沟淋巴结等部位有无淋巴转移;有无背痛、咳嗽、咯血、呼吸困难、恶心、呕吐、下肢末梢水肿、骨痛等转移表现。

(2)辅助检查:了解通过B超、CT、血清肿瘤标志物及其他有关手术耐受性检查(心电图、肺功能检查)等有无异常发现。

3.心理—社会状况

评估患者及其家属对疾病的认知程度及家庭经济的承受能力;社会支持系统是否健全。

(二)术后评估

1.术中情况

了解患者的麻醉方式及手术名称、体位、手术过程是否顺利,术中出血、用药、补液、输血等情况。

2.身体状况

了解患者的生命体征、切口敷料、引流管的情况;有无发生出血、感染、淋巴漏等并发症。

3.心理—社会状况

评估患者有无悲观、失望、紧张等情绪;患者及其家属对病情的认知;患者对治疗和护理的配合程度。

【常见护理诊断/问题】

(1)焦虑/恐惧:与担心手术及手术效果有关。

（2）疼痛：与疾病、手术有关。

（3）潜在并发症：出血、感染、淋巴漏、下肢深静脉血栓等。

（4）知识缺乏：与缺乏睾丸肿瘤相关疾病知识有关。

【护理目标】

（1）患者心理压力得到减轻，焦虑、恐惧感减轻或消失，得到家属及社会支持，能积极配合治疗及护理。

（2）患者不适感、疼痛感减轻或消失。

（3）患者术后未发生相关并发症，或并发症发生后能得到及时治疗与处理。

（4）患者及其家属掌握疾病的相关知识。

【护理措施】

（一）术前护理

1. 心理护理

睾丸癌常在青年中发生，患者的心理障碍较重，担心治疗效果及以后的生活质量。与患者建立良好护患关系，鼓励患者家人关心体贴患者，帮助患者及其家属了解治疗及手术过程；让患者有一定心理准备，配合好手术及放化疗，以争取最大的治疗效果。

2. 术前常规准备

①协助患者做好术前常规检查，特别注意患者的凝血功能是否正常；②完善好阴茎、阴囊及腹股沟备皮、配血等；③遵医嘱禁饮禁食及行肠道准备。

（二）术后护理

1. 病情观察

严密监测生命体征的变化，密切观察伤口及敷料情况，有异常及时报告。

2. 体位与活动

术后早下床活动，以减少并发症的发生。行根治性淋巴结清扫术者，根据患者病情决定其绝对卧床日数，双下肢保持屈曲状态，减轻伤口张力，必要时须使用防血栓弹力袜或间歇充气加压装置预防下肢深静脉血栓形成。

3. 饮食护理

指导进食高蛋白、高热量、高维生素、富含纤维素的食物，多饮水，保持大便通畅，避免用力排便时导致伤口渗血。

4. 伤口护理

切口用沙袋加压 24 h，观察切口有无渗血；保持会阴清洁、干燥；避免大小便污染敷料，尿液浸湿敷料应及时更换。轻换药、轻包扎、轻翻身，切忌过度活动及触碰伤口；阴囊水肿时可用柔软干燥的毛巾将阴囊托起，以促进渗出液的吸收并增加患者的舒适感。用支被架将被子支起，减少伤口处受压引起的不适。

5. 疼痛管理

评估患者疼痛情况。有镇痛泵的患者，询问其对镇痛效果是否满意，必要时遵医嘱给予镇痛药物。

6. 基础护理

做好晨间护理、晚间护理、管道护理、口腔护理、皮肤护理，协助或督促患者翻身和在床上、床边做适当的活动等。

【护理评价】

通过治疗和护理，患者是否：①减轻了心理压力，减轻或消除了焦虑、恐惧感，得到家属及社会支持，能积极配合治疗及护理；②逐渐适应，减轻了不适感、疼痛感；③术后未发生相关并发症，或并发症发生后能得到及时治疗与处理；④掌握疾病的相关知识。

【健康宣教及出院指导】

1. 饮食与活动

多食高蛋白、高维生素、高热量、低脂肪的食物，以增强机体抵抗力；避免抽烟、饮酒，吃辛辣刺激性食物。多参与日常活动及轻度、可耐受的锻炼；避免久坐及参与重体力、剧烈活动。

2. 坚持治疗

遵医嘱坚持化学治疗、放射治疗。化学治疗期间定期检查肝肾功能；每次化学治疗前1天或当日查血白细胞计数；化学治疗后 5~7 天复查，若血白细胞计数<$3×10^9$/L，须及时就诊。化学治疗、放射治疗期间抵抗力差，应少去公共场所，以减少被感染机会。放射治疗期间，注意保护皮肤，出现放射性皮炎时及时就诊。

3. 定期复查

术后放化疗期间定期进行门诊复查，如进行肝功能、血常规、CT、彩超等检查。复查肿瘤标志物的时间：术后 2 年内每 3 个月复查一次，术后 3~5 年每半年复查一次，术后 5 年后每年复查一次。

4. 心理社会康复

睾丸癌男性患者的心理负担比较重，容易出现消极悲观情绪，可以在认知、决策、应对技能等方面提升患者的自我控制能力，鼓励最大限度地恢复患者的社会功能。

第五节　阴茎癌

【概述】

阴茎癌是起源于阴茎头、冠状沟和包皮内板黏膜及阴茎皮肤的恶性肿瘤。

【病因】

阴茎癌的确切病因尚不明确，但与其发病相关的一些危险因素已被确认，如 HPV 感染、包茎、吸烟等。

【临床表现】

1. 局部症状

肿瘤始于阴茎头、冠状沟或包皮内板黏膜等。肿瘤因在包皮内生长，且常常由小的病变逐渐侵犯至阴茎头部、体部和海绵体，早期不易被发现。若包皮上翻暴露阴茎头部，早期可见到丘疹样、疣状红斑或经久不愈溃疡等病变。若包茎或包皮过紧不能显露阴茎头部，患者会感到包皮内刺痒、灼痛或可扪及包皮内硬块，并有血性分泌物或脓液自包皮口流出，随着病变发展，疼痛加剧，肿瘤突出包皮口或穿破包皮，晚期呈菜花样，表面坏死形成溃疡，渗出物恶臭。

2. 转移症状

肿瘤继续发展，可侵犯全部阴茎和尿道海绵体，可以造成尿潴留或尿瘘。体检时常可扪及双侧腹股沟质地较硬、肿大的淋巴结。晚期肿瘤患者，除腹股沟和盆腔淋巴结转移外，远处转移可达肺部、肝脏和骨，引起胸痛、气急、骨痛、肝大和黄疸等转移表现。

【辅助检查】

1. 影像学检查

超声、CT、MRI 等检查有助于了解肿瘤深度、范围及有无淋巴结转移。有腹股沟淋巴结转移的，必须行盆腔扫描；有盆腔淋巴结转移的，应行腹腔淋巴结扫描；对所有淋巴结转移患者，都应行胸部影像学检查；有转移症状者，如骨痛，可行相应的影像学检查(如骨扫描或 PET-CT 检查)。

2. 病理活检

在进行原发病灶局部治疗前，可根据病灶的特点选择切除活检、组织穿刺活检、微针抽吸活检或刷拭活检等。

【治疗原则】

1. 手术治疗

手术治疗原则是肿瘤病灶的根治性切除与局部器官的最大程度保留。根据不同的分期，可行局部病灶切除术，阴茎部分切除术或阴茎全切除术，阴茎头重建成形术或阴茎部分切除重建术等。对不适于行根治性手术的患者可行姑息性病灶切除术，辅以术后放化疗。

2. 放射治疗

对于 T2 期与分化较差的 T1 期肿瘤，单纯根治性放疗可作为手术的替代方案。T2 期以上肿瘤单纯放疗通常疗效不佳，应作为术后辅助治疗手段。对于原发灶直径>5 cm，浸润至阴茎根部的肿瘤或 N3 期肿瘤，可行姑息性放疗。

3. 化学治疗

对无法手术切除，多发腹股沟或盆腔淋巴结转移的患者应行术后辅助化疗。

4. 其他

浅表非浸润性肿瘤(Tis、Ta 期)可选用激光、冷冻或化疗药物霜剂治疗方法。

【护理评估】

(一)术前评估

1. 健康史

(1)一般情况：了解患者的年龄、吸烟史、职业、教育水平、饮食习惯等。

(2)既往史：了解患者有无包茎、包皮过长；艾滋病病毒感染、外生殖器疣、阴茎皮疹、阴茎裂伤等病史。

(3)家族史：了解患者家庭中有无遗传性疾病、阴茎肿瘤及其他肿瘤患者。

2. 身体状况

(1)症状与体征：评估阴茎原发病灶的大小、位置、数目、形态(乳头状、溃疡状、结节状、疣状或扁平状)，检查是否伴有阴茎疼痛、分泌物、出血或恶臭；侵犯程度(如黏膜下层、白膜、阴茎海绵体及尿道)，以及是否累及阴茎根部或阴囊；阴茎的长度、形态；有无腹股沟淋巴结转移，有无尿潴留或尿瘘、胸痛、气急、骨痛、肝大和黄疸等转移表现。

(2)辅助检查：了解通过病理、CT 及其他有关手术耐受性检查(心电图、肺功能检查等)有无异常发现。

3. 心理—社会状况

评估患者及其家属对疾病的认知程度及家庭经济的承受能力；社会支持系统是否健全。

(二)术后评估

1. 术中情况

了解患者的麻醉方式及手术名称、体位、手术过程是否顺利，术中出血、用药、补液、输血等情况。

2. 身体状况

了解患者的生命体征、切口敷料、引流管的情况；有无发生出血、感染、尿道狭窄、皮瓣坏死、淋巴漏等并发症。

3. 心理—社会状况

评估患者有无悲观、失望、紧张等情绪；患者及其家属对病情的认知；患者对治疗和护理的配合程度。

【常见护理诊断/问题】

(1)焦虑/恐惧：与担心疾病预后及手术后生活质量有关。

(2)疼痛：与疾病、手术有关。

(3)潜在并发症：出血、感染、尿道外口狭窄、皮下气肿、皮瓣坏死、淋巴漏、下肢深静脉血栓。

(4)知识缺乏：与缺乏阴茎癌相关疾病知识有关。

【护理目标】

(1)患者心理压力得到减轻，焦虑、恐惧感减轻或消失，得到家属及社会支持，能积极配合治疗及护理。

(2)患者不适感、疼痛感减轻。

(3)术后未发生相关并发症，或并发症发生后能得到及时治疗与处理。

(4)患者及其家属掌握疾病的相关知识。

【护理措施】

(一)术前护理

1. 心理护理

(1)关心患者，鼓励患者表达对疾病和手术的顾虑与担心，有针对性地进行心理护理。

(2)向患者及其家属解释手术的必要性和重要性；告诉患者阴茎重建的可能，介绍相同病例，使患者恢复自信心，积极配合治疗。

(3)鼓励患者家属用正确的态度对待患者，让患者感受到亲人的关心和照顾。

2. 病情的观察及护理

(1)观察阴茎病变处有无溃烂、恶臭等。

（2）局部护理：每天用聚维酮碘溶液加 0.9%氯化钠溶液浸泡阴茎 3 次以上，每次浸泡5~10 min，浸泡后更换衣裤，如渗湿也应及时更换，保持会阴清洁干爽。

3.术前常规准备

（1）遵医嘱行肠道准备。

（2）皮肤准备：用肥皂水和清水彻底清洗阴茎、阴囊及腹股沟皮肤。备皮时应避免损伤皮肤。

（二）术后护理

1.病情观察

严密监测生命体征、伤口及敷料情况，保持伤口敷料清洁、干燥，有异常及时报告医生。

2.体位与活动

鼓励患者早下床活动，行腹腔镜腹股沟淋巴结清扫术需卧床 3 天，弹力绷带加压包扎双侧淋巴结清扫区域的大腿，严格交接班，双下肢保持屈曲状态，减轻伤口张力。

3.饮食护理

阴茎局部切除术后 6 h 可进食少量容易消化的食物，无腹胀可进食普食。腹腔镜腹股沟淋巴结清扫术后 6 h 先进食水，无不适后可进食流食，逐步过渡到普食。

4.伤口护理

保持会阴清洁、干燥，避免大小便污染敷料，尿液浸湿敷料应及时更换。轻换药、轻包扎、轻翻身，切忌过度活动及触碰伤口；用支被架支起被子，防止被子压迫阴茎引起疼痛及影响血液循环。行腹股沟淋巴结清扫术注意切口用沙袋加压 6 h，观察切口有无渗血、渗液，有无皮下积液，观察皮瓣血运情况防止皮瓣坏死。

5.疼痛管理

评估患者疼痛情况，有镇痛泵患者，询问其对镇痛效果是否满意，必要时遵医嘱给予镇痛药物。阴茎部分切除术后第 3~5 日，服用镇静剂和己烯雌酚，防止阴茎勃起引起疼痛，也可达到止血的目的。

6.导尿管护理

导尿管应妥善固定，防止折叠、扭曲、受压，保持引流通畅；尿袋位置应低于耻骨联合水平，防止尿液反流和逆行感染。保持会阴清洁，鼓励患者多饮水。

【护理评价】

通过治疗和护理，患者是否：①减轻了心理压力，减轻或消除了焦虑、恐惧感，得到家属及社会支持，能积极配合治疗及护理；②减轻或消除了不适感、疼痛感；③术后未发生相关并发症，或并发症发生后能得到及时治疗与处理；④掌握疾病的相关知识。

【健康宣教及出院指导】

1. 积极预防

对包茎、包皮过长且不易上翻，或既往包皮龟头炎反复发作的患者应尽早行包皮环切术，特别是儿童。包皮过长但可上翻显露龟头者，应保持外生殖器清洁干燥。对发现癌前病变者应密切随访。其他预防措施包括避免高危性生活（如减少性伴侣数量、正确使用避孕套等）、避免紫外线暴露及控制吸烟等。

2. 卫生指导

注意会阴清洁卫生，勤换内裤，每日用温开水清洗会阴 1~2 次。阴茎全切术后患者采取蹲位排尿，指导其保持尿道外口清洁逐步适应该排尿方式。

3. 饮食指导

营养均衡，合理搭配，多吃新鲜蔬菜水果；戒烟、酒，避免辛辣刺激性食物。

4. 活动指导

保持适量的运动与休息，增加机体抵抗力。术后 1 个月内避免抬腿、下蹲、骑自行车等活动，以免加重会阴伤口肿胀和引起伤口开裂；术后 3 个月内避免体力劳动及剧烈活动，避免性生活。

5. 定期复诊

并发尿道狭窄者须定期行尿道扩张术。待双侧腹股沟伤口完全愈合后，视病情行进一步化学治疗。保持乐观的心态，定期复查。

试题五

第六章

泌尿系统结石的护理

第一节　上尿路结石

【概述】

泌尿系统结石(又称尿路结石),即尿液中的矿物质结晶体在泌尿系统沉积。泌尿系统结石是泌尿外科的常见病,在泌尿外科住院患者中居首位。尿路结石按部位可分为上尿路(肾脏和输尿管)结石和下尿路(膀胱和尿道)结石。上尿路结石是指肾结石和输尿管结石。

【病因】

影响结石形成的因素很多,如年龄、性别、种族、遗传、环境因素、饮食习惯和职业等。身体的代谢异常、尿路梗阻、感染、异物和药物使用因素是结石形成的常见病因。

【临床表现】

1. 症状

(1)疼痛:患者多有肾区疼痛,可伴肋脊角叩击痛。疼痛程度取决于结石的大小和位置。结石大、移动小的肾盂、肾盏结石可无明显临床症状,活动后可引起上腹和腰部钝痛或隐痛。

(2)血尿:多为镜下血尿,少数为肉眼血尿。有时活动后出现镜下血尿是上尿路结石的唯一症状。如果结石引起尿路完全性梗阻或固定不动(如肾盏小结石),可能没有血尿。

(3)恶心、呕吐:由于输尿管与肠道由共同的神经支配,输尿管结石引起尿路梗阻时,输尿管管腔内压力增高,管壁局部扩张、痉挛和缺血从而导致恶心、呕吐,且常伴有肾绞痛。

(4)膀胱刺激征:结石伴感染或输尿管膀胱壁段结石时,可有尿频、尿急、尿痛。

(5)感染和梗阻:结石继发急性肾盂肾炎或肾积脓时,可有发热、畏寒等全身症状。

小儿上尿路结石以尿路感染为主要表现。双侧上尿路完全性梗阻时可导致无尿，甚至出现尿毒症。

2.体征

患侧肾区可有轻度叩击痛。结石所致梗阻引起肾积水时，可在上腹部扪及增大的肾脏。

【辅助检查】

1.实验室检查

（1）尿液分析：留取禁食后清晨的新鲜尿液，检测 pH、钙、磷、尿酸、草酸等水平；伴泌尿系统感染者行尿液培养；如果通过其他手段不能排除胱氨酸尿症，则行尿胱氨酸测定。

（2）血液分析：检测血钙、尿酸和血肌酐等水平。

（3）结石成分分析：可确定结石性质，以此作为制订结石预防措施和选用溶石疗法的重要依据。

2.影像学检查

（1）超声检查：是肾结石的重要筛查手段，能显示结石的特殊声影，可发现 2 mm 以上阳性及阴性结石，还能显示肾积水和肾实质萎缩情况。

（2）X 线片检查。

1）尿路平片（KUB）检查：能发现 90% 以上的泌尿系统结石。但结石过小、钙化程度不高或纯尿酸结石常不显示。

2）静脉尿路造影（IVU）检查：可显示结石所致的肾结构和肾功能改变。

3）逆行肾盂造影（RP）检查：常用于其他方法不能确定结石或结石以下尿路系统病情不明时，一般不作为初始检查手段。

（3）CT 和 MRU 检查：CT 平扫能发现较小的结石，包括 X 线透光结石。增强 CT 可显示肾积水的程度和肾实质的厚度，反映肾功能的改变情况。磁共振尿路成像（MRU）能够了解结石梗阻后输尿管积水的情况，不适合做静脉尿路造影者可考虑采用该方法。

（4）放射性核素肾显像：放射性核素检查主要用于确定分肾功能，评价治疗前的肾功能和治疗后肾功能恢复状况。

3.内镜检查

内镜检查包括肾镜、输尿管镜和膀胱镜检查。通常在泌尿系统平片未能显示结石，以及排泄性尿路造影有充盈缺损而不能确诊时，借助于内镜可明确诊断和进行治疗。

【治疗原则】

1.病因治疗

病因治疗包括切除甲状旁腺瘤、解除尿路梗阻；原发性高草酸尿症、肠源性高草酸尿症的治疗。

2. 非手术治疗

非手术治疗适用于结石直径<0.6 cm、表面光滑、结石以下尿路无梗阻者。

(1)饮食与运动：每日饮水 2500~3000 mL，保持每日尿量在 2000 mL 以上。对于高尿钙患者，限盐，保证每日钙摄入量<1000 mg，少食富含草酸的食物；适当运动。

(2)药物治疗：尿酸及胱氨酸结石可服用枸橼酸氢钾钠、碳酸氢钠碱化尿液；感染性结石须控制感染，口服氯化铵酸化尿液，或者应用脲酶抑制剂抑制结石生长；限制从食物中摄入磷酸，应用氢氧化铝凝胶限制肠道对磷酸的吸收，有预防结石作用。

(3)中药和针灸：可解痉、镇痛，以及促进小结石的排出。

(4)肾绞痛的处理：肾绞痛是泌尿外科的常见急症，须紧急处理。

1)药物治疗：常用镇痛药物包括非甾体类镇痛药，如双氯芬酸钠、吲哚美辛；阿片类镇痛药，如氢吗啡酮、盐酸曲马多等。解痉药物主要有阿托品、钙通道阻滞剂、黄体酮等。

2)当疼痛不能用药物缓解或结石直径大于 6 mm 时，应考虑外科治疗。

3. 体外冲击波碎石术(ESWL)

通过 X 线片或超声检查对结石进行定位，再利用高能冲击波聚焦后作用于结石，使之裂解、粉碎成细砂，随尿流排出。临床实践证明它是一种安全而有效的非侵入性治疗，大多数的上尿路结石可采用此方法治疗。常见并发症包括出血、"石街"形成、肾绞痛、高血压等。

(1)适应证：适用于直径≤2 cm 的肾结石及输尿管上段结石。其对输尿管中下段结石的治疗成功率低于用输尿管镜取石。

(2)禁忌证：①结石远端尿路梗阻、妊娠、出血性疾病、严重心脑血管病、主动脉瘤、尚未控制的泌尿系统感染等。②过于肥胖、肾脏位置过高、骨关节严重畸形、结石定位不准确等。

(3)注意要点：推荐 ESWL 治疗次数不超过 5 次，连续 2 次 ESWL 治疗间隔至少 10~14 天。

4. 手术治疗

(1)内镜取石或碎石术。

1)经皮肾镜取石术(PCNL)：利用超声或 X 线片检查定位，经腰背部细针穿刺直达肾盏或肾盂，扩张并建立皮肤至肾脏内的通道，置入肾镜，直视下取石或碎石。

2)输尿管镜碎石术(URL)：经尿道置入输尿管镜至膀胱，再经膀胱输尿管口进入输尿管，直到可直视找到结石，进行套石或取石。若结石较大可用超声、液电、激光或气压弹道碎石。

3)腹腔镜输尿管取石术(LUL)：适用于直径>2 cm 的输尿管结石，或经 ESWL、输尿管镜手术失败者。

(2)开放手术：少用，适用于结石远端存在梗阻、部分泌尿系统畸形、结石嵌顿紧密、其他治疗无效、肾积水感染严重或肾功能丧失的尿路结石。

【护理评估】

(一)术前评估

1.健康史

(1)一般情况:了解患者的年龄、性别、职业、居住地、饮食习惯(如肉类、奶制品的摄入)及排尿情况等。

(2)既往史:了解患者既往有无结石史,有无代谢和遗传性疾病,有无泌尿系统感染、梗阻性疾病,有无甲状旁腺功能亢进、痛风、肾小管酸中毒、长期卧床病史等,有无服用可引起高尿钙尿、高草酸尿、高尿酸尿等代谢异常的药物,有无手术史,如肠管切除可引起腹泻,并引起高草酸尿和低枸橼酸尿。

2.身体状况

(1)症状与体征:评估疼痛的部位、性质、程度及伴随症状;血尿的程度及特点,如有无活动后血尿;是否有排出结石;是否伴有恶心、呕吐及膀胱刺激征;是否有感染性疾病症状。体格检查是否有肾区叩击痛。

(2)辅助检查:了解实验室检查(尿液分析、血液分析、结石成分分析)结果,判断有无肾功能损害及代谢异常;了解影像学检查结果,判断病变部位及程度,以及是否并发尿路感染、输尿管扩张和肾积水等。

3.心理—社会状况

评估患者是否了解尿路结石的治疗方法;是否担心尿路结石的预后;是否重视疾病的治疗及发展;是否知晓尿路结石的预防方法。

(二)术后评估

1.术中情况

了解患者的手术、麻醉方式与效果,术中出血、补液、输血情况,以及留置双J管情况。

2.身体状况

评估:①生命体征及疼痛;②患者的神志;③伤口与引流管情况,如伤口是否干燥,有无渗液、渗血,肾造瘘管及导尿管是否通畅,引流液的颜色、性状及量等;④治疗效果,如尿路梗阻解除及感染控制程度,肾功能恢复情况,结石排出情况;⑤感染、出血、"石街"形成、肾绞痛等并发症的发生情况。

3.心理—社会状况

评估患者是否存在焦虑情绪,是否重视疾病治疗,是否配合治疗和护理等。评估患者对尿路结石预防知识,以及留置双J管的注意事项等的知晓情况。

【常见护理诊断/问题】

(1)疼痛:与结石刺激引起的炎症、损伤及平滑肌痉挛有关。

（2）潜在并发症：出血、感染、"石街"形成、双 J 管相关并发症、结石复发等。

（3）知识缺乏：缺乏预防尿路结石的知识。

【护理目标】

（1）患者自述疼痛减轻，舒适感增强。

（2）患者未发生并发症，或并发症得到及时发现或处理。

（3）患者知晓尿路结石的预防知识。

【护理措施】

（一）非手术治疗的护理

1.缓解疼痛

嘱患者卧床休息，局部热敷；指导患者做深呼吸、放松以减轻疼痛。遵医嘱应用解痉、镇痛及抗生素等药物，并观察疼痛的缓解情况及药物不良反应。

2.饮食、饮水与活动

对结石成分明确或部分因代谢性疾病引发结石的患者，给予对应的饮食指导。大量饮水可稀释尿液、预防结石复发、预防感染、促进排石。在病情允许的情况下，适当做一些运动，有助于排出结石。

3.病情观察

观察体温、尿常规，及早发现感染征象。观察结石排出情况，对排出的结石进行成分分析，以指导结石治疗与预防。

（二）体外冲击波碎石的护理

1.术前护理

（1）心理护理：向患者及其家属讲解碎石的方法、效果及配合要求，以解除患者的顾虑。

（2）术前准备：术前 3 天忌食产气食物，手术当天早晨禁止饮食；指导患者练习手术配合体位、固定体位，以确保碎石定位的准确性；手术当天早晨行泌尿系统 X 线片复查，了解结石是否移位或排出，复查后用平车接送患者，以免结石因活动再次移位。

（3）了解患者是否有 ESWL 禁忌证：如出血性疾病、结石远端梗阻、妊娠、尚未控制的泌尿系统感染性疾病、心脑血管病、主动脉瘤等。

2.术后护理

（1）鼓励患者多饮水：每日饮水 2500~3000 mL，可根据出汗量适当增减饮水量，促进排石。

（2）采取有效体位、促进排石：若患者无全身反应及明显疼痛，可适当活动、变换体位，以增加输尿管蠕动，促进碎石排出。体位选择：①肾结石碎石后一般取健侧卧位；

②结石位于肾中盏、肾盂、输尿管上段，碎石后取头高脚低位，上半身抬高；③结石位于肾下盏，碎石后取头低位。

（3）病情观察：严密观察和记录碎石后排尿及排石情况。可用纱布过滤尿液，收集结石碎渣作成分分析；定时摄腹部平片观察结石排出情况。

（4）并发症的观察与护理。

1）血尿：碎石术后多数患者出现暂时性肉眼血尿，一般无须特殊处理，嘱患者多饮水并继续观察。

2）发热：感染性结石患者，由于结石内细菌播散而引起尿路感染，往往会同步引起发热。遵医嘱应用抗生素，高热者采用降温措施。

3）疼痛：结石碎片或颗粒排出可引起肾绞痛，应给予解痉、镇痛及抗生素等药物。

4）"石街"形成：是常见且较严重的并发症之一。①"石街"形成原因为体外冲击波碎石术后碎石过多地积聚于输尿管内没有及时排出，可引起"石街"，其阻碍尿液从肾脏引流至膀胱；②"石街"形成的表现为患者有腰痛或不适，有时可继发感染（如果"石街"形成，须及时处理，否则肾功能将会受到影响）；③"石街"预防及处理，重在预防，关键在于严格掌握适应证。出现梗阻、感染、肾功能受损和发热时，再次行 ESWL 或经皮肾穿刺造瘘术通常是有效的，对于复杂病例可行手术治疗。

（三）手术治疗（输尿管镜碎石术、经皮肾镜取石术）的护理

1. 术前护理

（1）指导患者多喝水，适当运动，以促进结石排出。

（2）心理护理：主动关心、安慰患者及其家属，稳定其情绪，减轻其焦虑与恐惧。解释病情发展、主要治疗措施；解释手术的必要性、手术方式、注意事项及治疗效果。鼓励患者及其家属积极配合各项治疗和护理工作。

（3）术前准备：①协助患者做好术前常规检查，特别注意患者的凝血功能是否正常；②完善好备皮、配血等，必要时行肠道准备；③术前禁食 6 h，禁饮 4 h；④取下活动性义齿、首饰、项链等，并交由其家属保管。

2. 术后护理

（1）病情观察：严密监测生命体征。

（2）体位与活动：行输尿管镜碎石术的患者，一般术后第 1 天即可下床，行经皮肾镜取石术患者下床时间应结合病情而定；卧床期间可在床上适当活动，加强下肢运动，以减少腹胀的发生及避免下肢深静脉血栓形成。

（3）饮食护理：术后 6 h，如患者无恶心、呕吐等不适症状，指导患者进食流质食物，逐渐过渡到普食。食物宜营养丰富、清淡、易消化，多吃蔬菜、水果，保持大便通畅，避免因便秘用力排便。指导患者多饮水，增加尿量，预防尿路感染。

（4）管道护理。

1）肾造瘘管。经皮肾镜取石术后，常规留置肾造瘘管，目的是引流尿液、血液及残余碎石。护理：①搬运、翻身、活动时勿牵拉造瘘管，故应妥善固定，以防其脱出或移位；

②引流管的位置不得高于肾造瘘口，以防引流液逆流引起感染；③保持引流管位置低于肾造瘘口，勿压迫、冲洗、折叠导管，定期挤捏，防止堵塞；④观察引流物的颜色、性状和量，并做好记录；⑤经皮肾镜碎石术后第 3~5 天，若引流尿液转清、体温正常，则可考虑拔肾造瘘管，拔除时或拔除后观察是否有出血。

2）导尿管护理：妥善固定，防止折叠、扭曲、受压，保持引流通畅；尿袋位置应低于耻骨联合水平，防止尿液反流和逆行感染。保持会阴清洁，鼓励患者多饮水。

3）双 J 管护理：碎石术后于输尿管内放置双 J 管，可起到内引流、内支架的作用；还可扩张输尿管，有助于小结石的排出，防止输尿管内形成"石街"。术后指导患者尽早取半卧位、多饮水、勤排尿，勿使膀胱过度充盈而引起尿液反流。鼓励患者早下床活动，但应避免有活动不当(如剧烈活动、过度弯腰、突然下蹲等)、咳嗽、用力排便等使腹压增加的动作，以防引起双 J 管滑脱或上下移位。双 J 管一般留置 4~6 周，经复查腹部超声或 X 线片检查确定无结石残留后，在膀胱镜下取出双 J 管。

(5)并发症的观察与护理。

1)出血：经皮肾镜取石或碎石术后早期，肾造瘘管引流出血性尿液，一般术后 1~3 天尿液颜色可转清，不需特殊处理。若术后短时间内，造瘘管引流出大量鲜红色血性液体，须警惕出血，此时应安慰患者，嘱其卧床休息，并及时报告医生处理。除应用止血药及抗休克等处理外，还应根据不同的出血原因分别给予处理：对于肾脏内小静脉出血，可夹闭造瘘管 1~3 h，使肾盂内压力增高，达到压迫性止血的目的，若经止血处理后，患者生命体征平稳，再重新开放肾造瘘管；若为动脉出血、动静脉瘘出血、周围脏器损伤或者肾实质损伤等造成的出血，须尽早行肾动脉造影并选择性栓塞。

2)感染：术后应密切观察患者生命体征及感染性休克的各项指标。遵医嘱应用抗生素。嘱患者多饮水，以保持各引流管通畅。留置导尿管者做好尿道口与会阴的清洁。

3)输尿管或周围脏器损伤：术后观察患者有无漏尿、腹膜刺激征及呼吸困难等症状。一旦发现，及时处理。

【护理评价】

通过治疗与护理，患者是否：①减轻了疼痛程度；②并发症得到预防，或得到及时发现和处理；③知晓尿路结石的预防知识。

【健康宣教及出院指导】

1.饮食

(1)草酸钙结石预防。

1)调整饮食结构、合适的体重指数、适当的体力活动、平衡营养、摄入富含枸橼酸的水果。

2)限制草酸摄入：少食菠菜、芹菜、甘蓝、甜菜、杏仁、花生、红茶、可可粉。

3)控制钙的摄入：正常的钙质饮食，成年人钙摄入量为 1~1.2 g/d，动物蛋白质摄入量为 0.8~1.0 g/(kg·d)，推荐多食乳制品、豆腐、小鱼。

4)饮水 2.5~3 L/d。避免过多饮用含咖啡因的饮料，如红茶、葡萄汁、苹果汁、可口可乐，推荐喝橙汁、酸果蔓汁、柠檬水及陈醋。

5）增加水果、蔬菜、粗粮及纤维素（麦麸除外）的摄入量，维生素摄入量不超过 1 g/d。

（2）磷酸钙结石预防：大量摄入液体（每天尿量>2.5 L），限钠盐、限制过量动物蛋白。

（3）尿酸结石预防：每天尿量>2000 mL；严格控制高嘌呤食物，如动物内脏、海产品、蘑菇，避免饮酒。

（4）感染性结石预防：如磷酸铵镁和碳酸磷灰石结石等，须去除结石、治疗感染、多饮水、饮食宜低钙低磷。

（5）胱氨酸结石预防：每天尿量>3000 mL，多摄入以蔬菜、谷物为主的低蛋白食物，碱性饮料和柑橘汁是首选的液体。避免过度食用富含蛋氨酸的食物（大豆、小麦、鱼、肉、豆、蘑菇），多食蔬菜水果。钠盐摄入量<2 g/d，碱化尿液 pH≥7.5。

2. 双 J 管的自我护理与观察

（1）自我护理：部分患者行碎石术后戴双 J 管出院，医生须指导患者做好自我护理。若出现排尿疼痛，多为双 J 管膀胱端刺激所致，一般经多饮水、减少活动和对症处理后均能缓解。嘱患者术后第 4~6 周回院复查并拔除双 J 管。

（2）自我观察：如果出现无法缓解的膀胱刺激征、尿中有血块、发热等症状，应及时就诊。

3. 复诊指导

定期行 X 线片或超声检查，观察有无残余结石、结石是否复发。若出现腰痛、血尿等症状，及时就诊。

第二节　肾绞痛

【概述】

肾绞痛是泌尿外科常见的急腹症，大多是由结石所致，大部分为发生于输尿管结石导致的突然发作的肾区剧烈疼痛。

【病因】

肾绞痛是肾区或肋腹部突然发作的间歇或持续性、阵发性加剧的剧烈绞痛和放射痛（向下腹、外阴及大腿内侧等部位放射）。

典型肾绞痛时，患者辗转不安，面色苍白伴恶心呕吐、大汗淋漓，而后伴肉眼或镜下血尿。绞痛以病侧肾为主，少数为双侧性（肾-肾反射）。一旦病因解除，疼痛即可缓解。

1. 尿路结石

尿路结石时，因结石在肾盏、肾盂、输尿管内移动而引起心脏收缩、痉挛、急性梗阻，或者通过反射健侧产生的疼痛，常有活动—疼痛—血尿的规律。

2.血凝块或坏死组织块

肾肿瘤、结核、肾乳头坏死脱落的组织、肾活检后血块或输尿管息肉引起堵塞，造成肾脏剧烈蠕动、痉挛而产生的疼痛。

3.肾梗死

肾梗死指肾动脉、静脉或其主分支发生阻塞或形成血栓，如肾病综合征高凝状态、SBE 栓子脱落，是肾急性血液循环障碍引起的肾绞痛，往往是突然发生的持续性疼痛。

4.游走肾和肾下垂

当肾脏位置发生改变时会导致肾蒂或输尿管扭曲，导致急性血液循环障碍或肾盂积水，亦可引起肾绞痛。

5.膀胱输尿管反流

膀胱输尿管反流，在排尿时可发生短暂的疼痛。

【临床表现】

(1)典型的肾绞痛表现：突然发生的间歇性或持续性、阵发加剧的绞痛，绞痛的部位常与尿路梗阻的部位有关。多数急性肾绞痛患者在发病 2 h 内达到疼痛高峰。

(2)伴随症状：疼痛剧烈时患者常坐卧不安，伴呕吐、大汗淋漓、手脚发冷甚至血压下降，患侧肾区有压痛、叩击痛，输尿管行经部位均有压痛；常有尿频及血尿，血尿高峰期常在疼痛发作后 3~5 h，若无合并感染则不伴畏寒、发热。

【辅助检查】

1.体格检查

体格检查，应注意：①肋脊角有无压痛及叩击痛；②腰肌有无紧张与压痛等急性腰扭伤的体征；③脊柱有无变形和压痛等；④有无腹肌压痛、反跳痛、肌紧张等。

2.常规实验室检查

常规实验室检查包括血液分析、尿液分析，可作为肾绞痛诊断和鉴别诊断的依据。

3.超声检查

超声检查可作为泌尿系统结石的常规检查方法，更是儿童和孕妇在怀疑有尿路结石时的首选方法。

4.X 线片检查

(1)尿路 X 线片检查：尿路 X 线片检查可发现 90% 左右的 X 线阳性结石，能够大致确定结石的位置、形态、大小和数量，因此，可以作为结石检查的常规方法。

(2)静脉尿路造影(IVU)检查：静脉尿路造影检查应用于有助于查明病因及病变的部位。

5.CT 平扫检查

CT 平扫检查分辨率比 KUB 高，可发现直径为 1 mm 的结石，解决了 KUB 成像因组织重叠而产生的成像问题，可以清楚地显示包括阴性结石在内的结石的形态和大小。

6. 核磁共振检查

核磁共振检查可鉴别妊娠生理性扩张与病理性扩张。因其不存在辐射，故特别适用于诊断孕妇和儿童的急性肾绞痛。

【治疗原则】

1. 药物治疗

(1)非甾体镇痛抗炎药：常用药物有双氯芬酸钠和吲哚美辛等。双氯芬酸钠会增加患心脑血管疾病的风险，具有心脑血管疾病危险因素者，应慎用或短期内仅给予最低有效剂量即可。

(2)阿片类镇痛药：常用药物有氢吗啡酮、喷他佐辛、布桂嗪和盐酸曲马多等。哌替啶会引起较高的胃肠道不良反应发生率，目前已不再推荐使用哌替啶。

(3)解痉药：①M 胆碱受体阻断药，如硫酸阿托品和消旋山莨菪碱；②黄体酮；③钙通道阻滞剂，如硝苯地平；④α 肾上腺素受体阻断药，如坦索罗辛。

急性肾绞痛的治疗，建议首先使用非甾体镇痛抗炎药，如疼痛持续，可换用其他药物，如镇痛药应与阿托品等解痉药联合使用。

2. 外科治疗

当疼痛不能被药物缓解或结石直径大于 6 mm 时，应考虑外科治疗。外科治疗包括体外冲击波碎石治疗术、输尿管内放置支架、输尿管镜碎石术、经皮肾造瘘引流术。诊治过程中，要注意有无合并感染、双侧梗阻、少尿等情况，如出现这些情况，须积极进行外科干预、尽快解除梗阻。

【护理评估】

1. 健康史

(1)一般情况：包括了解患者的年龄、性别、职业、居住地、饮食习惯(如肉类、奶制品的摄入)及排尿情况等。

(2)既往史：了解患者既往有无结石史，有无代谢和遗传性疾病，有无泌尿系统感染、梗阻性疾病，有无甲状旁腺功能亢进、痛风、肾小管酸中毒、长期卧床病史等，有无服用引起高尿钙尿、高草酸尿、高尿酸尿等代谢异常的药物，有无手术史，如肠管切除可引起腹泻，并引起高草酸尿和低枸橼酸尿。

2. 身体状况

(1)症状与体征：评估疼痛的部位、性质、程度及伴随症状；血尿的程度及特点，如有无活动后血尿；是否有排出结石；是否伴有恶心、呕吐及膀胱刺激征；是否有感染性疾病症状。体格检查是否有肾区叩击痛。

(2)辅助检查：了解实验室检查(尿液分析、血液分析、结石成分分析)结果，判断有无肾功能损害及代谢异常；了解影像学检查结果，判断病变部位及程度，以及是否并发尿路感染、输尿管扩张和肾积水等。

3. 心理—社会状况

评估患者是否了解尿路结石的治疗方法；是否担心尿路结石的预后；是否重视疾病的治疗及发展；是否知晓尿路结石的预防方法。

【常见护理诊断/问题】

(1)疼痛：与肾结石有关。

(2)排尿异常：与肾结石引起的梗阻及排尿困难有关。

(3)感染：与肾结石引起的梗阻、积尿和侵入性诊治有关。

(4)疾病相关知识缺乏：缺乏预防结石症复发的知识。

(5)焦虑：与担心治疗效果有关。

【护理目标】

(1)患者自诉疼痛减轻或消失，舒适感增强。

(2)排尿正常：无尿频，血尿。

(3)梗阻解除。

(4)患者知晓尿路结石的预防知识。

(5)焦虑消除，情绪稳定。

【护理措施】

1. 心理护理

肾绞痛会给患者带来剧烈的疼痛，还会伴有恶心、呕吐、大汗淋漓等其他症状，会使患者紧张、焦虑，此时需要给予患者更多的关心与支持，帮助其减轻不良情绪，树立治愈的信心，使其积极配合治疗。

2. 疼痛护理

动态评估腹痛的部位、性质及程度，询问病情，疼痛时鼓励患者卧床休息，安排适当卧位，并指导患者深呼吸以缓解疼痛。教授患者缓解疼痛的技巧，如分散注意力、肌肉放松、音乐疗法等。告知患者疼痛无法缓解时，须告知医护人员，强调镇痛药的作用是舒缓疼痛，而因此导致成瘾的概率并不高。如果符合需要即可遵医嘱给予镇痛药，并观察及记录用药后的效果及不良反应，提供舒适安静的环境。严重疼痛时，密切观察患者生命体征变化，疼痛期每 30 min 测量一次血压及心率，如反复治疗无效，建议患者手术治疗。

3. 感染治疗

感染后，观察患者体温、血尿情况，及早发现感染征象。建立静脉通道，遵医嘱使用抗生素进行抗感染治疗。

4. 饮水指导

每日饮水量在 4000 mL 以上，维持每日尿量在 2000 mL 以上。

（1）将全日饮水量平均分配，分别于晨起、餐间和睡前饮水。清晨可饮水500～1000 mL。为了保持夜间尿量，睡前饮水500 mL，夜间起床排尿。

（2）尿后再饮水300～500 mL，余下的水分别于餐间饮服。大量饮水可促使小的结石排出，稀释尿液可以防止尿结石。

（3）多饮水可减少晶体沉积，并能延缓结石增长速度。

5. 饮食护理

嘱咐患者除注意日常生活习惯外，还应重视膳食纤维及维生素的补充，少食草酸含量高的食物、富含动物蛋白质的食物、高盐食物及碳酸饮料等，以减少疾病的发生。

【护理评价】

通过治疗与护理，患者是否：①减轻了疼痛程度；②并发症得到预防，或得到及时发现和处理；③知晓尿路结石的预防知识；④缓解了焦虑，稳定了情绪。

【健康宣教及出院指导】

1. 饮食

注意日常生活习惯及卫生，重视补充膳食纤维及维生素，少食草酸含量高的食物、富含动物蛋白质的食物、高盐食物及碳酸饮料等，少食菠菜、豆类等，以减少结石的发生（详细结石见上尿路结石章节）。

2. 用药

遵医嘱使用消炎药及镇痛药。

3. 心理护理

告知患者该病是常见疾病，可以治愈，勿产生悲观心态，积极面对疾病，积极配合治疗。

4. 生活管理

①注意休息，避免过度劳累；②多饮水，以冲洗尿道，预防感染；③不要憋尿，养成定时排尿的习惯；④适当运动，如跳绳、倒立、跳跃等，若结石小可促进结石排出。

第三节 下尿路结石

一、膀胱结石

【概述】

下尿路结石包括膀胱结石和尿道结石。膀胱结石分为原发性膀胱结石和继发性膀胱结石。

【病因】

原发性膀胱结石与以下因素有关：①营养不良和低蛋白饮食；②小儿膀胱结石与喂养方式有关。

继发性膀胱结石与以下因素有关：①下尿路梗阻，如尿道狭窄、前列腺增生、膀胱颈部梗阻、膀胱膨出、憩室、肿瘤等；②肾脏、输尿管结石排至膀胱；③膀胱异物；④尿路感染；⑤神经源性膀胱；⑥膀胱或尿道畸形；⑦代谢性疾病；⑧行肠道膀胱扩大术后；⑨在血吸虫病流行区，可见以虫卵为核心的膀胱结石。

【临床表现】

膀胱结石的典型症状为排尿突然中断，疼痛放射至远端尿道及阴茎头部，伴排尿困难和膀胱刺激症状。小儿常用手搓拉阴茎，跑跳或改变排尿姿势后，能使疼痛缓解，从而可继续排尿。

【辅助检查】

超声检查能发现膀胱区的强光团及声影；X 线片检查能显示绝大多数结石；膀胱镜检查能直接看到结石，并可发现膀胱病变。

【治疗原则】

1.经尿道膀胱镜取石或碎石术

大多数结石应用碎石钳机械碎石，并将碎石取出，适用于结石直径<2 cm 者。较大的结石须采用超声、液电、激光或气压弹道来进行碎石。

2.耻骨上膀胱切开取石术

耻骨上膀胱切开取石术为传统的开放式手术。小儿及膀胱感染严重者，应做耻骨上膀胱造瘘，以加强尿液引流。

3.治疗引起膀胱结石的原发病

膀胱感染严重时，应用抗生素；若有排尿困难，则应留置导尿管，以便引流尿液及控制感染。

【护理评估】

(一)术前评估

1.健康史

(1)一般情况：包括了解患者的年龄、性别、职业、居住地、饮食习惯(如肉类、奶制品的摄入)及排尿情况等。

(2)既往史：了解患者既往有无结石史，有无代谢和遗传性疾病，有无泌尿系感染，有无梗阻性疾病，有无甲状旁腺功能亢进、痛风、肾小管酸中毒、长期卧床病史等，有无服用引起高尿钙尿、高草酸尿、高尿酸尿等代谢异常的药物，有无手术史，如肠管切除可引起腹泻，并引起高草酸尿和低枸橼酸尿；了解患者结石起病时间及治疗经过等。

2. 身体状况

（1）症状与体征：评估患者有无血尿、尿痛、排尿困难等表现；评估患者疼痛程度及服用解痉、镇痛药后的效果；有无尿潴留及膀胱内感染征象。

（2）辅助检查：膀胱区，摄 X 线片多能显示结石阴影；超声检查可探及膀胱内的结石声影；膀胱镜的检查可以确定有无结石，以及结石大小、数目，而且还能发现 X 线透光的阴性结石及其他病变，如前列腺炎、膀胱炎等。

3. 心理—社会状况

评估患者心理和社会支持状况。了解患者对手术方式及疾病知识的认知程度。

（二）术后评估

1. 术中情况

了解患者手术、麻醉方式与效果，术中出血、补液、输血情况及留置引流管情况。

2. 身体状况

评估：①生命体征及疼痛；②患者的神志；③膀胱造瘘管及导尿管是否通畅，引流液的颜色、性状及量等；④治疗效果，如尿路梗阻解除及感染控制程度，肾功能恢复情况，结石处理情况；⑤感染、出血、"石街"形成、肾绞痛等并发症的发生情况。

3. 心理—社会状况

评估患者是否存在焦虑情绪，是否重视疾病治疗，是否配合治疗和护理等。评估患者对膀胱结石预防知识的知晓情况，以及是否知晓留置膀胱造瘘管及导尿管的注意事项等。

【常见护理诊断/问题】

（1）焦虑：与即将接受手术及担心术后愈合情况有关。
（2）排尿形态异常：与结石引起尿路梗阻有关。
（3）睡眠节律紊乱：与尿频有关。
（4）潜在并发症：术后出血、感染。
（5）知识缺乏：缺乏本病相关知识。

【护理目标】

（1）患者焦虑、恐惧得到缓解，情绪稳定。
（2）排尿异常得到改善或消失。
（3）患者能得到充足的睡眠。
（4）患者未发生并发症，或并发症得到及时发现或处理。
（5）患者知晓尿路结石的预防知识。

【护理措施】

(一)非手术治疗的护理

(1)大量饮水:保持每日尿量大于 2000 mL。

(2)加强运动:选择跳跃性运动可促使结石排出。

(3)调整饮食:根据结石成分调节饮食。含钙结石者宜食用富含纤维素的食物,限制钙、草酸成分多的食物,如钙含量高的牛奶、奶制品、豆制品、巧克力、坚果等食物,草酸含量高的浓茶、菠菜、番茄、土豆、芦笋等食物。尿酸结石者不宜食用嘌呤含量高的食物,如动物内脏、啤酒、豆制品等。

(4)药物治疗:调节尿液 pH、调节代谢的药物,抗感染类药物,中药等。

(二)术前护理

(1)嘱咐患者多喝水,适当运动,以促进结石排出。

(2)解释手术的安全性和必要性,解除患者的顾虑,使其树立信心。

(3)做好术前常规准备。

(三)术后护理

(1)遵医嘱严密监测生命体征,观察尿道口有无渗血和漏尿。

(2)遵医嘱给予抗生素治疗并观察疗效。

(3)注意观察尿液的颜色、性质、量。若为鲜红而浓的尿液常提示有进行性出血,须报告医生做相关处理。

(4)术后会有轻微血尿,嘱患者多喝水,以免形成血块堵塞尿路。可鼓励患者早下床活动。

(5)落实基础护理。

(6)心理护理:指导患者家属注意其情绪的变化,耐心、细心倾听患者的想法,使其配合治疗。

【护理评价】

通过治疗与护理,患者是否:①得以改善或消除排尿异常;②并发症得到预防,或得到及时发现和处理;③知晓膀胱结石相关知识。

【健康宣教及出院指导】

(1)避免食用钙及草酸含量高的食物,如牛奶、浓茶、菠菜等。

(2)保持精神愉快,心情开朗。多休息,注意劳逸结合。

(3)多饮水,养成及时排尿的习惯,减少尿液在膀胱内的停留时间。

(4)出院后如发现排尿不畅,有血尿、发热等不适症状,应及时就诊。

二、尿道结石

【概述】

尿道结石多由膀胱结石落入尿道引起。前尿道结石可沿尿道扪及,后尿道结石也可经直肠指检扪及。

【病因】

形成结石的因素较多,病因也复杂,如年龄、性别、种族、遗传、环境、饮食习惯和职业等因素;还有身体代谢异常、尿路梗阻、感染、异物和药物的使用等都是结石形成的常见病因。

【临床表现】

(1)排尿困难:结石突然嵌入尿道时,可发生突然的尿流中断、尿线变细、分叉、无力,甚至出现滴沥及急性尿潴留。

(2)疼痛:一般为钝痛,结石突然嵌入尿道时,可有局部剧烈疼痛或排尿时刀割样疼痛。前尿道结石疼痛常局限于结石嵌顿处,后尿道结石的疼痛常放射至会阴或肛门,常伴有尿频、尿急及有强烈尿意。

(3)感染症状:局部感染引起剧烈疼痛,可导致炎症、溃疡、脓肿或狭窄,严重者伴有瘘管形成、会阴脓肿。后尿道结石嵌顿,可引起急性附睾炎。

(4)尿道分泌物:患者常有终末或初始血尿,有时有血性分泌物,严重者可以有尿道溢血,继发感染时有脓性分泌物。

【辅助检查】

(1)尿道镜检查:能直接观察结石的大小、位置。既可明确诊断,也可发现尿道并发症。

(2)尿路 X 线片检查:能够确定结石的位置、形态、大小和数量。

(3)尿道造影检查:可了解尿路的解剖,确定结石的位置,鉴别平片上可疑的钙化灶,明确尿路有无其他病变。

(4)金属尿道探杆检查:在结石部位可感知尿道梗阻及结石的粗糙摩擦感。

(5)CT 检查:能够检查出其他常规影像学检查中容易遗漏的小结石。

【治疗原则】

(1)根据结石的位置形状、大小、尿道局部病变及有无并发症确定治疗方式,小结石可自行排出。

(2)前尿道结石:临床上前尿道结石大多在全麻下行激光碎石术治疗。

（3）后尿道结石：可经尿道口注入润滑剂后，用尿道探条将结石轻推入膀胱，再按膀胱结石进行处理；结石较大，且嵌顿较久者，须切开会阴或行耻骨上取石。

【护理评估】

（一）术前评估

1. 健康史

（1）一般情况：了解患者年龄、营养状况、智力、认知和感知能力。

（2）既往史：了解患者生活习惯、个人卫生状况、并发疾病和药物使用情况。

2. 身体状况

（1）症状与体征：评估患者有无泌尿系统结石、泌尿系统感染、膀胱刺激征，或者合并排尿困难甚至尿潴留。

（2）辅助检查。

1）尿道硬结：前尿道结石可于局部叩及硬结，合并压痛；后尿道结石可于会阴或直肠指检时叩及硬结。

2）尿道扩张器：检查尿道时能感到扩张器触及结石并能听到有摩擦音。

3）X线片检查。尿道造影可以发现有无尿道狭窄和尿道憩室，X线片可以证实尿道结石，并且可以发现上尿路结石。

4）尿道镜检查可以直接观察结石及尿道并发症。

3. 心理—社会状况

评估患者心理和社会支持状况，了解患者对手术方式及疾病知识的认知程度。

（二）术后评估

1. 术中情况

了解患者手术、麻醉的方式与效果，术中出血、补液、输血情况，以及留置引流管情况。

2. 身体状况

评估：①生命体征及疼痛；②患者的神志；③导尿管是否通畅，引流液的颜色、性状及量等；④治疗效果，如尿路梗阻解除及感染控制程度，结石排出情况。

3. 心理—社会状况

评估患者是否存在焦虑情绪，是否重视疾病治疗，是否配合治疗和护理等。评估患者尿道结石预防知识的知晓情况，以及导尿管注意事项的了解程度等。

【常见护理诊断/问题】

（1）排尿异常：与结石阻塞尿道有关。

（2）疼痛：与结石嵌入尿道有关。

（3）潜在并发症：有出血、感染、尿路梗阻的危险。

（4）知识缺乏：与缺乏疾病护理及治疗方面的有关知识。

【护理目标】

（1）排尿异常得到改善或消失。

（2）患者自述疼痛减轻，舒适感增强。

（3）患者未发生并发症，或并发症得到及时发现或处理。

（4）患者知晓该疾病的预防知识。

【护理措施】

（一）术前护理

1.缓解疼痛

嘱患者卧床休息，局部热敷，指导患者做深呼吸、放松以减轻疼痛。遵医嘱应用解痉、镇痛及抗生素等药物，并观察患者疼痛的缓解情况及药物不良反应。

2.病情观察

观察体温、尿常规，及早发现感染征象；观察结石排出情况，对排出的结石可作成分分析，以指导结石治疗与预防。

3.心理护理

解释手术方式、注意事项，鼓励患者表达自身感受，教会患者自我放松的方法。根据个体情况给予患者关心和心理支持，使其树立信心。讲解尿道结石相关知识及治疗，减轻患者焦虑情绪。

（二）术后护理

1.病情观察

严密监测生命体征的变化。

1）尿道结石推入膀胱后，按膀胱结石患者护理。

2）经尿道取出结石后，注意观察并记录患者排尿是否通畅，是否有血尿、膀胱刺激征、发热等症状。症状较轻者，可鼓励患者多饮水，症状可逐渐缓解。有明显血尿、膀胱刺激征者及时报告医生。

2.体位与活动

鼓励患者早下床活动，以减少腹胀的发生及避免下肢深静脉血栓形成。

3.饮食护理

局麻手术者对饮食无特殊要求；全麻手术者，术后6 h指导患者进食流食，逐渐过渡到普食，食物宜营养丰富、清淡、易消化，多吃蔬菜、水果，保持大便通畅，避免因便秘用力排便。指导患者多饮水，增加尿量，预防尿路感染。

4. 管道的护理

导尿管妥善固定，防止折叠、扭曲、受压，保持引流通畅；尿袋位置应低于耻骨联合水平，防止尿液反流和逆行感染。保持会阴清洁，鼓励患者多饮水。

5. 并发症的观察与护理

（1）出血：①临床表现为尿道口渗血，留置尿管引出鲜红色尿液；②预防处理为鼓励患者多饮水，症状轻者随着排尿次数增加，可缓解，必要时，须行膀胱冲洗。

（2）感染：①临床表现为发热、尿道口分泌物增多；②预防及处理包括监测体温，及时处理，做好尿管护理，保持尿道口清洁，保持会阴清洁、干燥，使用抗生素抗感染。

【护理评价】

通过治疗与护理，患者是否：①改善或消除了排尿异常；②在治疗期间，疼痛就得到缓解或消除；③未出现出血、感染等症状；④能复述疾病的相关护理、治疗方面的知识。

【健康宣教及出院指导】

（1）饮食指导：指导患者出院后多饮水，保证每日尿量在 2000 mL 以上。

（2）病情观察：尿道结石取出后可能发生尿道狭窄，应注意观察排尿情况，出现尿线变细、尿频、尿痛等症状及时就诊。

（3）随访：定期进行 X 线片、B 超及尿液检查。

试题六

第七章

泌尿系统感染与炎症的护理

第一节　间质性膀胱炎

【概述】

间质性膀胱炎(IC)是一种慢性非细菌性膀胱炎症,以尿频、尿急、夜尿和(或)盆腔疼痛为主要临床表现。其特点是膀胱壁纤维化,可伴有膀胱容量减少。

【病因】

间质性膀胱炎确切病因尚不明确,目前认为其主要与以下因素有关:①隐匿性感染;②遗传因素;③肥大细胞增多;④膀胱上皮功能障碍;⑤自身免疫性疾病;⑥神经源性炎症反应;⑦抗增殖因子。

【临床表现】

目前对于 IC 的临床诊断方法很多,但尚无广泛被接受的统一诊断标准。目前国际上除了 IC 的典型临床表现外,多采取排除法进行诊断。

(一)临床表现

(1)症状:常有慢性进行性尿频、尿急、夜尿次数增多、尿痛和排尿困难等膀胱刺激征;盆腔区域疼痛,膀胱充盈时疼痛加重,排尿后可缓解;偶尔可出现血尿;女性患者可出现性交痛。麻醉下水扩张后可见膀胱黏膜下点状出血或 Hunner 溃疡。

(2)体征:由于 IC 涉及膀胱壁受刺激,所以体检时发现阴道前壁触痛是一个比较好的辅助诊断指标。

(二)排尿日记

记录患者 24 h 尿量和排尿次数。结果显示:总尿量正常,排尿次数明显增加。这对排除因多饮而导致的多尿是有帮助的。

【辅助检查】

1. 实验室检查

（1）尿常规检查多数正常。

（2）尿细菌培养为阴性。

2. 膀胱尿道镜检查

膀胱尿道镜检查仍是目前诊断 IC 的重要方法。依照膀胱镜下表现不同，IC 可分成两大类：溃疡型（经典型）和非溃疡型（早期型）。

3. 尿流动力学检查

尿流动力学检查是一种对膀胱进行充盈和排空的机械性检查手段，它可以评估膀胱充盈期和排尿期压力与尿流的关系。IC 患者所有尿流动力学指标和容量均降低。

4. 其他辅助检查

尿液分子标志物检测、钾离子敏感实验、膀胱内灌注利多卡因等都对 IC 的诊断有一定意义。

【治疗原则】

1. 饮食调节

这是最基本的治疗方法，避免辛辣刺激性食物和饮料，以清淡饮食为主，尤其是对食物过敏的患者。

2. 膀胱水扩张术

膀胱镜下行膀胱水扩张术是治疗 IC 的有效方法，也是重要的诊断方法之一。麻醉下，以 $80 \sim 100\ cmH_2O$ 压力向膀胱内注入盐水，逐步扩张膀胱，持续 30 min。

3. 膀胱内药物灌注

其优点是直接作用于膀胱的药物浓度较高，且膀胱不易吸收，全身不良反应少；缺点是有导尿的并发症。常用药物有二甲基亚砜与肝素、卡介苗、透明质酸、辣椒素、肉毒杆菌毒素等。

4. 口服药物治疗

IC 常用口服药物有抗组胺药物、抗抑郁药物、阿片受体拮抗剂、钙通道阻滞剂等。

5. 外科手术治疗

外科手术治疗是其他保守治疗方式治疗失败后的最终手段。常见的手术：①经尿道电切、电凝、激光治疗；②膀胱部分切除术；③膀胱神经切断术；④膀胱松解术；⑤膀胱扩大成形术；⑥全膀胱切除术；⑦尿流改道术。

6. 其他治疗

其他治疗有神经电刺激术、针灸、引导式想象等。

【护理评估】

（一）术前评估

1. 健康史

了解患者的一般情况，既往是否患有泌尿系统疾病。

2. 身体状况

（1）症状及体征：了解患者是否有尿频、尿急、夜尿次数增多、尿痛和排尿困难等膀胱刺激征，是否有阴道前壁触痛。

（2）辅助检查：尿常规检、尿细菌培养、膀胱尿道镜检查、尿流动力学检查。

3. 心理—社会状况

由于久治不愈，患者生活质量下降，患者多伴有焦虑、抑郁、失眠等。

（二）术后评估

1. 术中情况

了解患者手术方式、麻醉方式、术中情况，以及术中用药、输液等信息。

2. 身体状况

密切观察患者的生命体征，引流物的颜色、性状和量，有无发生感染、出血等并发症。

3. 心理—社会状况

评估患者及其家属对病情的认知，患者对治疗和护理的配合程度。

【常见护理诊断/问题】

（1）焦虑：与患者担心疾病预后有关。

（2）疼痛：与排尿疼痛、盆腔疼痛、手术有关。

（3）排尿形态障碍：与疾病导致的排尿困难有关。

（4）知识缺乏：缺乏与间质性膀胱炎相关的知识。

【护理目标】

（1）患者焦虑程度减轻，配合治疗及护理。

（2）患者主诉不适感得到减轻或消失。

（3）患者排尿形态障碍得到改善。

（4）患者及其家属了解或掌握间质性膀胱炎的相关知识。

【护理措施】

(一)术前护理

1.心理护理

(1)耐心聆听患者的主诉，了解、评估其心理状态，掌握患者最为关心及担心的问题，耐心解答患者提出的疑问，鼓励患者正确了解自身状态及未来治疗的过程，增强其治疗的信心。

(2)详细讲解治疗的方式、方法、效果及过程。

(3)鼓励患者适当参加体育锻炼，具体可根据自身情况和喜好而定建议以有氧运动为主，这可达到缓解精神压力的效果。

(4)了解患者是否出现忧郁症状，如失眠、感觉生活无意义、抑郁、有自杀倾向等，如有，建议寻求心理治疗师、精神科医生的帮助。

2.疼痛护理

(1)持续评估患者疼痛的强度、性质、时间、诱发因素及部位。

(2)鼓励患者表达对疼痛的想法。

(3)向患者解释引起疼痛的原因，给予心理安慰。

(4)遵医嘱使用镇痛药物。

(5)指导患者改变姿势或做一些放松的运动。

(6)常见缓解疼痛的方法：①在会阴位放置冰袋或热垫，以测试冷敷或热敷哪种方式对患者比较有效；②试用温水坐浴，如患者可在浴缸内加少量温水或是将加入了温水的坐浴盆放置在马桶上使用；③可采取躺下伸直腿部或蹲姿，然后将膝盖弯曲顶住胸口的姿势，可缓解疼痛；④喝一杯加有一茶匙碳酸氢钠(小苏打)的水，以碱化尿液，缓解疼痛。

3.改善排尿形态

(1)评估患者的排尿情况。

(2)注意监测患者的尿出入量是否平衡，指导患者记录尿出入量。

(4)评估腹部情况，是否出现尿潴留。

(5)必要时遵医嘱给予留置导尿管。

4.膀胱灌注治疗护理

(1)治疗前。治疗前向患者介绍灌注的目的与方法、药物的作用及不良反应、操作过程中需配合和注意的事项。若患者不是首次治疗，须询问患者上次膀胱灌注的时间、灌注后的反应及饮食情况。嘱患者灌注前 4 h 禁饮水，灌注前排空膀胱内尿液，避免膀胱内尿液稀释药物浓度，降低药物治疗效果。测量患者生命体征，有异常情况须先告知医生，再决定是否如期进行治疗。

(2)治疗中。灌注前检查灌注药物，进行"三查八对"，检查药物是否充分溶解。患者取仰卧位，按照无菌导尿术要求操作，充分润滑尿管，轻柔地给患者插入尿管，避免损伤尿道黏膜；排尽膀胱内残余尿液，经导尿管缓慢注入药物后再注入 10 mL 空气(注入空气不仅能避免药物残留在尿管中，还有利于膀胱壁扩张，使药物与膀胱黏膜充分接触)；最后将尿管轻柔拔出。若留置尿管，则应关紧尿管。嘱患者卧床，指导和协助患者每 15～30 min 变换体位，具体要求患者须依次取俯卧位、仰卧位、右侧卧位、左侧卧位，以使药物能充分浸润整个膀胱。治疗约 2 h，治疗期间嘱患者禁食禁水，2 h 内勿排尿。观察患者一般情况，经常询问患者有无不适。

（3）治疗后。药物排出后，应鼓励患者多饮水，目的是加速尿液生成以起到内冲洗的作用，保护膀胱黏膜，以免造成化学性膀胱炎、尿道炎。膀胱灌注后常见的不良反应主要是膀胱刺激征和轻微血尿。症状是由药物刺激膀胱黏膜下层神经所致，表现为尿痛、尿频或血尿，如出现这些症状应鼓励患者多饮水、多排尿，必要时给予对症药物，以逐渐减轻症状。

（二）术后护理

（1）病情观察：严密监测患者生命体征的变化，观察其引流液颜色及变化。

（2）饮食护理：术后 6 h 恢复饮食，宜食低盐、高蛋白、高纤维、高热量食物，以避免产气；忌食刺激性食物。嘱患者多饮水，每天饮水约 2000 mL。

（3）早期活动：鼓励患者早下床活动，以促进胃肠功能恢复，增加肺活量，减少肺部并发症，一般术后第 1 天即可下床活动，以避免形成下肢深静脉血栓。

（4）管道护理：术后留置尿管，注意观察并准确记录引流液的颜色、性质和量；妥善固定，防止折叠、扭曲、受压，保持引流通畅；尿袋位置应低于耻骨联合水平，防止尿液反流和逆行感染；保持会阴清洁。

（5）心理护理：根据患者的社会背景、个性及不同手术类型，为患者提供个性化心理支持，并给予心理疏导和安慰，以增强其战胜疾病的信心。

【护理评价】

通过治疗与护理，患者是否：①减轻了恐惧与焦虑；②排尿形态障碍得到了改善；③并发症得以预防，或得到及时发现和处理。

【健康宣教及出院指导】

1. 饮食调整

少量多餐，应避免进食酸性、刺激性食物及饮料。减轻日常生活压力，例如，改变生活作息、减少工作时数、选择方便如厕的职业等。多参加社交活动，也可加入互助团体，从而获得情绪及心理上的支持。此外，还应教授患者放松的基本技巧，如自我催眠、听音乐、看书等。患者可选择自己喜欢的、安静的休闲方式，并从心理疗法中学习应对和缓解压力的方法。

2. 衣服着装

患者宜穿宽松的棉制衣裤；腰带不宜系得过紧，避免对下腹部造成挤压；穿软底的鞋子，以减少震动，有利于缓解症状。

3. 运动

运动最好是有氧运动，如散步、瑜伽、游泳、骑单车、打太极拳等。运动每周 3 次，每次 30 min，可改善循环、消除紧张。

4. 膀胱训练

膀胱训练有助于扩大膀胱容量，但须在医生指导下进行自我训练。

5. 其他

其他方法，如骨盆体操、按摩、深呼吸、听轻音乐、针灸等。在基本治疗以外，尝试其他方法，对患者都有一定帮助。

第二节　导管相关的尿路感染

一、尿路感染

【概述】

尿路感染（UTI）又称泌尿系统感染，是肾脏、输尿管、膀胱和尿道等泌尿系统各个部位受感染的总称。尿路感染按感染部位可分为上尿路感染和下尿路感染。

【病因】

尿路感染的病原微生物主要是细菌，极少数为病毒、真菌、衣原体、支原体及滴虫等。单纯性尿路感染病原菌谱中，75％为大肠埃希杆菌，25％局限于表皮葡萄球菌、肺炎克雷伯杆菌、异常假单胞菌及粪肠球菌。复杂性尿路感染的病原菌谱中，大肠埃希杆菌不足50％，葡萄球菌属、克雷伯菌属、假单胞菌属、沙雷菌属和肠杆菌属的细菌明显增多。

【临床表现】

尿路感染常见的症状依次为尿痛、尿急和尿频，可有肉眼血尿。

【辅助检查】

1. 体检

除一般查体外，还应进行全面的泌尿系统检查。男性患者行外生殖器检查和直肠指检，急性膀胱炎患者行耻骨上区压痛盆腔和直肠检查，这对鉴别是否同时存在合并疾病有意义。当患者存在不明原因的发热、严重的低血压、感染中毒性休克时，要考虑存在肾盂肾炎的可能。

2. 实验室检查

（1）尿常规检查包括尿液理学检查、尿生化检查和尿沉渣检查。

（2）尿培养。治疗前的中段尿标本培养是诊断尿路感染最可靠的指标。

（3）感染标准物包括降钙素原、白细胞介素-6 等。

3. 影像学检查

泌尿系统超声检查作为首选项目，可以发现合并的尿路梗阻、积脓、结石等病变。在超声检查有阳性发现时，CT 检查是进一步明确病变的有效检查，其效果优于 MRI 检查。尿路 X 线片检查和静脉肾盂造影检查，可以发现上尿路结石和畸形。

4. 侵入性检查

根据疾病具体情况可以考虑选择膀胱镜检查。

【治疗原则】

1. 一般治疗

一般治疗包括对症治疗、多饮水及生活方式的调整等。

2. 观察

一些特殊情况下的无症状菌尿患者，不需行常规抗生素治疗，但需要密切观察病情。

3. 抗生素治疗

抗生素治疗是尿路感染的主要治疗方法，推荐根据药敏试验选择用药。

4. 手术治疗

在适当时机针对感染病灶或引起感染的病因实施相应的手术治疗，而且很多泌尿外科感染性疾病，若不通过手术去除病因，则感染难以控制。

5. 中医治疗

目前应用于临床治疗的中药种类很多，请参照中华中医药学会或中国中西医结合学会的推荐意见开展治疗。针灸治疗可以减少膀胱炎的复发。

二、无症状菌尿

【概述】

无症状菌尿，通常存在于绝经前女性和泌尿系统异常的人群。

【病因】

无症状菌尿的发生是由宿主和微生物两方面因素决定的，患病率因年龄、性别、性行为和泌尿系统畸形等而有所不同。年轻男性的无症状菌尿不常见，一旦发现，考虑为慢性细菌性前列腺炎。

【临床表现】

无症状菌尿又称隐匿型菌尿,是一种隐匿型尿路感染,属于一种特殊的尿路感染。无症状菌尿即指患者具有真性细菌尿而无任何尿路感染的症状。

一般认为一个没有任何尿路感染症状或体征的患者,以标准方式收集中段尿液标本,通过培养,然后检测细菌数量:如女性连续 2 次测得的菌落计数 ≥10^5 CFU/mL,且 2 次菌种相同,即诊断为无症状菌尿;男性则仅须测量一次即可确诊。对于经导尿管获取的尿标本,如培养的菌落计数 ≥10^2 CFU/mL 时,亦可诊断为真性细菌尿。

【治疗原则】

无症状菌尿是否须治疗,主要取决于抗生素的使用是否能降低特定人群发生不良事件的风险。不同人群无症状菌尿的筛查和治疗原则不同。无明确危险因素人群的无症状菌尿不会引起肾脏疾病或功能损害,除了妊娠期女性和接受泌尿外科手术及有尿路黏膜破坏风险的患者外,其余没有危险因素的无症状菌尿的人群一般不推荐进行常规筛查和治疗。须注意的是,抗生素的滥用可能会使尿路感染复杂化。根据感染的人群不同,无症状菌尿患者的治疗方案也不同。

【护理措施】

(1)增加水的摄入量:如无禁忌证,应尽量多饮水、勤排尿,以达到不断冲洗尿路、减少细菌在尿路停留的目的。每天水摄入量不应低于 2000 mL,保证每天尿量在 1500 mL 以上,且每 2~3 h 排尿 1 次。

(2)保持皮肤黏膜的清洁:加强个人卫生,增加会阴清洗次数,减少肠道细菌侵入尿路而引起感染的机会。女性月经期间尤须注意会阴的清洁。

(3)用药护理:遵医嘱给予抗生素,注意观察药物的疗效及不良反应。

(4)指导患者正确留取尿液标本,完成合格的尿常规、尿培养检查。

三、导尿管相关的尿路感染

【病因】

尿路感染是最常见的院内感染,特别是当膀胱置入导管引流时。在泌尿外科及手术后的患者中,有 40% 的院内感染发生在泌尿系统,而其中的 80% 与留置导尿管有关。随着封闭引流系统的观念逐渐被引入临床,菌尿的形成被推迟,但留置导尿管 30 天后仍会普遍出现。到目前为止,在减少短期置管相关尿路感染方面,有一定改善;但对于长期置管的患者,菌尿几乎 100% 出现,没有特别有效的处理方法。

当泌尿系统插入导管后,导管本身会损害许多正常的防御机制:如在正常情况下,相对无菌的膀胱内环境与外环境相通,使微生物可沿着导管的内外表面上行;在导尿的状态下，通常有尿液在膀胱或导管内存留，这有利于细菌的增殖；如果导管发生阻塞，会引起膀胱过度膨胀，可使膀胱黏膜损伤和缺血，有利于细菌入侵；导管本身也可通过机械性地破坏和激发炎症反应损伤膀胱黏膜。生物膜的形成和导管结壳，可使细菌对机体的防御及药物的治疗有较强的抵抗能力，使病原体不易消除而产生持续性菌尿。

（一）插入导尿管时

由于尿道口附近和外周有细菌存在，插入导尿管时，会有一定数量的细菌进入泌尿系统，但由于进入泌尿系统的细菌数量相对较少，通常情况下毒性不强，而且人体有一定的防御能力，因此在健康人中一般不会有后果。在间歇性清洁导尿的患者中，插入导尿管时带入的病菌，可能是使患者患菌尿的原因。

（二）插入导尿管后

长期留置的导尿管有助于在导管和尿道黏膜间之间形成松散的黏液鞘。此种结构可为细菌的入侵和穿入提供有利的环境，女性患者阴道前庭被污染的可能性较大，并且尿道长度较短，这可能是多数女性留置导尿管患者产生菌尿的主要原因之一。在男性留置导尿管的患者中，占主导地位的患病途径是病原体通过导尿管的管腔和尿液收集系统逆行传播，即上行感染。引流袋的流出通道处于被污染的状态，因排放尿液而规律地开放集尿袋流出孔，以及冲洗膀胱或其他原因经常开放导尿管与集尿袋的连接点，这些将使环境细菌进入泌尿系统的可能性增加。

（三）生物膜感染

插入导尿管后，尿中的物质沉积成薄膜（蛋白质、电解质和其他有机物），此膜可以使导尿管的抗粘特性失去作用。

（四）结壳作用

插入导尿管后，特别是当有产尿素酶的细菌黏附在其上以后，逐渐形成导尿管结壳。结壳可以导致尿管引流不畅和阻塞，加重和促进导尿管相关感染的进展。

【导尿管的使用方式与泌尿系统感染】

通常尿液引流的方式有如下几种：一次性导尿、短期留置导尿、长期留置导尿、间歇导尿、耻骨上膀胱造瘘引流、阴茎套引流。在导管相关菌尿的形成中，主要风险因素是置管的持续时间。对于留置导尿管的患者，菌尿单日的发生率为3%～10%，因此，预计到第30天绝大多数的患者将出现菌尿。置管超过28天的患者中，可能有50%的患者经历复发的导管结壳和导管阻塞。多数文献认为短期留置导尿时间应为7天以内，超过28天为长期留置导尿。

（一）一次性导尿

一次性导尿后，有1%～5%的患者获得菌尿。在女性、尿潴留、围生期导尿、前列腺梗阻、糖尿病、虚弱和老年患者中，其被感染危险性增加。

(二)短期留置导尿

大多数短期留置导尿相关菌尿由单一细菌引起，15%可能是由多菌株引起，表现为院内的流行菌株或社区环境菌株感染。最常见的菌种为大肠埃希菌，其余依次为铜绿假单胞菌、肺炎克雷伯菌、奇异变形杆菌、表皮葡萄球菌、肠球菌。在有器械检查或内镜手术的置管的患者中(如 TURP)，菌尿的发生率显著升高。

(三)长期留置导尿

尽管长期留置导尿的患者普遍有菌尿发生，但因上行感染或菌血症而产生症状的情况非常少见。如果留管的患者出现发热症状，查明是否存在其他原因就显得特别重要。

(四)间歇导尿

间歇导尿在女性患者中应用较多。每次插管有 1%～3%的患者会出现菌尿，插管后第3 周时菌尿普遍存在。从临床经验上来说，在间歇导尿患者中，出现尿道周围感染、发热、结石和肾功能恶化应比永久留置导尿管的患者少见。清洁导尿与消毒间歇导尿两者发生有症状尿路感染的情况没有区别，而清洁导尿相对较为方便且费用较低。

(五)耻骨上膀胱造瘘引流

在手术后短期留置导尿的患者中，耻骨上膀胱造瘘引流与经尿道置管，两者在尿路感染的发生情况上没有区别。对于膀胱造瘘的患者，造瘘口位于患者下腹部，进行护理和清洁不甚方便。对于男性患者，耻骨上留管可减少经尿道插管的其他并发症，如尿道狭窄、生殖道继发感染等。

(六)阴茎套引流

阴茎套引流的缺点是可发生皮肤浸渍和溃疡；优点是与长期尿道导尿相比，阴茎套引流菌尿发生率更低。采用阴茎套引流的患者推荐每日更换阴茎套引流管。

【临床表现】

导尿管相关尿路感染属于复杂性泌尿系统感染的一个特殊情况，因此，一些相关的诊断指标可以采用，如培养菌尿的诊断标准、脓尿的标准等。但下述情况应加以区别和重视。

超过 90%的院内导尿管相关菌尿是无症状的，无法通过症状确定是否有感染的发生。有症状感染中常见的症状是发热。如果有上尿路感染或男性生殖系感染，可有相应的临床症状和体征表现。长期带管的患者往往情况较为复杂，如出现发热反应，其病因不一定来源于泌尿系统，应结合其他指标进行综合判定，如进行血培养等，如果尿道中的菌株在血培养结果中出现，可以佐证菌血症由尿道感染引起。

【治疗原则】

(一)无症状菌尿的治疗

大多数的无症状菌尿不推荐使用抗生素治疗,因为无症状菌尿引起并发症的风险较低,用抗生素治疗不能阻止无症状菌尿的复发,并且会使体内的菌株产生耐药性。不过在一些特殊情况下仍推荐进行适当治疗,根据具体情况应用适当抗生素。

(1)为处理由特别有毒性的微生物造成的院内感染,而作为控制性治疗方案的一部分。

(2)具有出现严重并发感染风险的患者(如粒细胞减少症、免疫抑制等)。

(3)泌尿系统手术患者。

(4)患者被可引起菌血症发生的菌株感染,如粘质沙雷菌。

一般情况下,移除导管后,通过自身的防御机制,泌尿道将自动清除细菌。但是年龄较大的女性可能需要短期治疗,因为这些患者的菌尿可能不能自动清除。

上述例外情况主要是为了预防菌血症等并发症的发生,并不在于根除无症状菌尿。若上述前提不存在,应参照一般情况处理,不推荐无根据的长期使用抗生素。

(二)有症状感染的治疗

当确诊为有症状的导管相关感染后,应进行药物治疗和做相关处理。

(1)关于导管的处理,推荐在取尿样培养前及应用抗生素治疗前,更换留置时间超过7天的导管。因为除了尿液中存在细菌外,细菌可隐藏在导尿管内外的生物膜内,导管的移除推荐作为治疗的一部分。如没有必要继续留置导管,应不再插管;如需要继续引流,可更换新导管或采用其他方式,如阴茎套引流、耻骨上引流等,应根据患者具体情况和依从性选用适当的方法。

(2)关于抗生素的应用,在给予任何抗生素之前,应首先进行尿培养。症状较轻者可选择口服用药,如果患者不能从消化道给药也可采用肠道外途径给药。病情较重、发热的带管患者,特别是血培养阳性者,应该采用非肠道途径给药。

【常见护理诊断/问题】

(1)导尿管的更换和拔除:长期留置导尿管的患者,不宜频繁更换导尿管,具体更换频率可参照产品说明书;当患者疑似感染而需采用抗生素治疗前应先更换导尿管,并留取尿液进行微生物病原学检测;不推荐在拔除导尿管前夹闭导尿管进行膀胱功能训练。

(2)焦虑与膀胱刺激症状、血尿、疾病久治不愈或反复发作有关。

(3)疼痛原因:异物刺激导致膀胱痉挛,引起盆腔或会阴疼痛;导尿管堵塞,膀胱过度充盈引起膀胱胀痛;炎症引起膀胱刺激症状。

【护理目标】

(1)患者焦虑程度减轻,配合治疗及护理。

（2）患者疼痛频率减少，疼痛程度减轻；患者主诉不适感减轻或消失。

（3）未发生相关并发症，或并发症发生后能被及时发现及处理。

【护理措施】

1. 心理护理

耐心聆听患者的主诉，了解、评估其心理状况，解答患者的疑问，增强患者战胜疾病的信心。

2. 饮食指导

鼓励患者多饮水，保持尿量在 1500~2000 mL；避免食用刺激性强的食物，多食蔬菜、水果，保持大便通畅。

3. 日常护理

导尿管日常护理包括日常观察、评估留置导尿管的必要性、协助固定导尿管、清空集尿袋、局部日常清洁和大便失禁后的局部处理。

4. 膀胱冲洗

目前，膀胱冲洗不作为患者留置导尿管期间预防感染的措施，而是作为预防和解决患者血尿导致的血块凝集，治疗已经发生的导管相关感染及尿路真菌感染等问题的一种手段。留置导尿管期间，不需要照常规进行膀胱冲洗；因治疗需要进行膀胱冲洗时，应严格无菌操作，保持引流系统呈密闭状态。

【护理评价】

通过治疗与护理，患者：①是否增加了疾病与治疗护理的知识；②疼痛评分是否下降；③预防及治疗措施是否得当，导尿管相关感染发生率是否下降。

第三节　复杂性尿路感染

【病因】

复杂性尿路感染（cUTI）是指尿路感染同时伴有增加获得感染或治疗失败风险的合并因素。例如，泌尿生殖道的结构或功能异常或其他潜在疾病。诊断复杂性尿路感染有两条标准：尿培养阳性，以及至少含以下一条合并因素。

1）尿路存在医源性异物，例如留置导尿管、支架管或间歇性膀胱导尿。

2）残余尿>100 mL。

3）任何原因引起的梗阻性尿路疾病，如膀胱出口梗阻、神经源性膀胱、结石或肿瘤。

4）膀胱输尿管返流或其他功能异常。

5）尿流改道或其他解剖性异常（尿路阴道瘘、尿路肠瘘等）。

6）化疗或放疗损伤尿路上皮。

7）围术期和术后尿路感染。

8）肾功能不全、器官移植、糖尿病、免疫缺陷。

复杂性尿路感染致病菌多样，最常见的为革兰氏阴性菌（以大肠埃希菌、肺炎克雷伯菌、奇异变形杆菌为主），其次为革兰氏阳性菌，少数由真菌引起。

【临床表现】

复杂性尿路感染的诊断主要包括 2 个条件：①提示有尿路感染的尿液分析结果；②存在泌尿生殖道结构、功能异常，或者其他易发感染的原发病，即上述的合并因素。

完善病史采集、体格检查及尿路常规检查。应尽可能在应用抗生素治疗前，留取清洁外阴后的中段尿进行培养。对于复杂性尿路感染，清洁后中段尿培养细菌菌落计数女性> 10^5 CFU/mL，男性 > 10^4 CFU/mL，或所有患者从导尿管留取的尿标本细菌菌落计数 > 10^4 CFU/mL，这些数据具有诊断价值。当患者伴有体温升高时，须行血液细菌培养和药敏试验，以测定血清降钙素原（PCT）浓度，判断感染严重程度。

出现以下情况之一，建议行影像学检查：①伴有尿路梗阻症状，如排尿困难、肾绞痛；②抗菌治疗 72 h 后仍有发热；③抗菌治疗后感染迅速复发；④既往反复出现复杂性尿路感染。影像学检查包括超声、腹部 X 线平片、尿路造影和泌尿系统 CT 检查，其中，超声检查可作为首选，主要目的是寻找泌尿生殖道结构、功能异常或其他易发感染的疾病，以判断是否存在脓肿等泌尿系统形态学改变，并与其他疾病相鉴别。

【治疗原则】

推荐根据尿培养和药敏试验结果选择敏感抗生素。对于症状复杂的尿路感染，经验治疗需要了解可能的病原菌和当地的耐药情况，还要对基础泌尿系统疾病的严重程度进行评估（包括对肾功能的评估）。抗菌药物的经验治疗须根据临床反应和尿培养结果及时进行修正。

1. 轻中度患者或初始经验治疗

（1）氟喹诺酮类：近期未用过氟喹诺酮类药物的可选择左氧氟沙星。用法：500 mg，静脉滴注或口服，每日一次。

（2）头孢菌素（第二代或第 3a 代）：相比第一代头孢菌素而言，第二代头孢菌素（如头孢呋辛、头孢替安、头孢孟多）对革兰氏阴性菌的杀菌活性显著增加，同时保持了对葡萄球菌属较高的杀菌活性。

（3）磷霉素氨丁三醇：对复杂性尿路感染的大肠埃希菌、粪肠球菌、肺炎克雷伯菌等均有很好的抗菌活性，可用于非发热性时尿路感染的经验治疗。用法：3 g，口服，隔日一次。

（4）氧头孢烯类（拉氧头孢、氟氧头孢）：半合成的非典型 β-内酰胺类抗生素，对革兰氏阴性菌（包括产 β-内酰胺酶的大肠埃希菌在内）具有高效广谱的抗菌活性。

2. 重症患者或初始经验治疗失败患者的治疗

（1）氟喹诺酮类：如果未被用于初始治疗。

（2）脲基青霉素+β-内酰胺酶抑制剂：可选用哌拉西林/他唑巴坦（3.375~4.5 g，静脉滴注，每6~8 h一次），此药具有广谱抗菌活性，包括大多数铜绿假单胞菌、肠杆菌科、肠球菌，因为同时带有β-内酰胺酶抑制剂，对产β-内酰胺酶的肠杆菌有很好的抗菌作用。

（3）头孢菌素：增加了对假单胞菌的抗菌活性，如头孢他啶（2 g，静脉滴注，每8 h一次）和头孢吡肟（2 g，静脉滴注，每8 h一次）。

（4）碳青霉烯类：可用于敏感菌所致的各类感染，如亚胺培南（0.5 g，静脉滴注，每6 h一次；或1 g，静脉滴注，每8 h一次）和美罗培南（0.5~1.0 g，静脉滴注，每8 h一次）。

3. 患者病情严重且尿培养提示革兰氏阳性球菌

应根据经验选择万古霉素（1 g，静脉滴注，每12 h一次），但应检测血药浓度，肾功能不全者根据肌酐清除率调整剂量。

4. 窄谱敏感抗生素

一旦培养结果及药敏结果回报，应尽可能改为窄谱敏感抗生素。

5. 疗程

疗程与合并疾病的治疗密切相关。对于发热或合并因素可以祛除的患者，治疗至体温正常或合并因素（如尿路导管或结石）清除后第3~5天。一般疗程为7~14天，下尿路感染患者疗程通常为7天，上尿路感染或脓毒血症患者疗程通常为14天。对于反复发作者，可能需要长期抗生素治疗。对于长期留置导尿管或者尿路支架管的患者，为了避免抗生素长期应用引起细菌耐药，应尽量缩短抗生素应用的疗程。

【常见护理诊断/问题】

（1）焦虑：与膀胱刺激症状、血尿、原发疾病或其他合并因素有关。
（2）疼痛：炎症引起膀胱痉挛有关。
（3）知识缺乏：缺乏与合并因素或相关原发疾病相关知识。

【护理目标】

（1）患者焦虑程度减轻，配合治疗及护理。
（2）患者疼痛频率减少，疼痛程度减轻，患者主诉不适感减轻或消失。
（3）未发生相关并发症，或并发症发生后能被及时发现及处理。

【护理措施】

1. 心理护理

（1）解释原发疾病相关的知识、治疗方法及注意事项。
（2）鼓励患者表达自身感受。
（3）针对个体情况进行针对性心理护理。

2. 膀胱刺激征的护理

（1）湿敷热敷膀胱区、热水坐浴等物理止痛可有效地缓解局部疼痛。

（2）必要时可予以解痉、镇痛药。

（3）转移或分散注意力。

3. 并发症的预防和处理

（1）积极配合处理合并因素。

（2）指导患者原发疾病的药物治疗。

第四节　尿源性脓毒血症

【病因】

尿源性脓毒血症即由尿路感染引起的脓毒血症。当尿路感染出现临床感染症状并且伴有全身炎症反应综合征（SIRS）即可诊断为尿源性脓毒血症。脓毒血症最新定义为宿主对感染的反应失调而致的危及生命的器官功能障碍。

【临床表现】

尿源性脓毒血症包括尿路感染、伴随的器官衰竭和感染性休克3个方面。根据局部病灶的情况及潜在系统性播散的可能，泌尿系统可以只表现为无明显症状的菌尿，也可以表现为脓毒血症的症状，危重患者可出现感染性休克的表现。需要注意的是患者可以从完全无症状迅速进展为严重脓毒血症甚至感染性休克。

【治疗原则】

推荐泌尿外科医生和重症监护专家及感染性疾病专家合作管理患者。治疗包含以下4个基本策略。

（一）早期复苏

早期目标指导治疗（EGDT）仍然是治疗严重脓毒血症、感染性休克的标准治疗方法。严重脓毒血症及感染性休克患者初期液体复苏应以补充晶体液为主，对脓毒血症导致组织灌注不足且怀疑有血容量不足的患者，早期液体冲击疗法应至少按 30 mL/kg 的剂量输注晶体液。在最初的 6 h 内，早期复苏的目标应该为以下几点。

（1）中心静脉压达到 8~12 mmHg。

（2）65 mmHg ≤平均动脉压≤90 mmHg。

（3）中心静脉血氧饱和度>70%。

（4）红细胞比容>30%。

（5）尿量≥0.5 mL/（kg·h）。

（二）抗生素治疗

一旦怀疑患有尿源性脓毒血症，应在 1 h 内立即进行静脉途径经验性的抗生素治疗

（抗生素应选择广谱能覆盖所有可能病原体的抗生素，同时应根据药敏结果做出相应调整）。因为每延迟 1 h 给予抗生素就会使生存率平均降低 7.6%。针对腔内碎石术后尿源性脓毒血症的患者，根据术后 2 h 内血白细胞计数即可进行干预（包括早期液体复苏及敏感抗生素治疗），这可以逆转上尿路腔内碎石术导致的感染性休克的发病过程，改善预后。

（三）感染源控制

泌尿系统梗阻是最常见的感染源。对于泌尿系统梗阻应予以解除，并尽可能将体内异物取出（如长期留置的导尿管或泌尿系统结石）。解除梗阻首先采取微创治疗手段（如置入双 J 管或经皮肾穿刺造瘘）以控制合并因素。解除梗阻是控制感染源的关键所在且应该迅速执行。

（四）辅助治疗

（1）选择晶体液进行液体复苏。需要大量晶体液对严重脓毒血症及感染性休克患者进行液体复苏时，可应用白蛋白，避免使用羟乙基淀粉。

（2）去甲肾上腺素作为首选血管升压药，不应将小剂量多巴胺作为肾脏保护药物。

（3）对于成年感染性休克患者，如果通过充分的液体复苏和血管升压药，不能使血流动力学恢复稳定，则建议每天静脉单一使用氢化可的松 200 mg。

（4）当血红蛋白水平<7.0 g/dL 时，输注红细胞，使成年人血红蛋白水平维持在 7.0~9.0 g/dL。

（5）机械通气的设置，应将潮气量定为 6 mL/kg，并把被动通气患者的最初平台压高限设置为≤30 cmH$_2$O，同时建立一定的呼气末正压通气，以防止呼气末肺泡萎陷。

（6）使最高血糖水平≤180 mg/dL。

（7）严重脓毒血症患者每日应接受药物治疗以预防深静脉血栓形成。

（8）为有出血风险因素的严重脓毒血症/脓毒性休克患者使用 H$_2$ 受体阻断药或质子泵抑制药预防应激性溃疡。

（9）在耐受的情况下，早期给予患者口服或肠内营养（<48 h）。

【常见护理诊断/问题】

（1）焦虑：与疾病的发生、发展及严重程度有关。

（2）体温过高：尿源性脓毒血症往往伴随畏寒、高热，这与疾病本身有关。

（3）营养失调：疾病发展致使消耗增加，与营养补充不足有关。

（4）部分自理缺陷：与患者卧床及留置管道有关。

（5）有皮肤完整性受损的危险。

（6）知识缺乏：缺乏与疾病相关知识。

【护理目标】

（1）患者焦虑程度减轻，配合治疗及护理。

（2）患者营养状况得到改善或维持。

(3)患者发热能够得到及时处理。

(4)患者皮肤完整，无因护理不当而发生皮肤受损。

(5)患者了解疾病的相关知识，积极配合治疗。

【护理措施】

1.心理护理

患者起病急，疾病发展快，会表现出焦虑、烦躁，应该多与患者及其家属交谈，以消除其顾虑，增强其战胜疾病的信心，解除心理障碍，并取得患者及其家属的配合。

2.营养支持

本病一般起病较急，多有寒战、高热、食欲缺乏等症状，要注意患者营养、水分的摄入，维持水、电解质、能量代谢平衡。多饮水，根据情况给予高蛋白、高热量、高维生素、易消化食物。必要时，遵医嘱静脉补充能量及其他营养。

3.高热的护理

尿源性脓毒血症的患者发病时由于细菌间断入血，造成菌血症，使患者出现寒战、高热等一系列中毒反应，须给予抗炎药物及物理降温等对症治疗措施。

(1)采取冰袋物理降温或75%乙醇溶液擦浴，必要时给予药物治疗。

(2)鼓励患者多饮水，每日尿量宜为 2000~3000 mL。

(3)必要时遵医嘱行静脉补液治疗，注意检查电解质平衡。

(4)降温后要加强皮肤护理，及时更换被单、病员服，保持床单整洁、干爽。

(5)及时记录体温及降温效果。

4.正确采集标本

治疗过程中须进行细菌学标本采集，包括尿培养、血培养等，并及时送检；还须多次采集血标本、尿标本，完成血常规、血生化、尿常规等检查。

5.快速建立静脉通路

补液是早期复苏的重要措施，其中补液的种类、量和速度是关键。应迅速建立 2 条以上静脉输液通路，大量快速补液(除心源性休克外)。周围静脉萎陷或肥胖患者穿刺困难时，应立即进行中心静脉穿刺，并同时监测 CVP。

6.病情观察

严密监测患者的生命体征、意识、面色、肢端温度及色泽、CVP、尿量及尿比重等指标的变化，以判断补液效果。患者意识变化可反映脑组织灌注情况，若患者从烦躁转为平静、淡漠迟钝转为对答如流、口唇红润、肢体温暖、血压升高、脉压变大、CVP 正常、尿量 >30 mL/h，提示血容量已基本补足，复苏有效。记录出入量：输液时，尤其在抢救过程中，应准确记录输入液体的种类、数量、时间、速度，并记录 24 h 出入量以作为后续治疗的依据。

7.维持有效气体交换

(1)保持呼吸道畅通，神志淡漠或昏迷者，应将头偏向一侧或置入通气导管，以防舌后坠或误吸呕吐物、气道分泌物。在病情允许的情况下，鼓励患者进行深呼吸训练，协助拍背并进行有效咳痰、排痰。避免误吸导致的肺部感染。气管插管或气管切开者应及时吸痰。定时观察呼吸音变化，若有肺部湿啰音或喉头痰鸣者，及时清除呼吸道分泌物。

（2）改善缺氧：常规给氧，调节氧浓度为 40%～50%，氧流量以 6~8 L/min 为宜。

（3）监测呼吸功能：密切观察患者的呼吸频率、节律及深度，面色、唇色变化，血氧饱和度等，动态监测动脉血气分析，了解患者缺氧程度及呼吸功能。

8.预防压力性损伤和意外伤害

病情允许时，协助患者每 2 h 翻身一次，按摩受压部位皮肤以预防压力性损伤。烦躁或神志不清的患者，加床边护栏以防坠床。必要时，用约束带妥善固定四肢，防止患者自行将输液管或其他管道拔出。

【护理评价】

通过治疗与护理，患者是否：①早期复苏有效，即生命体征平稳、面色红润、四肢温暖、尿量正常；②感染源控制有效，即感染指标下降，细菌培养转阴；③体温维持正常；④呼吸道畅通，呼吸平稳，血气分析结果维持在正常范围；⑤未发生多器官功能障碍，未发生皮肤损伤或被及时发现和处理。

试题七

第八章

前列腺增生及排尿功能障碍的护理

第一节　良性前列腺增生

【概述】

良性前列腺增生(BPH)是引起中老年男性排尿障碍最为常见的一种良性疾病。

【病因】

BPH 的发生必须具备年龄的增长及有功能的睾丸两个条件。BPH 发生的相关因素：雄激素及其与雌激素的相互作用，前列腺间质-腺上皮细胞的相互作用，生长因子，炎症细胞，神经递质及遗传因素等。

【临床表现】

BPH 患者的主要表现为下尿路症状(LUTS)，包括储尿期症状、排尿期症状及排尿后症状。储尿期症状包括尿频、尿急、尿失禁及夜尿增多等；排尿期症状包括排尿踌躇、排尿困难及排尿间断等；排尿后症状包括排尿不尽感、尿后滴沥等。

【辅助检查】

(一)初始评估

病史询问。

(1)下尿路症状的特点、持续时间及其伴随症状。

(2)手术史、外伤史，尤其是盆腔手术或外伤史。

(3)既往史：包括性传播疾病、糖尿病、神经系统疾病、可能与夜尿症有关的心脏疾病病史。

(4)药物史：可了解患者目前或近期是否服用了影响膀胱出口功能或导致 LUTS 的药物。

（5）患者的一般状况。

（6）国际前列腺症状评分（IPSS，表8-1）。

1）IPSS是目前国际公认的判断BPH患者严重程度的最佳手段。

2）IPSS是BPH患者下尿路症状严重程度的主观反映，其与最大尿流率、残余尿量及前列腺体积无明显相关性。

3）IPSS患者分类如下：轻度症状0~7分；中度症状8~19分；重度症状20~35分。

表8-1　国际前列腺症状评分（IPSS）

在最近1个月内，您是否有以下症状	无	在5次排尿中					症状评分
		少于一次	少于半数	约半数	多于半数	几乎每次	
1. 是否经常有尿不尽感	0	1	2	3	4	5	
2. 2次排尿间隔是否经常小于2小时	0	1	2	3	4	5	
3. 是否曾经有间断性排尿	0	1	2	3	4	5	
4. 是否有排尿不能等待现象	0	1	2	3	4	5	
5. 是否有尿线变细现象	0	1	2	3	4	5	
6. 是否需要用力才能开始排尿	0	1	2	3	4	5	
7. 从入睡到早起一般需要起来排尿几次	0	1	2	3	4	5	
症状总评分							

（7）生活质量（QoL）评分（0~6分）：用于了解患者对目前LUTS水平的主观感受，其主要关心的是BPH患者受LUTS困扰的程度及是否能够忍受（表8-2）。

表8-2　生活质量（QoL）评分

	高兴	满意	大致满意	还可以	不太满意	苦恼	很糟
如果您今后的生活中始终伴有现在的排尿症状，您认为如何？	0	1	2	3	4	5	6
生活质量（QoL）评分							

以上两种评分尽管不能完全概括下尿路症状对BPH患者生活质量的影响，但是它们提供了医生与患者之间交流的平台，能够使医生很好地了解患者的疾病状态。

（二）体格检查

（1）外生殖器检查：除外尿道外口狭窄或其他可能影响排尿的疾病（如包茎、阴茎肿瘤等）。

（2）直肠指检：是BPH患者重要检查项目之一，须在膀胱排空后进行。直肠指检可以了解前列腺的大小、形态、质地、有无结节及压痛、中央沟是否变浅或消失，以及肛门括约肌张力情况。

（3）局部神经系统检查（包括运动和感觉）：肛周和会阴外周神经系统的检查以提示是否存在神经性疾病导致的神经源性膀胱功能障碍。

（4）尿常规：尿常规可以确定下尿路症状患者是否有血尿、蛋白尿、脓尿及尿糖等。

（5）血清前列腺特异抗原（PSA）：血清 PSA 不是前列腺癌特有的，前列腺癌、BPH、前列腺炎都可能使血清 PSA 升高。另外，泌尿系统感染、前列腺穿刺、急性尿潴留、留置导尿管、直肠指检及前列腺按摩也可以影响血清 PSA 值。血清 PSA 值升高可以作为前列腺癌穿刺活检的指征。一般临床将 PSA≥4 ng/mL 作为分界点。

（6）前列腺超声检查：超声检查可以了解前列腺形态、体积、有无异常回声、凸入膀胱的程度及残余尿量。经直肠超声检查可以精确测定前列腺体积（计算公式：0.52×前后径×左右径×上下径）。

（7）残余尿量测定：残余尿量可以通过经腹部超声或者导尿测定。通常将 50 mL 作为残余尿是否为阳性的标准。

（8）尿流率检查：尿流率检查有两项主要指标（参数），即最大尿流率（Q_{max}）和尿量，其中 Q_{max} 更为重要。

（三）根据初始评估结果的需要行进一步检查

（1）排尿日记：以夜尿或尿频为主的下尿路症状患者应记录排尿日记，24 h 排尿日记可发现饮水过量导致的排尿次数增加。

（2）肾功能检查：血肌酐及估算肾小球滤过率。

（3）静脉尿路造影检查：如果 LUTS 患者同时伴有反复泌尿系统感染、镜下或肉眼血尿、怀疑肾积水或输尿管扩张反流、泌尿系统结石应行静脉尿路造影检查。

（4）尿道造影：怀疑尿道狭窄时建议行此项检查。

（5）尿动力学检查：对引起膀胱出口梗阻的原因有疑问或需要对膀胱功能进行评估时建议行此项检查。

（6）尿道膀胱镜检查：怀疑 BPH 患者合并尿道狭窄、膀胱内占位性病变时建议行此项检查。

通过尿道膀胱镜检查可了解以下情况：①前列腺增大所致的尿道或膀胱颈梗阻特点；②膀胱颈后唇高所致的梗阻；③膀胱小梁及憩室；④膀胱结石；⑤残余尿量测定；⑥膀胱肿瘤；⑦尿道狭窄的部位和程度。

（7）上尿路超声检查：可了解肾脏、输尿管有无扩张、积水、结石或占位性病变。尿液分析异常、大量残余尿、肾功能不全或有泌尿系统疾病史的患者推荐该项检查。

【治疗原则】

（一）良性前列腺增生的非手术治疗

BPH 非手术治疗包括观察等待，以及行为改进及饮食调整两种主要方式。

1. 观察等待

观察等待是良性前列腺增生的非手术治疗的主要方式，是一种非药物、非手术的治疗措施，但并非完全不进行干预，其主要内容包括患者教育、生活方式指导、定期监测等。

2. 行为改进及饮食调整

（1）行为改进：对于 LUTS 患者，特别是有储尿期症状的推荐此方法。自我管理是行为改进的主要内容，包括憋尿、二次排尿及尿道挤压等。自我管理可以减轻 LUTS 的严重程度并减轻客观症状如夜尿、尿急及尿频。

（2）饮食调整：①改变生活嗜好，避免或减少咖啡因、酒、辛辣食物的摄入（酒和咖啡具有利尿和刺激作用，可以引起尿量增多、尿频、尿急等症状）；②合理的液体摄入，适当限制饮水可以缓解尿频症状，注意液体摄入时间，如夜间和出席公共社交场合前限制饮水。

（二）良性前列腺增生的药物治疗

BPH 患者药物治疗的短期目标是缓解患者的下尿路症状，长期目标是延缓疾病的临床进展，预防并发症的发生。在减少药物治疗不良反应的同时保持患者较高的生活质量是 BPH 药物治疗的总体目标。

（三）外科治疗

1. 外科治疗的目的

BPH 是一种临床进展性疾病，部分患者最终需要通过外科治疗来解除 LUTS 及其对生活质量的影响和所致的并发症。

2. 适应证

具有中-重度 LUTS 并已明显影响生活质量的 BPH 患者可选择外科治疗，尤其是药物治疗效果不佳或拒绝接受药物治疗的患者。

当 BPH 导致以下并发症时，建议采用外科治疗：①反复尿潴留（至少在一次拔管后不能排尿或两次尿潴留）；②反复血尿；③反复泌尿系统感染；④膀胱结石；⑤继发性上尿路积水（伴或不伴肾功能损害）。

3. 治疗方式

BPH 的外科治疗包括经典/改良的外科手术治疗、激光治疗及其他治疗方式。经典的外科手术治疗主要包括经尿道前列腺电切术（TURP）、经尿道前列腺切开术（TUIP）及开放性前列腺切除术。

【护理评估】

（一）术前评估

1. 健康史

评估患者有无尿路梗阻病史，有无长期吸烟、饮酒史；平时饮水习惯，是否有足够的液体摄入和尿量；是否有定时排尿和憋尿的习惯；近期有无因受凉、劳累、久坐、辛辣饮食、情绪变化、应用解痉药等而发生过尿潴留。

2. 身体状况

评估患者下尿路症状的特点、持续时间及其伴随症状，有无腹部疼痛和血尿等；评估患者生命体征及血尿、蛋白尿、脓尿及尿糖等；有无腹股沟疝、痔疮等并发症；有无高血压、糖尿病或其他疾病病史。

3. 心理—社会状况

发病早期，由于症状不明显，患者往往不重视，甚至有些患者误认为是老年男性的"正常现象"，随着病情的反复和发展，患者出现烦躁、焦虑；一旦告知手术，患者因担心手术而出现恐惧。

（二）术后评估

1. 术中情况

了解患者术中情况、手术方式、麻醉方式等情况，术中出血、用药、补液、输血等情况。

2. 身体状况

了解患者的生命体征，观察引流物的颜色、性状和量；有无发生感染、出血等并发症。

3. 心理—社会状况

评估患者及其家属对病情的认知，患者对治疗和护理的配合程度。

【常见护理诊断/问题】

（1）焦虑与反复排尿困难、出现并发症及手术等有关。
（2）排尿障碍与尿路梗阻、逼尿肌损害等有关。
（3）感染与尿路梗阻或留置各种引流管有关。
（4）潜在并发症有术后出血、尿失禁、尿道狭窄、附睾炎。

【护理目标】

（1）患者焦虑减轻或消失，情绪稳定。
（2）排尿困难得到缓解。
（3）未发生感染或发生感染时能被及时发现与处理。
（4）未发生并发症或发生并发症时能被及时发现与处理。

【护理措施】

（一）术前护理

1. 急性尿潴留的护理

（1）预防：避免急性尿潴留的诱发因素，如受凉、过度劳累、饮酒、便秘、久坐；指导患者适当限制饮水,可以缓解尿频症状,注意液体摄入时间,例如,夜间和社交活动前限制饮水,但每日液体的摄入量不应少于 1500 mL;勤排尿、不憋尿,避免尿路感染;注意保暖,预防便秘。

(2)护理:当发生急性尿潴留时,首选置入导尿管,置入失败者可行耻骨上膀胱造瘘;一般留置导尿管 3~7 天,如同时服用 α 肾上腺素受体阻断药 3~7 天,可提高拔管成功率。拔管后再次发生尿潴留者,应经评估后再决定是否择期进行外科治疗。

2. 用药护理

(1)α_1 肾上腺素受体阻断药:主要不良反应为头痛、头晕、直立性低血压等,患者改变体位时应预防跌倒;睡前服用可有效预防不良反应。

(2)5α 还原酶抑制剂:主要不良反应为勃起功能障碍、性欲低下、男性乳房女性化等,必要时,遵医嘱用药。

3. 心理护理

主动关心、安慰患者及其家属,稳定情绪,减轻焦虑与恐惧。解释病情发展、主要治疗措施,鼓励患者及其家属积极配合各项治疗和护理工作。

4. 术前准备

(1)协助患者做好术前常规检查,特别注意患者的凝血功能是否正常。

(2)完善术前准备。

(二)术后护理

1. 病情观察

严密监测患者生命体征的变化,观察引流液颜色、性质及量,如有异常及时报告医生。

2. 体位与活动

患者全麻清醒,生命体征平稳后,抬高床头 30°,以利于减轻腹压;鼓励早下床活动,以促进胃肠功能恢复,增加肺活量,减少肺部并发症,以减少腹胀的发生及避免下肢深静脉血栓形成。

3. 饮食护理

术后 6 h,如患者无恶心、呕吐等胃肠道反应,指导患者进食流质食物,逐渐过渡到软食。食物宜营养丰富、清淡、易消化,多吃蔬菜、水果,保持大便通畅,避免因便秘用力排便。

4. 落实基础护理

加强皮肤护理,保持床单整洁,做好晨间、晚间护理。

5. 管道护理

(1)膀胱冲洗的护理

1)冲洗液温度与体温接近,避免过冷或过热。

2)冲洗液速度:可根据尿色而定,色深则快、色浅则慢。

3）若血凝块堵塞管道致引流不畅，可采取挤捏尿管、加快冲洗速度、调整导管位置等方法；如无效可用注射器吸取无菌0.9%氯化钠溶液进行反复抽吸冲洗，直至引流通畅。

4）准确记录尿量、冲洗量和排出量，同时观察记录引流液的颜色和性状；术后可能有不同程度的肉眼血尿，随冲洗持续时间的延长，血尿颜色逐渐变浅，若尿液颜色逐渐加深，应警惕有活动性出血，及时通知医生处理。

（2）导尿管护理：妥善固定，防止折叠、扭曲、受压，保持引流通畅。尿袋位置应低于耻骨联合水平，防止尿液反流和逆行感染。保持会阴清洁，鼓励患者多饮水。

6.心理护理

根据患者的社会背景、个性及不同手术类型，对患者提供个性化心理支持，并给予心理疏导和安慰，以增强其战胜疾病的信心。

7.并发症的观察及护理

（1）出血可分为手术当日出血和继发性出血。

1）手术当日出血：一般是术中止血不完善或静脉窦开放所致。手术当日出血护理：术后患者制动、持续牵拉导尿管、保持冲洗液通畅、防止膀胱痉挛，遵医嘱补液输血等措施都可缓解出血；如经积极治疗后出血不减轻，或有休克征象，须再次手术止血。

2）继发性出血：多发生在术后1~4周，多由创面焦痂脱落、饮酒、骑车、用力排便引起。继发性出血护理：如出血伴尿潴留，延长导尿管留置时间，必要时，遵医嘱予以膀胱冲洗、抗炎止血治疗；如患者术后反复出现血尿，须警惕为残留腺体较多或继发感染所致，必要时须再次行电切治疗。

（2）尿失禁。

1）暂时性尿失禁：主要原因包括前列腺窝局部炎性水肿，刺激外括约肌关闭失灵；术前存在不稳定膀胱；术中外括约肌轻度损伤；气囊导尿管误放置在前列腺窝内、压迫外括约肌等。一般可逐渐恢复，膀胱刺激症状明显的患者，应遵医嘱口服托特罗定治疗；加强盆底肌锻炼，以便恢复正常排尿。

2）永久性尿失禁：由于切割过深损伤尿道外括约肌引起，表现为术后不能控制排尿，尤其站立位时，尿液不自主流出。经过1年治疗及盆底肌功能锻炼仍不能恢复者，可基本确诊。姑息治疗一般以用集尿袋或阴茎夹为主。

（3）尿道狭窄。

1）尿道外口狭窄：多因外尿道口偏小，或者因电切镜鞘长期压迫，牵拉导尿管的纱布压迫外口致局部坏死、感染形成的狭窄。治疗方法为外口扩张或切开腹侧尿道外口。

2）膀胱颈挛缩：多由于电切过深，术后膀胱颈瘢痕挛缩狭窄，表现为排尿困难，膀胱镜检查可以确诊。治疗方式为以冷刀切开或再次电切瘢痕组织。

（4）附睾炎。

附睾炎多发生在术后第1~4周，症状为出现附睾肿大、触痛。前列腺切除术后，由于射精管开放，故排尿时带有一定数量细菌的尿液逆流进入射精管，从而引起附睾炎。一般经卧床休息、抬高阴囊、应用敏感抗生素治疗多能缓解。

【护理评价】

通过治疗与护理，患者是否：①减轻了恐惧与焦虑；②排尿困难得到了缓解；③并发症得以预防，或得到及时发现和处理。

【健康宣教及出院指导】

1. 非手术患者健康教育

（1）疾病相关知识教育。

给接受观察等待的患者提供 BPH 疾病相关知识，包括下尿路症状和 BPH 的临床进展，特别应该让患者了解观察等待的效果和预后；同时还应该提供前列腺癌的相关知识。

（2）生活方式指导。

1）改变生活嗜好，如避免或减少咖啡因、乙醇、辛辣食物摄入。乙醇和咖啡具有利尿作用，可引起尿量增多、尿频、尿急等症状。

2）合理的液体摄入：适当限制饮水可以缓解尿频症状，注意液体摄入时间，例如夜间和出席公共社交场合前限制饮水。但每日水的摄入量不应小于 1500 mL。

3）优化排尿习惯：伴有尿不尽症状者可以用放松排尿、二次排尿和尿后挤压尿道等方法。

4）精神放松训练：伴有尿急症状者可以采用分散尿意感觉的方法，把注意力从排尿的欲望中转移开，如挤捏阴茎、呼吸练习、会阴加压等。

5）膀胱训练：伴有尿频症状者可以适当憋尿，以增加膀胱容量和排尿间歇时间。

6）伴有便秘者应同时治疗。

（3）合理用药指导。

良性前列腺增生患者多为老年人，常因合并其他内科疾病同时服用多种药物，应告知患者须严格遵医嘱用药。如阿托品、山莨菪碱等可抑制膀胱逼尿肌收缩，增加排尿困难，而某些降压药物含有利尿成分会加重尿频症状。

2. 手术患者的出院指导

（1）活动指导：前列腺切除术后的 1 个月内避免剧烈活动，如跑步、骑自行车等，防止继发性出血。

（2）康复指导：①肛提肌训练，若有溢尿现象，指导患者继续做肛提肌训练，以尽快恢复尿道括约肌功能；②自我观察，术后若尿线逐渐变细，甚至出现排尿困难者，应警惕尿道狭窄，应及时到医院复查。

（3）饮食指导：培养良好的饮食习惯，均衡饮食，不吃辛辣刺激性食物，禁烟酒，少饮咖啡、浓茶，多饮温开水及汤类等流质食物。宜进食少渣容易消化的半流质食物，如米粉、稀饭、蒸蛋、炖品等。选择纤维素和植物蛋白含量高的，以保持肠道通畅；多吃新鲜蔬菜、水果、麦片、蜂蜜，以预防便秘。

（4）性生活指导：经尿道前列腺切除术后的 1 个月后、经膀胱切除术后的 2 个月后，原则上可恢复性生活。前列腺切除术后可出现逆行射精、不射精、性欲低下等改变，可先采取心理治疗,同时查明原因,再进行针对性治疗。

(5)复查指导:术后 1 个月,复查患者总体恢复情况和有无出现术后早期并发症;术后 3 个月,重测 IPSS,检查尿流率,测定残余尿,必要时查尿常规、尿细菌培养、PSA、直肠指检。

第二节　神经源性膀胱

【概述】

神经源性膀胱(neurogenic bladder,NB)是指由神经系统病变而导致的下尿路功能障碍,通常要在有神经系统疾病或神经损伤的前提下才能诊断。NB 可引起多种长期并发症,最严重的是上尿路损毁、肾衰竭。

【病因】

所有可能影响储尿和(或)排尿神经调控的疾病,都有可能造成膀胱和(或)尿道功能障碍。NB 的临床表现与神经损伤/病变的位置和程度可能存在一定相关性,但无规律性。

1. 中枢神经系统因素

(1)脑血管意外:脑血管意外可引起各种类型的下尿路功能障碍。尿失禁(urinary incontinence,UI)是发生脑血管意外后的常见症状。

(2)创伤性脑损伤:创伤性脑损伤患者中有 44% 表现为储尿功能障碍,38% 表现为排尿功能障碍,59% 表现为尿动力学检查结果异常。

(3)颅脑肿瘤:额叶皮质的肿瘤患者中有 30% 存在排尿困难、低顺应性膀胱、逼尿肌-括约肌协同失调等一系列下尿路症状。

(4)脑瘫:脑瘫患者中 62% 的女性患者和 58% 的男性患者表现为 UI。

(5)智力障碍:智力障碍主要分为两种类型,先天性精神发育迟缓和后天获得性痴呆,如阿尔茨海默病。

2. 外周神经系统因素

(1)糖尿病:25%~85% 的糖尿病患者会出现糖尿病膀胱,早期症状以尿频、尿急、急迫性尿失禁等储尿期症状为主;疾病晚期表现为膀胱感觉减退和逼尿肌收缩力低下,进而引起排尿困难、残余尿量增加、慢性尿潴留等,并继发不同程度的上尿路损害。

(2)药物滥用:氯胺酮滥用可导致膀胱等泌尿系统损害,主要表现为下尿路刺激征、UI 和血尿,具体机制和发病率尚不清楚。

(3)骶神经根病变:可导致急/慢性尿潴留、难治性下尿路功能障碍、难治性慢性前列腺炎、慢性盆腔疼痛综合征,但其发生率不详。

3. 感染性疾病

获得性免疫缺陷综合征、急性感染性多发性神经根炎、带状疱疹脊髓灰质炎、梅毒、结核病。

4. 医源性因素

（1）脊柱手术：脊柱手术的患者会出现 NB。骶骨脊索瘤实施骶骨切除术后导致 NB 的发生，且发生率高。

（2）根治性盆腔手术。

1）直肠癌根治切除术：直肠癌经腹会阴直肠切除术后，发生 NB 的概率很高，主要原因是手术过程中损伤了盆神经支配逼尿肌的纤维、会阴部神经或直接损伤了尿道外括约肌。

2）根治性子宫全切除术：子宫的支持韧带中含有来源于下腹下神经丛的自主神经及神经节，其中子宫骶韧带的神经分布密度大于主韧带。

3）前列腺癌根治术：NB 是前列腺癌根治术术后最常见的并发症，主要原因为在术中直接的括约肌损伤而造成的控尿功能不全，其次是前列腺侧旁神经血管束损伤导致的括约肌功能不全。保留神经的前列腺根治切除术可以更好地保留外括约肌的功能，缩短术后恢复控尿功能的时间。

【临床表现】

1. 泌尿生殖系统症状

（1）下尿路症状：症状开始出现的时间非常重要，可为分析其与神经系统疾病的因果关系提供依据。LUTS 包括储尿期症状、排尿期症状和排尿后症状。储尿期症状有尿急、尿频、夜尿、尿失禁、遗尿和膀胱区疼痛不适等；排尿期症状有尿等待、排尿困难、膀胱排空不全、尿潴留、尿痛等；排尿后症状含尿后滴沥等。

（2）膀胱感觉异常：如有无异常的膀胱充盈感及尿意等。

（3）性功能障碍症状：生殖器有无缺损；生殖器区域敏感性；男性注意是否存在勃起功能障碍、性高潮异常、射精异常等，女性注意是否存在性欲减退、性交困难等。

（4）其他：如腰痛、盆底疼痛、血尿、脓尿等。

2. 肠道症状

频繁排便、便秘或大便失禁；直肠感觉异常、里急后重感；排便习惯改变等。

3. 神经系统症状

神经系统症状包括神经系统原发病起始期、进展期及治疗后的症状，以及肢体感觉和运动障碍、肢体痉挛、自主神经反射亢进、精神症状及理解力障碍症状。

【辅助检查】

（一）体格检查

1. 一般体格检查

注意患者精神状态、意识、认知、步态、生命体征等。

2. 泌尿及生殖系统检查

该检查包括肾脏、输尿管、膀胱、尿道、外生殖器等的常规体检，还要注意腰腹部情况。

3. 神经系统检查

①感觉和运动功能检查；②神经反射检查；③会阴/鞍区及肛诊检查。

(二)实验室检查

1. 尿常规

其可了解尿比重、尿中红细胞、白细胞、蛋白水平，是否存在泌尿系统感染等，并间接反映肾功能状况。

2. 肾功能检查

肾衰竭是威胁 NB 患者生命的主要并发症。肾脏功能检查和监测是 NB 诊断治疗的重要内容。

3. 尿细菌学检查

通过检查明确病原菌种类，并根据药物敏感试验结果选择敏感药物。

(三)影像学检查

1. 泌尿系统超声检查

此检查无创、简便易行，可反复评估，重点了解肾脏、输尿管、膀胱的形态、膀胱壁厚度及残余尿量。

2. 泌尿系统 X 线片检查

该检查可了解有无隐性脊柱裂等腰骶骨发育异常、是否合并泌尿系统结石等情况。

3. 静脉尿路造影

该检查是了解肾脏、输尿管、膀胱形态及分侧肾功能的影像学方法，检查的成功依赖于有足够的肾功能，在肾功能异常时应慎重使用造影剂，以免加重肾脏的损害。

4. 泌尿系统 CT 检查

该检查能够较直观地了解肾脏皮质厚度、肾盂积水形态改变、输尿管扩张程度、泌尿系统的结石等。

5. 神经系统 MRI 检查和泌尿系统 MRU 检查

神经系统 MRI 检查和泌尿系统 MRU 检查有助于明确引起膀胱尿道功能障碍的神经病变的位置和程度，包括中枢神经系统和一些神经根病变。

6. 核素检查

核素检查包括肾图、利尿肾图或肾动态检查，可反映分侧肾功能情况，明确肾脏供血状态。

7.膀胱尿道造影检查

膀胱尿道造影检查可以了解膀胱尿道形态,检查是否存在膀胱输尿管反流(VUR)并对VUR 程度进行分级,是否存在 DSD 等情况。

(四)膀胱尿道镜检查

膀胱尿道镜检查可用于下尿路并发症的评估,有助于评估尿道及膀胱的解剖学异常,如结石、肿瘤等。

(五)尿动力学检查

尿动力学检查能对下尿路功能状态进行客观定量的评估,是揭示 NB 患者下尿路功能障得的病理生理基础的最主要方法。

(1)排尿或导尿日记:建议记录 2~3 天以上以得到可靠的结果。

(2)生活质量和临床症状评估。

(3)自由尿流率:该检查结果是对下尿路排尿功能状态的客观和综合反映。

(4)残余尿测定:建议在排尿之后,即刻通过 B 超膀胱容量测定仪及导尿等方法进行测量。这对于 NB 患者的下尿路功能状态初步判断、治疗策划及随访具有重要价值。正常女性残余尿量不超过 50 mL,正常男性不超过 20 mL。

【治疗原则】

(一)治疗目标

①保护上尿路(肾脏)功能;②恢复或部分恢复下尿路功能;③改善 UI;④提高患者生活质量。其中,首要目标是保护肾脏功能,使患者能够长期生存;次要目标是提高患者生活质量。

(二)治疗方法

1.非手术治疗

(1)导尿:无论是以促进储尿还是排尿为目的,间歇性导尿都能有效地治疗神经肌肉排尿功能障碍,免除了长期带导尿管甚至耻骨上膀胱造瘘的痛苦,并为进一步治疗(膀胱扩大术、可控性尿流改道术)创造了条件。

(2)辅助治疗:①定时排空膀胱;②盆底肌训练;③训练扳机点排尿;④男性使用外部集尿装置。

(3)药物治疗:①治疗逼尿肌过度活动的药物,如 M 胆碱受体阻断药(如托特罗定);②治疗逼尿肌收缩无力的药物,M 胆碱受体激动药(如氯贝胆碱、嗅吡斯的明);③降低膀胱出口阻力的药物,如 α 肾上腺素受体阻断药(如坦索罗辛);④增加膀胱出口阻力的药物如 α 受体激动剂;⑤减少尿液产生的药物,如去氨加压素等。

(4)针灸疗法:治疗糖尿病所致的感觉麻痹性膀胱有较好效果,对于治疗早期病变疗效尤其显著。

(5)封闭疗法：此法适用于上运动神经元病变（逼尿肌反射亢进），封闭后效果良好者，残余尿量显著减少，排尿障碍症状明显好转。少数患者在封闭 1 次之后，效果能维持数月至 1 年。这些患者只需定期进行封闭，无须采用手术。

(6)膀胱训练和扩张：对尿频、尿急症状严重，无残余尿或残余量很少者可采用此法治疗。嘱患者白天定时饮水，每小时饮 200 mL。将排尿间隔时间尽量延长，使膀胱容量逐步扩大。

2. 手术治疗

其作用是提高膀胱顺应性及容量，改变膀胱出口阻力。但其须经非手术治疗证明无效，并在神经病变稳定后进行。下尿路机械性梗阻患者，应考虑首先去除梗阻因素。手术方法分为：

(1)重建储尿功能：包括扩大膀胱容量或增加尿道控尿能力的术式。

(2)重建排尿功能：包括增加膀胱收缩力或降低尿道阻力的术式。

(3)同时重建储尿和排尿功能：包括骶神经后根切断术+骶神经前根电刺激术、骶神经调控术、骶神经根病变切除术。

(4)尿流改道术：包括可控尿流改道术、不可控尿流改道术、终止尿流改道术。

【护理评估】

(一)术前评估

1. 健康史

(1)一般情况：询问患者发病的经过及排尿障碍的特点、饮水和排尿习惯、排尿方式（留置导尿或造瘘或间歇性导尿或其他）。

(2)既往史：是否有外伤、手术、糖尿病、脊髓炎、前列腺增生等病史；是否有使用过抗胆碱能药物、α 肾上腺素受体阻滞药、三环类抗抑郁药。

(3)家族史：了解家庭中有无遗传性疾病、尿失禁及其他神经病变患者。

2. 身体状况

(1)症状与体征：如目前的排尿方式、排尿控制情况、有无尿意、排尿耗时、尿液的性状颜色及有无并发症等；血压、下腹部有无包块、压痛、膀胱充盈情况；神经系统检查注意脊髓损伤平面的评定、肛周的感觉、运动情况、各神经反射；皮肤检查应重点检查骶尾部皮肤处有无破损。

(2)辅助检查：通过血尿常规、肾功能、B 超、CT、尿路造影、膀胱尿道镜、尿流动力学、神经电生理等检查及其他有关手术耐受性检查（心电图、肺功能检查等）是否有异常发现。

3. 心理—社会状况评估

患者及其家属对疾病的认知程度及家庭经济的承受能力；社会支持系统是否健全。

(二)术后评估

1.术中情况

了解患者麻醉方式及手术名称、体位,手术过程是否顺利,术中出血、用药、补液、输血等情况。

2.身体状况

了解患者的生命体征;切口敷料是否干燥,引流管的位置、种类、数量,是否标识清楚、引流通畅、固定良好,引流物的颜色、性状和量;有无发生出血、复发、感染、尿外渗、射精障碍、勃起功能障碍、肠粘连等并发症。

3.心理—社会状况

评估患者有无悲观、失望、紧张情绪;患者及其家属对病情的认知;患者对治疗和护理的配合程度。

【常见护理诊断/问题】

(1)焦虑、恐惧:与担心疾病预后有关。
(2)知识缺乏:缺乏疾病的相关知识。
(3)舒适的改变:与长期排尿障碍、留置尿管有关。
(4)潜在并发症:出血、复发、感染、尿瘘、泌尿系统结石、膀胱癌等。

【护理目标】

(1)患者焦虑、恐惧缓解,情绪稳定。
(2)患者能掌握疾病相关知识及康复技术。
(3)患者舒适感增强。
(4)患者未发生并发症或并发症得到及时发现、处理。

【护理措施】

1.心理护理

神经源性膀胱患者的排尿功能障碍是一个长期的变化过程。新发病的患者心理在复杂、动态的变化中伴随着焦虑、抑郁等多种消极因素的困扰,因此,早期应为患者提供情感支持以协助其进行情绪调节。

2.预防并发症护理

(1)预防尿管或膀胱造瘘管堵塞:妥善固定各种管路,保持引流通畅,集尿袋的位置应低于耻骨联合的水平,防止尿液返流,观察尿液的颜色、性状及量并记录。鼓励患者制订合理的饮水计划,达到内冲洗目的。

(2)预防泌尿系统感染:合格的留置导尿管和清洁间歇性导尿是预防尿道损伤和泌尿系统感染的保证。首选亲水涂层导尿管,其可有效减少尿道感染,降低尿道损伤,减轻患者插管不适和疼痛感；推荐细腔尿管以降低创伤风险。间歇性导尿待患者病情平稳后尽早开始，根据评估结果每天导尿 4~6 次，以患者安全导尿量为宜。实施无菌操作，遵医嘱应用抗生素，多饮水保证每日尿量在 2000 mL 以上，定时行尿常规化验。保持尿液引流系统密闭，勿随意打开接头。同时保持会阴清洁卫生。

（3）膀胱痉挛：管路的刺激、引流的不畅、腹压增加均可引起膀胱痉挛。因此选择材质、型号合适的尿管，使气囊的注水量<15 mL，可减轻对膀胱三角区的刺激。行膀胱冲洗操作，冲洗液的温度控制在 30 ℃左右。嘱患者避免用力咳嗽，保持大便通畅，观察有无腹胀等不适。患者出现膀胱痉挛时，让患者放松、深呼吸以缓解疼痛症状，必要时遵医嘱给予解痉药物。

（4）康复护理：拔除尿管者指导患者使用假性导尿，通过规律性、渐进性的腹肌、耻骨尾骨肌和提肛肌训练等方法进行膀胱排尿功能训练，教会患者收缩腹肌，憋气用力依靠腹压排尿。也可激发扳机点排尿或用 Crede 手法按摩排尿。同时教会患者做提肛运动，增强外括约肌功能的锻炼，有规律地收缩提肛肌。

3. 生活指导

指导患者家属及陪护协助患者日常生活，向患者及其家属讲解防跌倒的注意事项，注意安全。指导患者按饮水计划饮水，每日保持饮水量 1500~2000 mL，多吃粗纤维食物，便秘者必要时使用通便剂。

4. 术后护理

术后密切观察病情，给予饮食指导，做好管道标识，妥善固定并保持管道通畅；观察并记录引流液的颜色、性状、量，发现异常及时报告医生，并协助处理。

【护理评价】

通过治疗与护理，患者：①焦虑、恐惧是否得到缓解，情绪是否稳定；②是否掌握疾病相关知识及康复技术，舒适感是否增强；③是否未发生并发症或并发症得到及时发现、处理。

【健康宣教及出院指导】

在神经源性膀胱疾病管理中不仅需要患者及其家属掌握基本的健康知识内容，而且还要其能够正确地使用康复技能，教会患者或其家属记录饮水及排尿日记，掌握清洁间歇导尿、膀胱再训练等技能。嘱咐患者做到"四要"：要饮食规律、要营养丰富、要易消化、要排便通畅。

每年进行全面的体格检查，项目包括基本病史资料、系统查体及尿常规、肾功能检查，中风险患者须同时进行泌尿系统影像学检查，高风险患者还须进行 VUDS。

第三节　膀胱过度活动症

【概述】

膀胱过度活动症（overactive bladder，OAB）被国际尿控学会定义为一种以尿急症（urgency）为特征的症候群，常伴有尿频和夜尿症状，伴或不伴有急迫性尿失禁，没有尿路感染或其他明确的病理改变。

【病因】

OAB 的病因及发病机制目前尚不完全明确，可能存在以下发病机制。

1. 神经源性学说

该理论认为 OAB 发生与神经系统病变有关，神经系统病变包括膀胱感觉神经末梢高敏感、脊髓反射兴奋性增加或者中枢神经系统下行抑制通路病变等。

2. 肌源性学说

该理论认为 OAB 发生与逼尿肌细胞本身兴奋性增加有关，逼尿肌平滑肌细胞的自发性收缩和肌细胞间冲动传递增强均可以诱发逼尿肌不自主收缩，产生 OAB 症状。

3. 上皮源性学说

该理论认为 OAB 的发生与膀胱黏膜上皮中受体或其释放的神经递质变化有关。上皮细胞病变可导致局部神经递质分泌变化，传入神经兴奋性增加导致传入冲动增加，进而引起逼尿肌收缩。

另外，其他因素也可能会影响到 OAB 症状的发生，如炎症、膀胱出口梗阻、高龄、精神疾病（抑郁、焦虑等）等。

【临床表现】

病史采集的临床症状包括储尿期症状（尿频、尿急、夜尿和尿失禁）、排尿期症状（尿踌躇、尿无力、尿线细和排尿中断）、排尿后症状（尿不尽感、尿后滴沥）和其他症状（夜间遗尿、尿痛）。OAB 症状包括神经系统疾病，如脑卒中、帕金森病、多发性硬化症等。

【辅助检查】

1. 无损体检

①一般体格检查；②特殊体格检查，如泌尿及男性生殖系统、神经系统、女性生殖系统检查；检查会阴感觉、球海绵体肌反射，肛门括约肌张力和盆底肌主动收缩力。

2. 症状问卷和排尿日记

患者自己完成的症状问卷调查是评价患者症状严重程度和生活质量最合适的方法。

3.实验室检查

(1)尿液分析:用于鉴别尿路感染、蛋白尿、糖尿和血尿。

(2)病原学检查:疑有泌尿或生殖系统炎症者应进行尿液、前列腺液、尿道及阴道分泌物的病原学检查,如涂片或培养。

(3)细胞学检查:疑有尿路上皮肿瘤者应进行尿液细胞学检查。

(4)血清 PSA 检查:用于排除前列腺癌(男性,50 岁以上)。

4.特殊检查

(1)超声检查:泌尿生殖系统超声检查用于常规筛查造成 OAB 症状的各种泌尿生殖系统疾病或用于上尿路积水情况的监测。

(2)尿流动力学检查。

(3)膀胱镜检查:膀胱镜检查用于排除造成 OAB 症状的其他原因,如肿瘤、结石、异物、膀胱炎等,还用于检查可能存在的瘘、下尿路梗阻的病理。

(4)其他影像学检查,如尿路 X 线片、静脉尿路造影、CT 或 MRI 检查,用于怀疑患有泌尿系统其他疾病者。

【治疗原则】

(一)非手术治疗

膀胱过度活动症的非手术治疗包括生活习惯的改变、行为干预及物理治疗。

1.生活习惯的改变

膀胱过度活动症的患者可以采用一些简单措施帮助缓解症状:①许多患者饮水过多,建议每日饮水量不超过 2.5 L,同时避免饮用可能加重症状的饮品,包括茶、咖啡和 75% 乙醇溶液;②肥胖是尿失禁的风险因素,减轻体重能够改善尿失禁症状;③如果正在应用可能影响膀胱功能的药物,包括利尿药和 α 肾上腺素受体阻断药,需要评估是否可以停药;④如果同时有压力性尿失禁,需要做盆底肌训练,这种方法可以改善盆底功能,提高尿道的稳定性,盆底功能的改善可能抑制膀胱过度活动症患者的膀胱收缩;⑤对于在活动时漏尿的患者,最困扰尿失禁患者的是衣物被尿液污染和异味,建议患者使用尿垫和卫生棉条。

2.行为干预及物理治疗

(1)膀胱训练:主要目的是减少排尿频率、改善尿急症状,延长排尿间隔、增加膀胱容量,减少尿失禁次数,恢复患者控制膀胱功能的信心。方法:①排除膀胱其他疾病;②向患者解释治疗的作用和意义;③指导患者白天每 1.5 h 排尿 1 次;④达到 1.5 h 排尿 1 次的目的后再延长排尿间隔半个小时,至每 2 h 排尿 1 次;⑤每日摄入液体量处于正常水平(<1.5 L/d);⑥接受其他患者、医生和护士的鼓励。

(2)生物反馈辅助的盆底肌训练和盆底肌电刺激:盆底肌肌电图生物反馈辅助的盆底肌训练在治疗女性膀胱过度活动症中有效,可以显著减轻症状、提高生活质量,盆底肌肌电图的变化与患者的症状改善有关。

（3）经皮胫神经电刺激疗法：一种不需要内置电极的神经调节技术，通过一个置于踝部内踝头侧的针状电极刺激骶神经丛进行治疗，该区域是膀胱放射区；需要进行每周 1 次、每次 30 min、共 12 次的引导治疗，以后需要进行每月 1 次的维持治疗。

（二）药物治疗

药物治疗膀胱过度活动症的主要目的是控制及缓解尿频、尿急及急迫性尿失禁等影响生活质量的症状。目前，国内常用的 M 胆碱受体阻断药有托特罗定、索利那新、丙哌维林。此类药物通过阻断膀胱及尿路上皮中的 M_2 及 M_3 受体改善 OAB 症状。

（三）外科手术

（1）手术指征：应严格掌握。外科手术仅适用于严重低顺应性膀胱，膀胱安全容量过小且危害上尿路功能，经其他治疗无效者。

（2）手术方法：膀胱扩大术、尿流改道术。

（3）针灸治疗：研究显示，针刺足三里、三阴交、气海、关元穴有助于缓解症状。

【护理评估】

（一）术前评估

1. 健康史

（1）一般情况：了解患者的年龄、性别、职业及运动爱好等。

（2）相关病史：泌尿及男性生殖系统疾病及治疗史；生育、妇科疾病及治疗史；神经系统疾病及治疗史。

2. 身体状况

（1）症状与排尿日记。

1）典型症状：尿频、尿急及急迫性尿失禁等。尽可能详细、准确地询问每种症状的表现：如白天和夜里排尿的次数，两次排尿的时间间隔，为什么会有如此频繁的排尿（是因为强烈的尿意，还是仅仅想要避免尿失禁）。

2）相关症状：排尿困难，尿失禁，性功能、排便情况等。

3）排尿日记：记录每日摄入液体的种类、时间、量，排尿次数及排尿量，漏尿量，是否有急迫的尿意，在什么情况下出现漏尿。

（2）相关试验。

尿垫试验：在给定的时间段内对漏尿量进行半客观测量。

3. 心理—社会状况

评估患者是否存在明显的焦虑与恐惧；患者及其家属对病情与治疗的了解程度，以及能否配合相关治疗。

(二)术后评估

1. 术中情况

了解患者的手术、麻醉方式与效果,术中出血、补液、输血情况。

2. 身体状况

评估患者生命体征是否平稳,是否清醒;伤口是否干燥,有无渗液、渗血;各管道引流是否通畅;引流液的量、颜色与性状等;有无出血、感染等并发症。

3. 心理—社会状况

评估患者是否担心手术预后,是否配合术后治疗和护理。

【常见护理诊断/问题】

(1)焦虑/恐惧:与生活质量下降、担心预后不良有关。
(2)排尿形态异常:与发生尿频、尿急、急迫性尿失禁有关。
(3)舒适度的改变:与手术创伤有关。
(4)潜在并发症:出血、感染、膀胱痉挛等。
(5)社交生活孤独:与患者躲避正常的社交活动有关。

【护理目标】

(1)患者焦虑、恐惧程度减轻,积极配合治疗及护理。
(2)患者恢复正常的排尿功能。
(3)患者主诉疼痛减轻,舒适感增加。
(4)术后未发生相关并发症,或并发症能得到及时发现和处理。
(5)患者社交生活逐渐趋于正常。

【护理措施】

(一)术前护理

1. 心理护理

针对患者的心理特点,采取相应的护理措施。

(1)稳定情绪,主动与患者交谈,倾听患者主诉。勤巡视病房,询问其有无不适和生活上的需求,尊重隐私,建立良好的护患关系。

(2)向患者及家属讲解膀胱过度活动症的病因,发放健康宣教资料,组织同类疾病手术成功的患者现身说法与其交流,介绍经验,帮其树立信心。

(3)讲解术前准备的必要性,介绍手术室环境,麻醉方式,术后会出现的不适症状,注意事项,留置引流管的目的、意义,消除患者对手术的恐惧感。

(4)介绍针对患者的最佳手术方案,在手术中的有利条件,手术医生资历、技术水平,增加患者的安全感。

2.膀胱功能训练

（1）方法一：延迟排尿，逐渐使每次排尿量大于 300 mL。

1）目的：重新学习和掌握控制排尿的技能；打断精神因素的恶性循环；降低膀胱的敏感性。

2）适应证：尿急、尿频等 OAB 症状。

3）禁忌证：低顺应性膀胱，储尿期末膀胱内压力大于 40 cm 水柱。

4）要求：切实按计划实施治疗，以排尿日记为参考循序渐进地让患者刻意延迟排尿及增加两次排尿的间隔时间。

5）配合措施：充分的思想工作，记录排尿日记等。

（2）方法二：定时排尿。

1）目的：减少尿失禁次数，提高生活质量。

2）适应证：尿失禁严重且难以控制者。

3）禁忌证：伴有严重尿频。

4）要求：记录感觉舒适的两次排尿的间隔时间，并在清醒时按照规定时间排尿。等习惯了排尿时间，适当将排尿间隔时间延长 15~20 min。最终目标视个人情况而定。

3.健康宣教

（1）记录膀胱过度活动症排尿日记（表 8-3），排尿日记对 OAB 的诊断和治疗都十分重要。

表 8-3　膀胱过度活动症排尿日记

姓名		日期					
排尿时间	排尿量/mL	尿急(轻/中/重)	漏尿(有/无)	饮水时间	饮水类型	饮水量/mL	备注
6:00							
12:00							
18:00							
24:00							

（2）生活方式的指导：指导患者减肥、控制液体摄入量、减少咖啡或酒类的摄入，以便改善症状。

（二）术后护理

1.病情观察

了解患者麻醉及手术方式，观察病情变化，持续心电监护，密切观察患者意识、体温、脉搏、呼吸、血压等的变化。

2.体位与活动

麻醉清醒后可选择平卧或半卧，指导患者适当进行床上活动，术后1天可下床活动。

3.饮食护理

术后6小时内禁食、禁饮，手术6小时后可少量饮水，无不适可改为普食，以少量多餐为原则，避免食用牛奶等产气食物。注意进食营养丰富、易消化的粗纤维食物，保持大便通畅，避免便秘。

4.导管护理

（1）切口引流管。

1）妥善固定管道，并贴好管道标志，告知患者留置切口引流管的目的，切勿自行安置、拔出引流管；指导患者下床活动、床上翻身时，避免过度牵拉引流管，以免造成非计划拔管。

2）密切观察引流液颜色、性状及量；伤口有无渗血、渗液，如伤口敷料渗湿应及时更换；伤口局部有无肿胀、红肿，切口有无液化裂开，如有出血倾向，立即通知医生处理并做好记录。

（2）导尿管。

1）保持导尿管引流通畅，勿折叠、扭曲、压迫；定时挤捏管道，及时倾倒尿液；引流袋放置应低于膀胱水平，但不能触及地面，引流袋每周更换1~2次，如有堵塞或污染及时更换；严格无菌操作，保持引流系统密闭及有效引流，预防逆行性感染。

2）妥善固定导尿管，并贴好管道标志，标志应醒目，观察并记录引流液颜色、量及性质并做好记录。

3）保持会阴、尿道口清洁；鼓励患者多饮水，正常成年人保持每日尿量在2000 mL以上，以达到冲洗导尿管的目的，预防尿路感染。

5.心理护理

根据患者的社会背景、个性及不同手术类型，为每个患者提供个性化心理支持，并给予心理疏导和安慰，以增强其战胜疾病的信心。

6.并发症的护理

（1）膀胱痉挛：手术及创伤刺激，以及留置导尿管、腹膜后引流管等，均可使膀胱敏感性增高，出现膀胱痉挛。

（2）泌尿系统感染：侵入性操作，留置导尿管可引起感染。

（3）继发性出血：继发性出血是膀胱自体扩大术的术后常见并发症。

【护理评价】

通过治疗与护理，患者是否：①恐惧与焦虑减轻，情绪稳定；②排尿异常得到改善；③并发症得以预防，或得到及时发现和处理。

【健康宣教及出院指导】

(1)养成规律的间歇自行清洁导尿。

1)严格患者的无菌概念，导尿前清洗干净双手。强调导尿管及用具的消毒和操作过程中无菌的重要性。每日至少清洗外阴2次，导尿前清洗更佳。经期导尿时更应注意消毒。

2)准备2根导尿管轮流交换使用，每天更换套装内浸泡尿管的消毒液，消毒液为1:10的聚维酮碘稀释溶液。

3)单独记录排尿日记，每日记录内容包括自行排尿量、导尿时间、导尿量、饮水量等。

4)制订导尿间隔时间，根据测得的残余尿量来修改导尿间隔时间。夏季饮水量多、食用富含水分的水果后，缩短导尿间隔时间；冬季饮水量少、出汗少，可延长导尿间隔时间。

(2)指导患者均匀饮水：每日饮水1500~2000 mL，每2~3 h饮水200~300 mL；避免短时间内大量饮水；睡前3 h少饮水。睡前和晨起醒来各导尿一次。

(3)鼓励患者多进食高蛋白、高维生素、高纤维素、易消化的食物；多食粗纤维食物，保持大便通畅。

(4)活动指导：避免过早参加体力劳动。

(5)定期进行尿动力学检查，以了解膀胱顺应性、膀胱容量、有无输尿管返流。

(6)检查肾功能：每隔1~3个月须检查尿常规和进行尿细菌培养，可及早发现泌尿系统感染情况。出现尿液混浊、下腹酸痛、发热、腰痛等症状应及时就医。

第四节 女性压力性尿失禁

【概述】

女性压力性尿失禁(stress urinary incontinence，SUI)是指女性在打喷嚏、咳嗽、大笑或运动时导致腹压增加而出现尿液不自主从尿道外口漏出。

【病因】

1.年龄

SUI的发生率和严重程度均随着年龄的增长而增加，中国女性SUI高发年龄段为50~59岁。

2.生育

初次生育年龄、分娩方式、胎儿的大小及妊娠期间尿失禁的发生率均与产后尿失禁的发生有显著相关性，产次增加、生育年龄过大者，压力性尿失禁发生的可能性较大。

3. 盆腔脏器脱垂

盆腔脏器脱垂（pelvic organ prolapse，POP）和压力性尿失禁严重影响中老年妇女的健康和生活质量。压力性尿失禁和盆腔脏器脱垂紧密相关，两者常伴随存在。

4. 肥胖

肥胖女性发生 SUI 的概率显著增加，体重减轻与 SUI 的改善和缓解相关。

5. 家族史

遗传因素与压力性尿失禁有较明确的相关性。

6. 种族

一些研究报告指出，非西班牙裔白种女性的患病率高于非裔美国女性；白种女性尿失禁的患病率高于黑种女性。

7. 其他

吸烟也会增加尿失禁的风险。其他可能的危险因素包括咖啡因摄入、糖尿病、卒中、抑郁、大便失禁、泌尿生殖系统综合征（更年期/阴道萎缩）、激素替代疗法泌尿生殖系统手术（如子宫切除术）和放疗。

【临床表现】

症状表现为咳嗽、打喷嚏、大笑或运动等导致腹压增加时出现不自主漏尿。体征为当腹压增高时观测到尿液不自主地同步从尿道漏出。根据临床表现，将 SUI 分为三度。

（1）轻度：一般活动及夜间无尿失禁，腹压增加时偶发尿失禁，不需要佩戴尿垫。

（2）中度：腹压增加及起立活动时，有频繁的尿失禁，需要佩戴尿垫。

（3）重度：起立活动或卧位发生变化时会发生尿失禁，严重影响患者的生活及社交活动。

与腹压增加有关的尿失禁症状：打喷嚏、咳嗽、大笑或运动等各种导致腹压增加，尿液漏出；停止腹部加压动作后漏尿随即终止。

询问有无其他病史：如产科和妇科病史、盆底伴随症状。

【辅助检查】

1. 体格检查

（1）一般检查：生命体征、身体活动能力及协调能力等。

（2）全身体检：神经系统检查包括下肢肌力、会阴感觉、肛门括约肌张力及病理征等；腹部检查有无肿块、疝及膀胱膨出。

（3）专科检查：有无盆腔脏器脱垂及其程度；外阴部有无长期感染所引起的异味、皮疹。

2. 尿动力学检查

可通过测定膀胱容量、膀胱顺应性、稳定性、逼尿肌收缩力、漏尿点的压力、尿流率、残余尿等指标进一步明确病因。

3.尿垫试验

尿垫试验即嘱患者在 1 h 内做一系列规定的动作，测量患者活动前后所用卫生巾的重量，计算漏尿量，从而评估患者尿失禁的严重程度。

（1）方法：①患者无排尿；②安放好已经称重的收集装置，试验开始；③15 min 内喝 500 mL 无钠液体，然后坐下或躺下；④步行 30 min，包括上、下一层楼梯；⑤起立和坐下 10 次；⑥剧烈咳嗽 10 次；⑦原地跑 1 min；⑧弯腰拾小物体 5 次；⑨用流动水洗手 1 min；⑩1 h 后去除收集装置并称重。

（2）结果判断：①尿垫增重>1 g，为阳性；②尿垫增重>2 g，注意有无称重误差、出汗和阴道分泌物；③尿垫增重<1 g，提示基本干燥或存在实验误差。

1）轻度漏尿：1 h 漏尿≤1 g。

2）中度漏尿：1 g<1 h 漏尿<10 g。

3）重度漏尿：10 g≤1 h 漏尿<50 g。

4）极重度漏尿：1 h 漏尿≥50 g。

4.压力诱发试验

患者仰卧，双腿屈曲外展，观察尿道外口，咳嗽或用力增加腹压时见尿液漏出，腹压消失后漏尿也同时消失则为阳性。

5.膀胱颈抬举试验

患者截石位，先行压力诱发试验，若为阳性，则将中指及示指插入患者阴道，手指分别放在膀胱颈水平尿道两侧的阴道壁上，嘱患者咳嗽或做 Valsalva 动作增加腹压，有尿液漏出时用手指向头腹侧抬举膀胱颈，如漏尿停止，则为阳性。

6.棉签试验

患者截石位，消毒后于尿道插入无菌棉签，棉签前端应插过膀胱颈。无应力状态下和应力状态下棉签活动的角度超过 30°则提示膀胱颈过度活动。

7.染料试验

非那吡啶（200 mg，每日 3 次）可以将尿液染成橘黄色，如果尿垫被染成橘黄色则说明瘘出物为尿液。如果怀疑膀胱阴道瘘，可以将亚甲蓝或靛胭脂注入膀胱，置纱布于阴道内，纱布部分被染成蓝色表明存在膀胱阴道瘘。

8.排尿日记

排尿日记又称频率/尿量表，是指在不改变生活状态和排尿习惯的基础上，连续记录（一般为 72 h）排尿时间和摄入液体量、排尿量、尿急程度及漏尿等指标，其可较为客观地反映患者的排尿状态。女性压力性尿失禁排尿日记如下表（表 8-4）。

表 8-4 女性压力性尿失禁排尿日记

姓名		排尿情况			伴随症状	
排尿时间	摄入液体量/mL	排尿量/mL	尿急程度 （轻/中/重）	漏尿 （有/无）	咳嗽 （有/无）	其他症状

9.膀胱镜检查

怀疑有膀胱颈梗阻、膀胱肿瘤和膀胱阴道瘘等疾病时，需要做此检查。

10.膀胱尿道造影检查

既往有吊带手术史，怀疑有膀胱输尿管反流，或需要进行压力性尿失禁分型的患者，需要做此检查。

11.超声检查

泌尿系统超声检查可了解有无上尿路积水，膀胱容量及残余尿量。盆底超声检查可进一步了解盆底结构、功能等。

12.静脉尿路造影、CT 增强及三维重建检查

这些检查可了解有无上尿路积水及重复肾、重复输尿管，以及重复或异位输尿管的开口位置。

【治疗原则】

(一)非手术治疗

1.一般治疗

（1）生活方式干预：控制体重、戒烟、改变饮食习惯、参与体育锻炼等。

（2）膀胱训练：分为提醒排尿和膀胱再训练(也称为延时排尿)两种主要方式。

1）提醒排尿：由医护人员根据患者饮水量及膀胱的容量等提醒患者排尿，适用于有或没有认知障碍的人。提醒排尿对失禁管理的结果有积极影响。

2）膀胱再训练：教育患者使用计划的排尿方案逐渐调整排尿间隔。

（3）盆底肌训练(pelvic floor muscle training, PFMT)：通过自主的、反复的盆底肌肉群的收缩和舒张，来改善盆底功能，提高尿道稳定性，达到预防和治疗尿失禁的目的。

（4）生物反馈：是借助置于阴道或直肠内的电子生物反馈治疗仪，监测盆底肌肉的肌电活动，并将这些信息转换为视觉和听觉信号反馈给患者，指导患者进行正确的、自主的盆底肌肉训练，并形成条件反射。

（5）电刺激治疗：在阴道、直肠内置入袖状线性电极和皮肤表面电极，有规律地对盆底肌肉群或神经进行刺激，增强肛提肌、其他盆底肌肉及尿道周围横纹肌的功能，以增加

控尿能力。

（6）磁刺激治疗：利用外部磁场进行刺激，改变盆底肌群的活动，通过反复的活化终端运动神经纤维和运动终板来强化盆底肌肉的强度和耐力，从而达到治疗压力性尿失禁的目的。

2. 药物治疗

药物治疗主要作用原理在于增加尿道闭合压，提高尿道关闭功能，目前常用药物有度洛西汀、雌激素、盐酸米多君等。

（二）手术治疗

1. 适应证

（1）非手术治疗效果不佳或不能坚持、不能耐受者，预期效果不佳的患者。

（2）中重度压力性尿失禁，严重影响生活质量的患者。

（3）对生活质量要求较高的患者。

（4）伴有盆腔脏器脱垂等病变需要进行盆底重建手术的患者，同时存在压力性尿失禁时可选择手术治疗。

2. 手术方式

（1）尿道中段悬吊带术（MUS）：按吊带最终放置的位置可将此类手术分为耻骨后尿道中段悬吊带术（如TVT）、经闭孔尿道中段悬吊带术（如TVT-O）和单切口尿道中段吊带术。

（3）膀胱颈吊带术：也称为近端尿道吊带。膀胱颈吊带放置在近端尿道和膀胱颈水平的尿道下方。

（3）尿道填充剂注射术：是治疗压力性尿失禁最微创的外科术式，在内镜直视下，将填充物注射于尿道内口黏膜下，使尿道腔变窄、拉长以提高尿道阻力，延长功能性尿道长度，增加尿道内口的闭合力，达到控尿目的。

（4）骶神经调节（或膀胱起搏器）。

（5）人工尿道括约肌。

【护理评估】

（一）术前评估

1. 健康史

了解患者年龄、认知能力、生活习惯、活动能力、尿失禁的程度及进展；目前健康状况、既往史、生育史；是否合并高血压、糖尿病、脑血管疾病、泌尿系统感染及过敏史等。

2. 辅助检查

包括专科体格检查、实验室检查和影像学检查。

3. 心理—社会状况

了解患者心理状况，患者及其家属对疾病知识、治疗方法及预后的认知程度，以及患者家庭经济承受能力。

(二)术后评估

1.身体状况

生命体征,皮肤、疼痛、睡眠、饮食等情况。

2.管道情况

尿管是否通畅。观察引流液颜色、性质,以判断是否发生出血。

3.心理状况

患者的心理反应及对手术的认知程度。

【常见护理诊断/问题】

1.术前护理诊断

(1)焦虑、恐惧:与害怕手术、担心预后有关。

(2)排尿异常:与腹压突然增加、漏尿有关。

(3)自我形象紊乱:与长期尿液不自主外渗有关。

(4)知识缺乏:缺乏疾病的相关知识。

(5)舒适的改变:与长期溢尿有关。

2.术后护理诊断

(1)疼痛:与手术有关。

(2)舒适的改变:与留置尿管、手术有关。

(3)潜在并发症:膀胱穿孔、出血、髂血管损伤、排尿困难、尿道损伤、置入吊带异物反应、切口感染延迟愈合等。

【护理目标】

(1)患者自诉疼痛减轻,舒适感增强。

(2)患者焦虑、恐惧得到缓解,情绪稳定。

(3)患者未出现并发症或并发症得到及时发现、处理。

【护理措施】

1.非手术治疗护理

(1)盆底肌训练方法。

1)凯格尔运动(提肛运动):缓慢收缩阴道及肛门,达最大力时保持 3~6 s 再缓慢放松,反复做 10~15 min,或每天做 150~200 次。训练前排空膀胱,注意运动时保持正常呼吸,不可闭气或缩腹;在打喷嚏、大笑或咳嗽时,应先收紧盆底肌肉,可加强骨盆或肌肉对盆腔器官的支撑力及增加尿道闭合力,以减少尿失禁的发生。

2)间断排尿：在每次排尿时控制暂停或减缓尿流 3~5 s，再排尿，结合尿失禁诱发动作(如咳嗽、弯腰等)收缩盆底肌，从而达到抑制不稳定的膀胱收缩，减轻排尿紧迫感程度，减少排尿频率和溢尿量。

3)延迟排尿：要求患者尽量憋尿，延长排尿间隔时间，减少排尿次数，逐渐使每次排尿量大于 300 mL。主动延迟排尿，能抑制膀胱收缩，增加膀胱容量。

4)定时排尿：白天每隔 1~2 h 排尿一次，夜间每隔 4 h 排尿一次，之后逐渐延长间隔时间。安排排尿时间，建立规律排尿习惯，以促进排尿功能的恢复。

(2)药物治疗：单纯依靠药物治疗效果较差，需要配合盆底肌功能训练，并辅以物理方法。

2. 术前护理

(1)心理护理：患者因长期尿液不自主外渗，容易产生自卑、压抑等负面情绪，对手术治疗及预后期待值高。应主动关心患者，给予同情、理解、关心、帮助，以亲切耐心的态度向患者及其家属讲解与疾病有关的知识和治疗手段，取得信任，帮助患者树立战胜疾病的信心。

(2)加强术前健康宣教：评估患者对手术的耐受力，解释手术的必要性、手术方式、术后注意事项及术后可能出现的不适与并发症。

3. 术后护理

(1)了解患者麻醉及手术方式，观察病情变化，持续心电监护，密切观察患者意识、体温、脉搏、呼吸、血压等变化情况。

(2)体位与活动：麻醉清醒后，患者可平卧或半卧，指导其适当进行床上活动，术后 1 天可下床活动。

(3)饮食护理：以少量多餐为原则，避免食用牛奶等产气食物。注意进食营养丰富、易消化的粗纤维食物，保持大便通畅，避免便秘。

(4)留置导尿管的护理：保持尿管通畅，妥善固定，防滑脱，定时挤压，避免折叠、受压而引流不畅。会阴部每日护理两次。

(5)伤口护理：观察阴道填充纱布渗血情况，出血较多时，及时通知医生，遵医嘱应用止血药物，延长纱布取出时间并严密观察。

(6)基础护理：做好晨间晚间护理、尿管护理，定时翻身并协助患者完成生活护理。

(7)常见并发症的预防及护理。

1)膀胱穿孔：术后发现膀胱穿孔，需取出吊带，留置尿管 1~3 天，甚至 1 周，待二期手术再安置吊带。

2)排尿困难：主要由悬吊过紧引起，部分患者可能和术前膀胱逼尿肌收缩力受损或膀胱出口梗阻有关。对术后早期出现的排尿困难，可以采用间歇性导尿的方法。

3)阴道出血：阴道内填充纱布上渗血较多时，及时通知医生，遵医嘱应用止血药物，延长纱布取出时间并严密观察。

【护理评价】

通过治疗与护理，患者是否：①恐惧与焦虑减轻；②舒适度增加；③疼痛缓解；④并发症得以预防，或得到及时发现和处理。

【健康宣教及出院指导】

1. 饮食

注意清淡饮食，多食含纤维素丰富的食物，保持适当体重，防止因肥胖、便秘而引起的腹压增加；多饮水，每日饮水量应>2500 mL，预防尿路感染及促使排尿功能早日康复。

2. 活动

出院 2 周后恢复正常活动，出院 4 周内禁止体力劳动，1 个月内避免性生活，以防感染；避免长时间站立或做下蹲及增加腹压的动作；有节律地进行盆底肌训练，加强盆底肌力量。

3. 复查

术后定期进行门诊复查，如阴道有异常流血、引流液应及时就诊。

试题八

第九章

泌尿及男性生殖系统结核、肾囊肿的护理

第一节　肾结核

【概述】

　　肾结核约90%为单侧病变，发病年龄相对较小，为20~40岁；男性患者多于女性患者，膀胱刺激征是肾结核最主要也是最早出现的症状，其次是血尿（全程血尿），此外还表现为脓尿、腹痛及全身症状（如贫血、消瘦、低热）。晚期患者可出现对侧肾积水，甚至导致尿毒症。

【病因】

　　肾结核的主要原发病灶为肺结核，少数来自骨、关节、肠、淋巴结的结核病灶。血行播散是肾结核的主要感染方式；其他部位的泌尿生殖系统结核可由直接蔓延、逆行感染或淋巴播散引起。

【临床表现】

　　肾结核症状取决于肾脏病变范围及输尿管、膀胱继发结核病变的严重程度。肾结核早期常无明显症状及影像学改变，只是尿液检查时，发现尿液呈酸性，并伴有少量红细胞、白细胞、蛋白及结核分枝杆菌。随着病情的发展，肾结核可出现下列典型的临床表现。

　　1.尿频、尿急、尿痛

　　尿频、尿急、尿痛是肾结核的典型症状。尿频往往最早出现且常为患者就诊时的主诉。尿频最初由含有结核分枝杆菌的脓尿刺激膀胱黏膜引起，当结核病变侵及膀胱壁，发生结核性膀胱炎及溃疡时，尿频加剧，并伴有尿急、尿痛。晚期肾结核，膀胱发生挛缩，容量显著缩小，尿频更加严重，每日排尿数十次，甚至出现尿失禁。

　　2.血尿

　　血尿是肾结核的重要症状，常为终末血尿。

3. 脓尿

脓尿是肾结核的常见症状。肾结核患者均有不同程度的脓尿，严重者尿如洗米水样，内含有干酪样碎屑或絮状物，也可出现脓血尿或脓尿中混有血丝。

4. 腰痛和肿块

发生结核性脓肾或继发肾周感染，或输尿管被血块、干酪样物质堵塞时，可引起腰部钝痛或绞痛。

5. 男性生殖系统结核

肾结核男性患者有 50%～70%合并生殖系统结核。

6. 全身症状

全身症状常不明显。晚期肾结核或合并其他器官活动性结核时，可有发热、盗汗、消瘦、贫血、虚弱、食欲缺乏等典型结核症状。

【辅助检查】

1. 结核菌素试验

结核菌素试验(tuberculin test)对泌尿生殖系统结核的诊断具有一定指导价值。

2. 尿液检查

(1)尿常规检查：尿液呈酸性，可见红细胞、白细胞及少量蛋白等，在尿液未被污染情况下可呈现典型的无菌性脓尿。

(2)尿沉渣抗酸染色：尿沉渣涂片做抗酸染色检查，检查前 1 周停用抗结核药物及抗生素，留取第一次新鲜晨尿送检，连续检查 3～5 次，或收集 24 h 尿液送检。即使找到抗酸杆菌，亦不可作为诊断肾结核的唯一依据。

(3)尿结核杆菌培养：选取晨尿标本用于培养，一般培养 3～5 次。

3. 影像学检查

(1)超声检查：简单易行，对中晚期病例可初步确定病变部位，常显示患肾结构紊乱、有钙化；也较容易发现对侧肾积水及膀胱有无挛缩。

(2)尿路 X 线片和静脉尿路造影(IVU)检查：KUB 可显示肾区及下尿路的钙化灶；IVU 是早期肾结核最敏感的检查方法。肾结核典型表现为肾盏破坏，边缘不整如虫蚀样，或由于肾盏颈部狭窄肾盏变形严重而形成空洞，肾盏完全消失。

(3)胸部及脊柱 X 线片检查：可排除陈旧性或活动性肺结核和脊柱结核。

(4)CT 和核磁共振尿路造影(MRU)检查：对中晚期肾结核，CT 能清楚显示扩大的肾盏、肾盂，皮质空洞及钙化灶。

4. 膀胱镜检查

膀胱镜检查可见膀胱黏膜充血、水肿、浅黄色结核结节、结核性溃疡、肉芽脚等病变，以膀胱三角区和患侧输尿管口周围较为明显。患侧输尿管口可呈"洞穴"状，有时可见混浊尿液喷出。膀胱挛缩至容量小于 100 mL 或有急性膀胱炎时，不宜做膀胱镜检查。

【治疗原则】

肾结核的治疗应根据患者全身和患肾情况，选择药物治疗或手术治疗。药物治疗原则为早期、适量、联合、规律、全程。

1.药物治疗

药物治疗适用于男性生殖系统结核及早期肾结核无输尿管梗阻者，亦用于用围术期患者。

目前，WHO 推荐应用的药物包括异烟肼(INH)、利福平(RIF)、吡嗪酰胺(PYR)、乙醇丁胺(ETH)。标准用药方案是联合用药至少 6 个月，其中初始/强化阶段四联用药 2 个月；持续/巩固阶段二联用药 4 个月，该阶段可根据疗效酌情延长 3 个月(表9-1)。

表 9-1　推荐抗结核药物及用药方案　　　　　　　　　　单位：mg

初始/强化阶段(2个月)	
异烟(DNH)	300
利福平(RIF)	600
吡嗪酰胺(PYR)	1200
乙醇丁胺(ETH)	2000
维持/巩固阶段(4个月)	
异烟肼(INH)	300
利福平(RIF)	600

注：异烟肼应在餐前半小时空腹服用。

2.手术治疗

手术治疗是治疗肾结核的重要方法，包括肾切除术及肾部分切除术，与药物治疗互为补充。在抗结核药物治疗 2~4 周，以及血沉和病情稳定后方可进行手术治疗，术后继续用抗结核药物治疗 6~9 个月。

【护理评估】

(一)术前评估

1.健康史

(1)一般情况：了解患者有无吸烟、饮酒，以及麻醉药品、毒品滥用史。

(2)既往史：了解患者有无结核病史，如肺结核；有无与结核患者密切接触；患结核病后治疗史。

(3)家族史：了解患者家庭中有无结核患者及其他传染性疾病患者。

2.身体状况

（1）症状与体征：评估有无膀胱刺激征；有无血尿、脓尿；有无腰痛和肿块；有无发热、消瘦、盗汗、贫血等全身症状。

（2）辅助检查：了解通过尿液检查、血常规、肝功能、肾功能、传染病筛查、超声、X线片、CT和MRU、膀胱镜等检查及其他有关手术耐受性检查（如心电图、肺功能检查等）是否有异常发现。

3.心理—社会状况

了解患者及其家属对疾病的认知程度，是否知晓抗结核病药物的服用方法、不良反应及自我护理知识；社会支持系统是否健全。

（二）术后评估

1.术中情况

了解患者手术方式、麻醉方式，术中出血、用药、补液、输血等信息。

2.身体状况

评估患者生命体征是否平稳；神志是否清楚；伤口是否干燥，有无渗血、渗液；引流管的数量、名称、位置，是否标记清楚、固定良好、引流通畅；引流液的颜色、性状、量等。

3.心理—社会状况

了解患者有无悲观、失望、紧张情绪；患者及其家属对病情的认知。

【常见护理诊断/问题】

（1）焦虑/抑郁：与病程长、患肾切除、担心预后有关。

（2）排尿障碍：与结核性膀胱炎、膀胱挛缩有关。

（3）活动耐力下降：与贫血、机体负氮平衡、手术创伤有关。

（4）知识缺乏：不了解结核疾病相关知识。

（5）潜在并发症：出血、感染、漏尿、肾衰竭、肝功能受损。

【护理目标】

（1）患者焦虑/抑郁程度减轻。

（2）患者未出现排尿异常或排尿异常程度减轻。

（3）患者活动耐力增强。

（4）患者认识了解疾病知识。

（5）患者未出现并发症，或并发症得到及时发现和处理。

【护理措施】

(一)术前护理

1.心理护理

临床肾结核为进行性疾病，不经治疗不能自愈。向患者解释疾病的特点及规范抗结核治疗的意义，全身治疗可增强抵抗力，合理的药物治疗及必要的手术治疗可清除病灶，缩短病程；消除患者焦虑情绪，树立战胜疾病的信心。

2.饮食护理

改善全身营养状况，鼓励患者进食高热量、高维生素、优质高蛋白饮食；多饮水以减轻结核性脓尿对膀胱的刺激，必要时给予肠外营养支持。

3.体位与休息

(1)患者症状明显时，应卧床休息。

(2)恢复期的患者可适当增加户外活动，如散步、打太极拳、做保健操等，加强体质锻炼，充分调动人体内在的康复能力，增进机体免疫力功能，提高机体的抗病能力。

(3)轻症患者在治疗的同时，可进行正常工作，但应避免劳累和重体力劳动，保证充足的睡眠，做到劳逸结合。

4.用药护理

指导患者按时、适量、足疗程服用抗结核药物，切勿中断治疗，以防结核病灶复发与扩散；服药期间注意观察药物不良反应，如有不良反应须及时报告医生并协助处理。药物可能带来的不良反应：①肝功能损害，须遵医嘱使用护肝药物，定期检查肝功能；②肾功能损害，勿用或慎用对肾脏有毒性的药物，如氨基糖苷类、磺胺类药物，尤其是双肾结核、孤立性结核双肾积水的患者；③听力功能损害，链霉素对第Ⅷ对脑神经有损害作用，影响听力。一旦发生异常情况，应及时通知医生并停药、换药。

5.术前准备

术前详细了解患者的心脏、肝脏、肺部、肾脏等主要脏器的功能，充分评估手术的危险性，及时改善营养状况，调整全身状态。术前常规备皮、备血、手术当天早晨清洁灌肠，嘱患者禁食 6 h、禁饮 4 h。

(二)术后护理

1.病情观察

(1)按泌尿外科全麻术后常规护理观察。全麻未醒时，去枕平卧，头偏向一侧，保持呼吸道通畅，给予心电监护监测患者心率、血压、呼吸、血氧饱和度，观察患者神志、神经反射恢复情况。

(2)术后，观察患者肾功能情况，记录 24 h 尿量。

2. 休息与活动

行肾切除术后 6 h，指导患者在床上适当活动，术后第 1 天鼓励患者下床活动，促进肠蠕动恢复，减轻腹胀，利于引流和伤口愈合；行肾部分切除术者须绝对卧床休息 3~7 天，以免引发继发性出血或肾下垂，具体下床活动时间需结合患者手术情况、术后身体状况等因素综合考虑。

3. 饮食护理

术后待肛门排气后，可遵循流食过渡至软食再过渡至普食，循序渐进、合理安排的饮食原则，可进食低脂、低盐及低糖的食物，注意选择高蛋白及高维生素类食物，比如肉类、奶类及蛋类都是不错的选择。此外，忌油腻或辛辣的食物，保持大便通畅。

4. 引流管的护理

（1）伤口引流管。

1）妥善固定管道，并贴好管道标志；告知患者留置切口引流管的目的，切勿自行安置、拔出引流管；指导患者下床活动、床上翻身时，避免过度牵拉引流管，以免造成非计划拔管。待 24 h 伤口引流液少于 100 mL 时，可考虑拔管。

2）密切观察引流液颜色、性状及量；伤口有无渗血、渗液，如伤口敷料渗湿及时更换；伤口局部有无肿胀、红肿；切口有无液化裂开，如有出血倾向，立即通知医生处理并做好记录。

（2）导尿管护理。

记录 24 h 尿量。妥善固定导尿管，并贴好导尿管标志，告知留置导尿管的重要性，切勿自行安置、拔出导尿管；下床活动、床上翻身时，避免过度牵拉导尿管，若尿管不慎脱出，应遵医嘱重置尿管；观察并记录引流液颜色、量及性质并做好记录。

5. 基础护理

对于长期卧床者，须协助其翻身，预防皮肤压力性损伤；给予拍背，指导患者咳嗽排痰，预防肺部感染；指导患者双下肢活动的动作，预防双下肢静脉血栓；每日护理会阴 2 次，保持床单干净整洁。

【健康宣教及出院指导】

1. 康复指导

加强营养，注意休息，适当活动，避免劳累，增强抵抗力，保持心情愉悦，促进康复。

2. 用药指导

严格遵医嘱行抗结核治疗，勿随意增减药物剂量或停药，规范用药方法如下。

（1）督导治疗：所有抗结核药物均在医护人员或患者家属的监管下服用。

（2）顿服治疗：将一日全部药量于睡前分次顿服。告知患者可能发生的不良反应并嘱咐发现相关症状时及时与医务人员沟通。

第二节　男性生殖系统结核

一、附睾结核

【概述】

　　附睾结核(tuberculosis of epididymis)又称核性附睾炎,是最常见的男性生殖系统结核。

【临床表现】

　　附睾结核一般发展缓慢,多为附睾尾部发病,患病后,附睾逐渐肿大,无明显疼痛,肿大的附睾可与阴囊粘连形成寒性脓肿;若脓肿为继发感染,则可出现局部红、肿、热、痛,脓肿破溃流出黏液及干酪样坏死物后,形成窦道。

【辅助检查】

　　1. 实验室检查

　　(1)尿液检查:多次 24 h 尿液沉渣涂片可查到抗酸杆菌,结核分枝杆菌培养阳性。聚合酶链反应(PCR)检测结核分枝杆菌敏感性高,特异性好。

　　(2)血常规:白细胞计数正常,淋巴细胞百分比增高,血沉加快。

　　(3)结核菌素试验:阳性。

　　(4)精液常规检查:可见精液量减少,精子计数减少、活力下降。

　　2. 超声检查

　　超声检查表现为附睾肿大,附睾部位见低回声结节,边缘不规则,内部回声不均。

【治疗原则】

　　1. 药物治疗

　　目前,WHO 推荐应用的药物包括异烟肼(INH)、利福平(RIF)、吡嗪酰胺(PYR)、乙醇丁胺(ETH)。标准用药方案是联合用药至少 6 个月,其中初始/强化阶段四联用药 2 个月;持续/巩固阶段二联用药 4 个月,该阶段可根据疗效酌情延长 3 个月。具体方案见本章第一节肾结核(表 9-1)。

　　2. 手术治疗

　　(1)药物治疗无效。

　　(2)病变较大伴脓肿形成。

（3）局部干酪样病变严重。

（4）合并睾丸病变者，应同时切除睾丸。

手术方式多采用附睾切除术、输精管高位切除术、残端结扎术。术前至少使用抗结核药物 2 周，术中应尽可能保留正常的睾丸。

【护理评估】

（一）术前评估

1.健康史

（1）一般情况：了解患者的年龄、性别、职业，有无吸烟、饮酒。

（2）既往史：了解患者有无结核病史，如肺结核；有无与结核患者密切接触史；患结核病后治疗史。

（3）家族史：了解患者家庭中有无结核患者及其他传染性疾病患者。

2.身体状况

（1）症状与体征：评估局部有无硬结、疼痛、红、肿、热、痛、脓肿破溃等。

（2）辅助检查：了解通过精液、血常规、肝功能、肾功能、传染病筛查、超声、X 线片及其他有关手术耐受性检查（如心电图、肺功能检查）等有无异常发现。

3.心理—社会状况

了解患者、家属对疾病的认知程度，是否知晓抗结核病药的服用方法、不良反应及自我护理知识；社会支持系统是否健全。

（二）术后评估

1.术中情况

了解患者手术方式、麻醉方式；术中出血、用药、补液等信息。

2.身体状况

评估患者生命体征是否平稳；神志是否清楚；伤口是否干燥，有无渗血、渗液；伤口周围卫生是否清洁；引流管的数量、名称、位置，是否标记清楚。

3.心理—社会状况

了解患者有无悲观失望、紧张情绪；患者及其家属对病情的认知。

【常见护理诊断/问题】

（1）恐惧与焦虑：与发病特异性、担心影响性功能及生育能力等有关。

（2）潜在并发症：继发细菌感染、不育。

（3）知识缺乏：缺乏附睾结核相关知识。

【护理目标】

（1）患者焦虑/抑郁程度减轻。

（2）患者未出现并发症，或并发症得到及时发现和处理。

（3）患者及其家属对疾病知识有一定的了解，掌握康复及保健知识。

【护理措施】

（一）术前护理

1.休息与营养

注意休息，适当运动，避免性生活，加强营养，宜进食高热量、高蛋白、高维生素、易消化、富含营养的食物，避免吃辛辣、油腻、海鲜等食物；戒烟、酒等。

2.预防感染

附睾结核形成窦道者，应保持局部清洁、干燥，及时换药；并及时清理局部的分泌物；穿宽松衣物，减少细菌滋生。

3.增强身体的抗病能力

保证营养，补充体能，增强身体的抗病能力。

4.疼痛

积极治疗炎症，避免性生活。

5.抗结核治疗

遵医嘱给予抗结核药物至少2周，并观察药物的治疗效果和不良反应。

6.心理护理

针对患者关心的生育问题，给予耐心解释，提供科普知识帮助患者缓解焦虑。

7.术前准备

术前详细了解患者的心脏、肝脏、肺部、肾脏等主要脏器的功能，充分评估手术的危险性，及时改善营养状况，调整全身状态。

（二）术后护理

1.病情观察

了解麻醉和手术方式、术中情况、手术切口和引流情况，对于腰麻、硬膜外麻或者腰硬膜外联合麻醉者，术后应去枕平卧6 h，密切观察患者有无恶心、呕吐、头痛及神经症状。

2.休息与活动

术后体位、活动能力应当根据麻醉方式和患者个体情况做具体安排。

3.饮食护理

宜选高蛋白、高营养、容易消化的食物，忌辛辣刺激食物。

4.伤口护理

保持伤口敷料清洁、干燥；若有渗血、渗液，要及时更换，减少感染机会；防止引流管脱出、扭曲；局部使用阴囊托，预防阴囊水肿及血肿，观察阴囊皮肤的颜色是否红润，阴囊是否有反应。保持会阴部清洁，预防阴囊湿疹。

5. 导管护理

（1）导尿管护理：嘱患者多饮水，达到自主冲洗导尿管的目的，减少尿路感染发生。未留置导尿管的患者，告知其排尿注意事项及指导其卧床时正确使用尿壶，防止尿液污染伤口。

（2）部分患者阴囊留置有橡胶皮片用于引流，留置期间切勿自行拔出，避免过度牵拉，观察引流液的颜色、性质及量；术后 24 h 拔除。

6. 疼痛护理

评估患者疼痛情况。注意检查管道是否通畅，避免牵拉管道造成刺激。有镇痛泵的患者，评估患者对镇痛效果是否满意，必要时，遵医嘱给予镇痛药物，提供安静、舒适的环境。

7. 基础护理

保持床单干净整洁；定时翻身及按摩受压部位皮肤，防止压疮发生。

8. 心理护理

此类患者多为年轻男性，因部位特殊，又担心生育及性功能受影响，患者容易出现焦虑、紧张等情绪反应，须积极做好健康指导，提供专科科普知识，完善男科相关实验室检查，为患者复查及家庭护理提供指导。

【健康宣教及出院指导】

1. 生活饮食指导

（1）宜进食高热量、高蛋白、高维生素、易消化、富含营养的食物。
（2）戒烟、酒。
（3）保证充足睡眠，避免劳累，节制性生活，避免不洁性生活。
（4）引导患者预防感冒，适当加强身体锻炼，增加营养，提高身体的抗病能力。

2. 用药指导

（1）在医生指导下继续抗结核治疗 3~6 个月，遵医嘱合理、规律用药，切不可未经医生同意擅自更改或增减药物，以免结核病灶复发与扩散。

（2）抗结核药物的不良反应较大，应向患者解释各种药物的不良反应，提醒患者不科学、不规范的用药将会使细菌产生耐药性，影响治疗效果。服药期间定期复查肝功能及尿常规。

3. 心理护理

讲解结核病防治知识；告诉患者及其家属抗结核药物治疗对泌尿生殖系统结核的控制起决定性作用；坚持合理的药物治疗可消灭病灶内细菌从而痊愈。缓解患者及家属的紧张焦虑情绪。

二、睾丸结核

【概述】

　　睾丸结核是男性生殖系统结核中最少见的一种疾病，多为附睾结核、前列腺结核。它是附睾结核的晚期并发症。近年来，由于耐药结核菌株的蔓延，睾丸结核的发病率也逐渐增加，睾丸结核多为附睾结核的直接蔓延，也可由血行感染引起，主要病理变化为干酪样坏死。

【临床表现】

　　睾丸结核早期不易确诊，少数为急性发病；伴输精管增厚时，可扪及结节，或呈串珠样改变；合并鞘膜积液时，可扪及睾丸有囊性感，增大明显；合并前列腺结核、精囊结核时，常伴有尿频、尿急、尿痛、性欲低下、阳痿、遗精、早泄、血精等临床表现。

【辅助检查】

1. 实验室检查

（1）尿道分泌物涂片：可发现抗酸杆菌。

（2）血常规检查：红细胞沉降率（血沉）加快，OT 试验为阳性。

（3）精液常规检查：可见精液量减少，精子计数减少、活力下降。

2. 超声检查

超声检查表现为附睾肿大，附睾部位见低回声结节，边缘不规则，内部回声不均。

【治疗原则】

1. 药物治疗

　　目前，WHO 推荐应用的药物包括异烟肼（INH）、利福平（RIF）、吡嗪酰胺（PYR）、乙醇丁胺（ETH）。标准用药方案是联合用药至少 6 个月，其中初始/强化阶段四联用药 2 个月；持续/巩固阶段二联用药 4 个月，该阶段可根据疗效酌情延长 3 个月。具体方案见本章第一节"肾结核"。

2. 手术治疗

　　睾丸结核手术适应证与附睾结核类似，手术方式为附睾及睾丸切除术。术前应定期行抗结核治疗 2 周再行睾丸切除术，以避免结核扩散。

【护理评估】

(一)术前评估

1. 健康史

(1)既往史:了解患者有无结核病史,如肺结核;有无与结核患者密切接触史,患结核病后治疗史。

(2)家族史:了解患者家庭中有无结核患者及其他传染性疾病患者。

2. 身体状况

(1)症状与体征:评估有无尿频、尿急、尿痛、性欲功能低下、阳痿、遗精、早泄、血精等表现;有无睾丸疼痛、隐痛及下坠感。

(2)辅助检查:了解通过精液、血常规、肝功能、肾功能、传染病筛查、超声、X线片、CT和MRU、膀胱镜等检查及其他有关手术耐受性检查(如心电图、肺功能检查等)有无异常发现。

3. 心理—社会状况

了解患者及其家属对疾病的认知程度,是否知晓抗结核病药物的服用方法、不良反应及自我护理知识;社会支持系统是否健全。

(二)术后评估

1. 术中情况

了解患者手术方式、麻醉方式,术中出血、用药等信息。

2. 身体状况

评估患者生命体征是否平稳;伤口是否干燥,有无渗血、渗液;伤口周围卫生是否清洁;引流管名称、位置,是否标记清楚。

3. 心理—社会状况

了解患者有无悲观失望、紧张情绪;患者及其家属对病情的认知。

【常见护理诊断/问题】

(1)恐惧与焦虑:与发病特异性、担心影响性功能及生育能力等有关。

(2)潜在并发症:继发细菌感染、不育。

(3)知识缺乏:缺乏睾丸结核相关知识。

【护理目标】

(1)患者焦虑/抑郁程度较轻。

(2)患者未出现并发症,或并发症得到及时发现和处理。

(3)患者及其家属对疾病知识有一定的了解,掌握康复及保健知识。

【护理措施】

(一)术前护理

注意休息，适当运动，避免性生活，加强营养，宜进食高热量、高蛋白、高维生素、易消化、富含营养的食物；避免吃辛辣、油腻食物及海鲜；戒烟、酒等。

(二)术后护理

了解麻醉和手术方式、术中情况、手术切口和引流情况，对于腰麻、硬膜外麻或者腰硬膜外联合麻醉者，术后应去枕平卧6 h，密切观察患者有无恶心、呕吐、头痛、神经症状。

手术6 h后即可常规进食。忌辛辣、刺激性食物，多食易消化食物，适当饮水。

保持伤口敷料清洁、干燥，若有渗血、渗液，要及时更换，减少感染机会；防止引流管脱出、扭曲；使用阴囊托，或者使用加压包扎法，预防阴囊内出血或形成血肿。观察阴囊皮肤的颜色是否红润，如局部有脓肿形成，须立即通知医生，必要时行切开引流术。加强会阴部擦洗，保持局部干燥通风，预防阴囊湿疹发生。

【健康宣教及出院指导】

1.生活饮食指导
(1)宜进食高热量、高蛋白、高维生素、易消化、富含营养的食物。
(2)戒烟、酒。
(3)保证充足睡眠，避免劳累，节制性生活，避免不洁性生活。

2.用药指导
在医生指导下继续抗结核治疗3~6个月，遵医嘱规律适量用药，切不可未经医生同意擅自更改或增减药物，以免结核病灶复发与扩散。

服药期间定期行肝功能及尿常规检查。

第三节 单纯性肾囊肿

【概述】

单纯性肾囊肿(simple renal cysts，SRC)是肾脏性疾病中最多见、症状最轻的一种疾病，常见于50岁以上的成年人，而罕见于小儿，多见于男性的左肾，常单侧发病，也可合并对侧肾脏病变。

【病因】

单纯性肾囊肿发病原因尚不完全清楚，可能和先天性肾小球、肾小管结构异常，后天性损伤感染有一定关系，但目前不少学者认为其与遗传因素有关。

【临床表现】

单纯性肾囊肿人多没有症状，多因健康查体或其他疾病进行影像学检查时偶然发现，罕有大到可扪及的囊肿；最常见的自觉症状是患侧肾区疼痛，若增大迅速，要注意出血或癌变可能。

【辅助检查】

1.影像学检查

（1）B 超检查：单纯性囊肿首选 B 超检查。

（2）CT 检查。良性囊肿的标准：①囊肿界线锐利，平滑薄壁；②囊内液体均一，通常密度<20 HU，高密度见于囊液高蛋白质或囊肿出血；③囊肿壁没有增强。

（3）IVU 检查：能显示囊肿压迫肾实质或输尿管的程度。

（4）MRI 检查：能帮助确定囊液性质。

2.囊肿穿刺和囊液检查

当 B 超、CT 检查等不能确诊或疑有恶性病变时，可在 B 超引导下行囊肿穿刺，抽取囊液化验。

【治疗原则】

单纯性肾囊肿进展缓慢，预后良好；无自觉症状或压迫梗阻影像学改变者，很少需要外科干预，定期影像复查即可。

一般认为需要外科手术治疗的指征：①有疼痛症状或心理压力者；②有压迫梗阻影像学改变者；③有继发出血或怀疑癌变者。经典的治疗方法包括囊肿穿刺硬化术、腹腔镜囊肿去顶减压术或开放性肾囊肿去顶减压术等。

【护理评估】

（一）术前评估

1.健康史

了解患者的年龄、性别、职业及运动爱好等。

2.身体状况

（1）症状与体征：①局部评估有无腰部疼痛等不适；②全身评估生命体征。

（2）辅助检查：了解血、尿常规检查结果的动态变化，影像学检查有无异常发现。

3.心理—社会状况

了解患者是否存在明显的焦虑与恐惧情绪；患者及其家属对治疗的了解程度，能否配合治疗。

（二）术后评估

1.术中情况

了解患者的手术、麻醉方式与效果，术中出血、补液情况。

2.身体状况

评估患者生命体征是否平稳，患者是否清醒；伤口是否干燥，有无渗液、渗血；肾周引流是否通畅；引流液量、颜色与性状等；有无出血、感染等并发症。

3.心理—社会状况

评估患者是否担心手术预后，是否配合术后治疗和护理。

【常见护理诊断/问题】

（1）焦虑与恐惧：与害怕手术和担心疾病复发等有关。
（2）疼痛：与手术创伤有关。
（3）潜在并发症：出血、感染、皮下气肿。

【护理目标】

（1）患者恐惧与焦虑程度减轻，情绪稳定。
（2）患者疼痛得到缓解。
（3）患者未发生并发症，或并发症得到及时发现和处理。

【护理措施】

（一）术前护理

1.心理护理

主动关心、安慰患者及其家属，以稳定其情绪，减轻焦虑与恐惧。加强交流，解释肾囊肿的病情发展情况、主要的治疗护理措施，鼓励患者及其家属积极配合各项治疗和护理工作。

2.病情观察

定时监测血压及检查肾功能，观察尿液。

3.术前准备

协助患者做好术前常规检查，特别注意患者的凝血功能是否正常；做好备皮、配血等，必要时行肠道准备。

（二）术后护理

1.病情观察

观察患者生命体征，注意患者有无腹胀、恶心、呕吐等不适症状，遵医嘱予对症处理。

2.体位与活动

术后，去枕平卧，保持呼吸道通畅。鼓励患者早下床活动，以促进胃肠功能恢复，增加肺活量，减少肺部并发症及下肢静脉血栓的发生。

3.饮食护理

手术患者清醒后，可嘱患者咀嚼口香糖，促进肠蠕动，以便肛门早排气。肛门排气前，禁食、禁饮，保证每日液体入量为 2000~3000 mL。肛门排气后，可进流食，若无腹胀、腹痛等不适，可逐步过渡至正常饮食，忌生冷、产气、刺激性食物，宜进食高热量、低蛋白、低钠、营养丰富、易消化食物。

4.管道护理

（1）伤口引流管：保持引流管通畅，妥善固定，防滑脱，定时向远心端挤压，避免伤口引流管折叠、受压而引流不畅。观察伤口局部有无肿胀、瘀青，引流液性质、颜色、量的变化并做好护理记录。

（2）留置导尿管护理：勿折叠、扭曲、压迫管道，定时挤捏管道；引流袋位置不可高于耻骨联合，不能触及地面；观察并记录引流液颜色、量及性质，如突然出现大量鲜红尿液，应立即通知医生处理；观察患者是否有尿少或水、电解质紊乱等情况；尿道口清洁，每日尿道口护理至少 2 次；引流袋导尿管每周更换 1~2 次，如有堵塞或污染及时更换；严格无菌操作。

5.基础护理

做好晨间、晚间护理，皮肤护理，协助或督促患者翻身和在床上、床边适当活动等。

6.心理护理

根据患者的社会背景、个性及不同手术类型，给每个患者提供个性化心理支持，并给予心理疏导和安慰，以增强其战胜疾病的信心。

7.并发症的护理

（1）预防感染：保持伤口的清洁、干燥，敷料渗湿时及时更换；及早发现感染征象。若患者体温升高、伤口疼痛并伴有白细胞和中性粒细胞比值升高、尿常规示白细胞计数增多，提示有感染；遵医嘱应用抗生素，并鼓励患者多饮水。

（2）出血：观察伤口敷料是否渗血；引流液的颜色、性质、量，发现异常，及时通知医生。

【护理评价】

通过治疗与护理，患者是否：①减轻了恐惧与焦虑，稳定了情绪；②疼痛得以缓解；③并发症得以预防，或得到及时发现和处理。

【健康宣教及出院指导】

1.饮食

饮食规律，宜进食高热量、低蛋白、低钠、营养丰富、易消化的食物，防止水、电解质失调。

2. 用药指导

必须慎用对肾功能有损害的药物，如氨基苷类抗生素等。

3. 定期复查术后

术后 1 年内每 3 个月复查一次，1 年后每半年复查一次。嘱患者有病情变化随时复诊，定时复查肾功能，检查有无并发症，包括体格检查、尿常规检查；个体化的影像学检查，包括肾脏超声检查、CT 检查、血清肾功能测定。

试题九

第十章

肾上腺疾病的护理

第一节　嗜铬细胞瘤

【概述】

嗜铬细胞瘤(pheochromocytoma)是肾上腺髓质及其他任何肾上腺素能系统地嗜铬组织并产生过多儿茶酚胺的肿瘤，临床上可引起高血压及其他严重的心血管紊乱。

【病因】

嗜铬细胞瘤病因不明，可有家族倾向，85%~90%来源于肾上腺髓质，绝大多数为圆形或椭圆形单个腺瘤，包膜多较完整，体积大小不一。约10%的嗜铬细胞瘤为恶性，可转移到淋巴结、肝脏、肺部、骨等处。

【临床表现】

本病临床表现多种多样，但多数患者表现为以肿瘤或增生组织分泌过多的儿茶酚胺为基础的症状和体征。阵发性或持续性高血压伴阵发性血压极度升高是本病的典型特征；本病多数患者伴有代谢紊乱。

1. 高血压

(1)持续性高血压伴阵发性血压极度升高最多见，占50%以上，在高血压的基础上发作时血压极度升高，甚至用一般血压计测不出血压；典型发作症状是"头痛、心悸、多汗"三联征，严重者可出现心衰、肺水肿及脑出血导致的死亡。

(2)阵发性高血压占40%以上，女性多见，平时不出现高血压，当受外界诱因时血压突然升高。

2. 代谢改变

代谢改变表现为基础代谢率增高，肝糖原分解加速和胰岛素分泌受抑制引起的血糖升高、出现尿糖；少数患者还可能有低血钾的表现。

3.儿茶酚胺性心肌病

儿茶酚胺性心肌病是较严重的特殊并发症，常以急性左心衰为主要表现，可伴心律失常，心肌退行性变、坏死，高血压性心肌肥厚、心脏扩大等。

【辅助检查】

1.定性诊断

24 h 尿液儿茶酚胺测定(一般需要连续测定 3 次)、血儿茶酚胺测定。某些食物和药物(如咖啡、香蕉、柑橘类水果和阿司匹林等)可干扰上述测定值，故检查前必须停用。

2.定位诊断

超声检查和 CT 检查能清楚显示肾上腺部位的肿瘤，是首选的检查方法；MRI 检查在 T1 加权像呈低信号或等信号，在 T2 加权像呈高信号为其典型表现。

【治疗原则】

嗜铬细胞瘤(包括肾上腺内及肾上腺嗜铬细胞瘤)的有效治疗手段为手术切除；双侧肾上腺髓质增生者选用肾上腺次全切除术，即一侧全切，另一侧大部切除，保留部分肾上腺皮质，以避免终身的肾上腺皮质功能减退。

【护理评估】

(1)根据患者的症状和体征评估患者嗜铬细胞瘤疾病情况。

(2)根据患者的高血压程度评估心、脑、肺受累的情况，如出现异常，立即为患者测血压并记录。

(3)根据患者的全身状况评估耐受手术的程度。

(4)根据患者阵发性高血压发作的诱因评估发作的强度及频率。

(5)评估患者情绪：判断有无兴奋、激动的心理因素及焦虑程度。

(6)评估患者出汗情况，判断基础代谢情况。

【常见护理诊断/问题】

(1)组织灌注改变：体液过多与嗜铬细胞分泌大量激素有关；体液不足与手术切除瘤细胞使激素分泌突然减少引起血管扩张有关。

(2)活动无耐力与代谢紊乱引起高血糖、高血压有关。

(3)有肾上腺皮质功能不足的可能，其与手术切除分泌激素的嗜铬细胞有关。

(4)潜在并发症有感染、静脉血栓栓塞症(VTE)。

【护理目标】

(1)患者体液过多或不足的现象得到有效控制。

(2)患者的活动耐力增加。

(3)患者肾上腺功能不足现象得到及时处理，未发生肾上腺危象。

（4）未发生并发症。

【护理措施】

（一）术前护理

1. 心理护理

嗜铬细胞分泌大量儿茶酚胺，在这种物质的作用下，患者一直处于精神高度紧张、恐惧状态。应加强与患者沟通，让患者对手术前准备的重要性有足够的重视和认识，增强其战胜疾病信心，消除顾虑，减轻紧张、恐惧心理，以良好心理状态接受手术。

2. 术前准备

由于嗜铬细胞分泌儿茶酚胺，促使周围血管收缩，患者常呈现阵发性或持续性高血压状态，故应降低患者血压，常规选用：①长效非选择 α 肾上腺素受体阻断药——酚苄明，初始剂量 10 mg 每日两次，根据血压情况调整药物剂量，服药期间饮食中增加含盐液体的摄入，以减少直立性低血压的发生，并有助于扩容；②钙通道阻滞药能够阻断 NE 介导的钙离子内流入血管平滑肌细胞，以达到控制血压和心律失常的目的，它还能防止冠状动脉痉挛，有利于改善心功能，且不会引起直立性低血压。

3. 心律失常控制

推荐选择性 β_1 受体阻断药，如阿替洛尔、美托洛尔等。

4. 用药护理

在患者用药期间，做到以下两点。

（1）加强血压的监测及神态的变化观察：根据用药前后血压的变化及时调整降压药物的用量，防止低血压的发生；完善跌倒及坠床的风险评估及健康指导。

（2）加强用药的宣教和护理，保证患者按时、按量服药。

5. 扩容处理

由于分泌过量的儿茶酚胺，周围血管均处于收缩状态，患者处于低血容量状态，手术切除肿瘤后，血管容积相对增加，回心血量及心输出血量减少，患者易发生严重的难以纠正的低血容量性休克，因此术前应充分扩容补充血容量，使之扩至正常生理状态，可使术中血压下降缓慢、术后血压恢复快而稳定。术前 3~5 天开始补充血容量，每天补充总量为 2000~2500 mL，使红细胞比容控制在 45% 左右。在输液时要控制速度，防止短时间内液体过快、过多进入从而发生肺水肿、心衰。

6. 饮食及皮肤护理

此类患者基础代谢率升高，糖代谢紊乱和脂肪分解加速，易引起消瘦，而且瘤体分泌儿茶酚胺可减弱肠张力及肠蠕动，可引起便秘及食欲不振，因此在促进患者肠蠕动的基础上，给予患者低糖、低盐、高蛋白、高纤维、适量粗纤维饮食，促进食欲，以提高机体抵抗力。由于患者处于高代谢状态，极易出汗，注意保持皮肤清洁干燥，勤换内衣，最好穿柔软、吸水性强的内衣。

7. 术前药物准备的时间和标准

一般术前准备 10~14 天，发作频繁者需要准备 4~6 周。以下几点提示术前给药充分。

(1)血压稳定在 120/80 mmHg(1 mmHg=0.133 千帕)左右，心率小于 90 次/分。

(2)无阵发性血压升高、心悸、多汗等现象。

(3)体重呈增加趋势，增长率<45%。

(4)轻度鼻塞、四肢末端发凉感消失或有温暖感、甲床红润等表示微循环灌注良好。

8. 术前常规准备护理

协助完成相关术前检查：心电图、胸部 X 线片、B 超、CT 或 MRI 检查。完成各项血液及体液检查：血常规、血生化、凝血全套、尿常规、血浆皮质醇、24 h 尿液儿茶酚胺及血儿茶酚胺等检查。

(二)术后护理

1. 病情观察

(1)术后常规心电监护、吸氧，术后每 15~30 min 测量一次血压，血压平稳后改为每小时测量一次，一旦出现异常，及时报告医生处理。

(2)高血压。嗜铬细胞瘤术后仍有 20% 的患者存在高血压，可能原因：①体内多发性肿瘤未切除干净；②肿瘤变恶性有转移灶；③长期高血压造成肾血管病变产生肾性高血压；④肾上腺髓质增生。遵医嘱复查血和尿中儿茶酚胺含量及降压处理。

(3)低血容量休克。嗜铬细胞瘤切除后，由于血循环中儿茶酚胺浓度急剧下降，使长期处于收缩状态的周围血管开放，术前虽然进行了扩容治疗，但术后仍有一部分患者出现有效循环血容量不足情况，表现为低血容量休克。护理中应做到：①保持两路静脉输液通路，用微量泵调整药液达到控制血压的目的，监测血容量及尿量；②严格控制输液的速度和总量，预防心衰发生；③注意观察尿量，每小时尿量不应少于 100 mL；④通过观察血压和尿量，调整输液速度和输液量，并准确记录 24 h 出入量。

(4)维持水电解质平衡：动态观察生化指标，防止水电解质紊乱。

(5)血糖护理：严密观察患者血糖情况，防止肿瘤切除后，原来受抑制的胰岛素大量释放，引起低血糖影响伤口的愈合。

(6)肾上腺皮质危象的观察与护理。双侧肾上腺嗜铬细胞瘤摘除术后，肾上腺皮质可能有不同程度的损伤，损伤导致肾上腺功能不足而发生肾上腺皮质危象。患者术后 24 h 常表现为血压下降，四肢酸痛，甚至嗜睡。出现此类现象应及时给予激素替代治疗。

2. 休息与活动

了解手术、麻醉及术中用药情况，严密观察患者生命体征变化。术后常规心电监护、吸氧，平卧 24~48 h。血压未稳定前不宜随意搬动或改变体位，以防血压突然下降引起休克；待血压稳定后，按泌尿外科常规护理。

3. 饮食护理

嘱患者多进食高热量、高蛋白、高纤维素食物，以促进伤口愈合。

4. 管道护理

术后患者身上常有多种导管，应认真做好导管护理，告知患者及其家属引流的目的及注意事项。妥善固定导管，保持引流畅通，防止导管扭曲、受压、脱落；定时观察引流液的颜色、性质、量并及时记录。定时挤压引流管，以促进引流液的流通。

5. 并发症的护理

（1）感染：术后认真观察伤口敷料，有无渗血及渗液，有异常及时联系医生。定期换药，嘱患者不可随意揭开伤口敷料或用手触摸伤口，预防感染；定时翻身、拍背、雾化吸入，必要时予以吸痰，防坠积性肺炎的发生。

（2）静脉血栓栓塞症（VTE）：指导患者术后卧床期间进行踝泵运动及腿部的功能锻炼。注意观察患者血氧的变化、腿围大小的变化，以及有无呼吸困难、胸闷、胸痛等症状；定时评估血栓风险，评分高危者，遵医嘱采取药物预防和机械预防措施，必要时可行采血检查 D-二聚体、双下肢静脉彩超检查和肺部 CTA 检查，并做好 VTE 的健康教育。

6. 基础护理

并发症病情稳定后，协助患者翻身、拍背，按摩双下肢，以防发生肺部感染和形成下肢静脉血栓。

7. 心理护理

及时疏导患者紧张、焦虑情绪，鼓励患者树立战胜疾病的信心。

【护理评价】

通过治疗与护理，患者是否：①体液过多或不足的现象得到有效控制；②活动耐力增加；③肾上腺功能不足现象得到及时处理，未发生肾上腺危象；④未发生感染及血栓。

【健康宣教及出院指导】

1. 饮食指导

加强营养，避免暴饮暴食，减轻肾脏负担。

2. 活动指导

适当进行体育活动，增强体质，预防感冒。

3. 用药指导

术后继续行降压治疗或糖皮质激素替代治疗者，遵医嘱服药，切勿自行增减剂量。

4. 复诊指导

定期检查临床症状、生化指标（血浆游离 MNs、24 h 尿儿茶酚胺和分馏的 MNs）、进行超声或 CT 检查，如发现异常，及时就诊和遵医嘱用药。

第二节　皮质醇增多症

【概述】

皮质醇增多症(hypercortisolism)即皮质醇症,为机体组织长期在过量的糖皮质激素作用下出现的一系列临床症状和体征的综合征,也称库欣综合征(Cushing's syndrome,CS)。

【病因】

1.内源性皮质醇增多症

内源性皮质醇增多症分为 ACTH 依赖性和 ACTH 非依赖性两种类型。

(1)ACTH 依赖性皮质醇增多症中 70%~80%是由垂体病变导致促肾上腺皮质激素(ACTH)过量分泌;15%是异位 ACTH 综合征,肺癌、胸腺癌、支气管腺癌、胰腺癌等是由异位分泌过多的 ACTH 导致。

(2)ACTH 非依赖性皮质醇增多症 一般由单侧肾上腺肿瘤引起,即肾上腺皮质腺瘤或腺癌,是由于肾上腺束状带的肿瘤直接分泌大量皮质醇所致。

2.外源性皮质醇增多症

外源性皮质醇增多症即医源性皮质醇增多症,在长期大剂量使用糖皮质激素的情况下,患者垂体-肾上腺皮质轴受抑制而导致肾上腺萎缩。

【临床表现】

1.脂肪重新分布和向心性肥胖

锁骨上区脂肪堆积和向心性肥胖是该病早期具有的特征性表现,患病数年内呈进行性肥胖,形成具有典型特征的"满月脸""水牛背""悬垂腹",但四肢及臀部为正常或消瘦状态。

2.糖代谢异常和糖尿病

糖皮质激素增多使糖异生作用增强,诱导胰岛素抵抗,故易发展成为糖尿病,因此约有 50%的患者出现糖耐量降低,20%的患者伴有糖尿病。

3.水钠潴留、高血压和低钾血症

糖皮质激素有水钠潴留、保钠排钾的作用,高血压一般为轻度至中度,收缩压与舒张压同时升高。

4.性功能紊乱

女性表现为月经不调、不育,甚至出现女性器官男性化;成年男性表现为阳痿或性功能低下,阴茎萎缩,睾丸变软等;儿童提早出现腋毛和阴毛。

5.蛋白代谢变化，皮肤、骨骼和肌肉变化

糖皮质激素增高可导致负氮平衡，引起肌肉萎缩，以近端肌肉受累明显；抑制肠道对钙的吸收导致骨质疏松，病程长的患者易发生骨折；蛋白过度消耗，导致皮肤菲薄、毛细血管脆性增加，易出现瘀斑，皮下血管明显，呈现紫纹，常见于下腹部两侧、大腿前内侧、臀部、腋窝等处。

【辅助检查】

1.实验室检查

(1)血浆游离皮质醇增高且昼夜分泌节律消失，这对早期诊断本病具有重大意义。患病后，患者在下午或午夜皮质醇水平明显升高，甚至接近早8点的最高水平。

(2)24 h 尿游离皮质醇明显升高，超过正常值的2倍是 CS 典型表现。

(3)血浆 ACTH 浓度持续>3.3 pmol/L 提示为 ACTH 依赖性疾病，血浆 ACTH 浓度<1.1 pmol/L 提示 ACTH 非依赖性疾病(肾上腺来源)。

2.特殊检查

特殊检查用于疾病的定性判断。

(1)小剂量地塞米松抑制试验可以用于鉴别 CS 和单纯性肥胖症。患者 23:00—24:00 顿服地塞米松 1 mg (或 1.5 mg)，次日 8:00 抽血，测定血浆游离皮质醇值，其值与试验前相比，下降超过50%，则为单纯性肥胖症和正常人的表现；CS 患者试验后血皮质醇下降不明显。

(2)大剂量地塞米松试验用于判断 CS 的病因。患者 23:00—24:00 顿服地塞米松 8 mg，次日 8:00 抽血，测定血浆游离皮质醇值，其值与试验前相比，下降(或抑制)超过50%，则提示为垂体性 CS，而肾上腺皮质肿瘤或异位 ACTH 综合征不被抑制。

3.影像学检查

(1)超声检查：对直径在 1 cm 以上的肾上腺肿瘤，检出率可达90%。

(2)CT 检查：99%的肾上腺皮质腺瘤和增生可以通过 CT 检出。

(3)MRI 检查：蝶鞍冠状薄层扫描可发现垂体增生、微腺瘤、腺瘤，效果优于 CT 检查；用 MRI 检查肾上腺，其结果并不优于 CT 检查。

【治疗原则】

1.非手术治疗

药物治疗可作为 CS 术前准备、术后复发及无法切除的肾上腺皮质癌等的辅助治疗措施，包括皮质醇生物合成抑制剂和直接作用于下丘脑-垂体的药物，抑制 ATH 的释放。常用药物有美替拉酮、密妥坦、氨鲁米特、赛庚啶、溴隐亭及米非司酮等。

2.手术治疗

(1)CS：首选方法是应用手术显微镜经鼻、经蝶窦切除垂体瘤。经蝶窦手术失败或无手术指征，且 CS 症状又严重者，可行双侧肾上腺全切除术加垂体放射治疗。

（2）肾上腺原发肿瘤：分泌皮质醇的肾上腺腺瘤采用腹腔镜肾上腺肿瘤切除术，推荐保留肾上腺；肾上腺皮质癌首选根治性切除术。

（3）原发性肾上腺皮质增生：病变严重（即体积较大侧）的一侧应先行肾上腺全部切除术，若症状仍较重，再行另一侧肾上腺大部切除术。

（4）异位 CS：应手术切除原发肿瘤。若肿瘤定位不清或不能切除时，可行双侧肾上腺全切术或仅保留部分肾上腺，以减轻症状。

【护理评估】

（一）术前评估

1. 健康史

（1）一般情况：了解患者的年龄、性别、婚姻状况、文化程度、饮食习惯等。

（2）既往史：了解患者是否患高血压、糖尿病、骨质疏松症等疾病，有无泌尿系统、神经系统疾病治疗史。

（3）家族史：了解患者家族中有无 CS、颅内肿瘤及其他肿瘤患者。

2. 身体状况

评估患者体重、血压，有无"满月脸""水牛背"、皮肤紫纹或四肢肌肉萎缩等情况；了解女性患者有无长胡须、多毛、月经失调等症状，男性患者有无阳痿或性功能低下；有无躁狂、抑郁和精神分裂等精神症状。

3. 心理—社会状况

了解患者及其家属对该疾病的认知程度；患者是否因身体改变而自卑，有无心理问题；社会支持系统是否健全。

（二）术后评估

1. 术中情况

了解患者手术方式、麻醉方式、病变组织切除范围，以及术中用药、输液、输血、出血等情况。

2. 身体状况

评估患者血压和意识状况；监测血浆皮质醇水平、水电解质平衡；观察有无继发气胸、感染，邻近组织脏器的损伤和肾上腺功能不全等情况。

3. 心理—社会状况

了解患者情绪状态，患者及其家属对病情的认知，对疾病的治疗与护理是否配合。

【常见护理诊断/问题】

（1）自我形象紊乱：与糖皮质激素分泌过多引起形象外观改变有关。

（2）活动耐力下降：与低血钾、腰背痛、骨痛等有关。

(3)体液过多：与皮质醇增多引起的水钠潴留有关。

(4)潜在并发症：急性肾上腺功能不足、感染、静脉血栓栓塞症(VTE)。

【护理目标】

(1)患者形象紊乱情况得到改善，认可自我形象改变。

(2)患者根据自己的个体情况适度活动，未发生意外损伤。

(3)患者无水钠潴留。

(4)患者未发生相关并发症，或并发症发生后能得到及时治疗与处理。

【护理措施】

(一)术前护理

1.心理护理

(1)耐心解释手术的必要性、手术方式、注意事项，消除患者紧张、焦虑的情绪，帮其树立战胜疾病的信心。

(2)鼓励患者表达自身感受，指导患者积极改善个人形象。鼓励家属主动与患者沟通，给予患者支持，消除其自卑心理。

(3)向患者讲解疾病相关的知识，介绍该疾病手术治疗成功的病例，向患者说明身体外形的改变是疾病发生、发展过程中的表现，只要积极配合检查和治疗，部分形象改变可恢复。

2.饮食护理

(1)给予高蛋白、高维生素、高钾、低盐低钠(食盐 3~5 g/d)、低糖、低胆固醇、低热量、易消化的食物，减少水的摄入，预防和控制水肿。鼓励患者多进食富含维生素 D 及钙的食物，预防和治疗骨质疏松。多食碱性食物，如蛋清、海带、豆类、蔬菜等。定时定量、少食多餐，忌烟、酒。

(2)根据血糖调整进食种类与量，控制含糖量较高食物的摄入。

3.病情观察

(1)密切监测血压及血糖：及时调整用药，注意观察药物的不良反应，做好护理记录。告知患者在情绪过度激动及活动量较大的情况下，可能会发生血压骤升、头晕甚至跌倒等情况。血压骤升亦会引发脑出血及心衰等心脑血管意外。故应向患者强调遵医嘱服用降压药物以控制血压、减少活动量、避免情绪过度激动的重要性。

(2)观察皮肤状况并加强护理：保持皮肤、黏膜的清洁，出汗较多者，及时更换被褥和衣服，穿宽松吸水性较好的纯棉衣物，不穿紧身衣裤。将衣物放在易取处，防止皮肤的擦伤。勤沐浴更衣，注意更换体位，保持床单整洁。勤翻身，避免局部组织长期受压，避免皮肤破溃。

(3)观察电解质及液体出入量：准确记录 24 h 液体出入量，并保持出入量平衡。定期监测患者血 Na^+ 及血 K^+ 的浓度，如出现异常(如心律失常、恶心、呕吐、腹胀等低血钾的症状），及时通知医生处理，并遵医嘱静脉补液，维持水、电解质平衡。

（4）注意观察活动情况：避免碰撞、跌倒、剧烈活动，防止意外损伤。轻度水肿患者应限制其活动，重度水肿患者应严格卧床休息。卫生间应设扶手和防滑垫；避免剧烈的活动；变换体位时动作应轻柔；防止因跌倒或碰撞引起骨折，必要时使用助行器辅助行动。

（5）精神症状观察：加强护理，定时巡视病房，多与患者接触和交流，鼓励患者从事力所能及的事情以转移注意力，增强患者信心。指导家属多与患者交流，注意说话方式和语气，如发现患者有任何精神异常及时报告护士。

4.用药护理

由于肾上腺肿瘤长期自主分泌大量皮质醇，致使垂体 ACTH 分泌处于抑制状态，同时，对侧肾上腺及肿瘤周围正常肾上腺皮质也呈萎缩状态。为防止肿瘤切除后体内皮质醇骤然不足引起肾上腺危象，术前遵医嘱补充糖皮质激素，遵医嘱静脉滴注氢化可的松 100 mg。根据情况应用降压药、降糖药、抗生素、纠正电解质及酸碱平衡紊乱等药物，密切观察药物不良反应。

5.术前常规准备护理

协助医生完成相关术前检查：心电图、胸部 X 线片、B 超、CT 或 MRI 检查。完成各项血液及体液检查：血常规、血生化、凝血全套、尿常规、血浆皮质醇、24 h 尿液儿茶酚胺及血儿茶酚胺检查等。

（二）术后护理

1.病情观察

（1）心电监护密切监测患者的生命体征，观察患者有无烦躁、谵妄，呼吸频率的快慢，必要时可行血气分析，有异常情况及时报告医生。

（2）动态观察患者的凝血功能、血氧、胸痛、腿围，定期用 Caprini 评估表评估 VTE 风险，尽早发现静脉血栓并及时治疗。

2.体位与活动

术后清醒后，可半卧及翻身；待病情平稳后，可在医务人员的协助下安全地下床活动，注意妥善安置各引流管，避免非计划拔管；术后 6~12 周，应避免久坐、重体力劳动等，多参与日常活动，以及轻度、可耐受的锻炼。

3.饮食护理

手术患者清醒后，可嘱患者咀嚼口香糖，促进肠蠕动，以利肛门早排气。术后肛门排气前禁食、禁饮，保证每日液体入量为 2000~3000 mL。肛门排气后，可进流食，若无腹胀、腹痛等不适，可逐步过渡至正常饮食，宜进食低热、低糖、高蛋白、高钾、低钠、营养丰富、易消化食物；忌生冷、产气、刺激性食物，防止水、电解质紊乱。

4.管道护理

（1）切口引流管护理：妥善固定导管，并贴好管道标志；告知留置切口引流管的重要性，切勿自行安置、拔出；下床活动、床上翻身时，避免过度牵拉引流管；观察并记录引流液颜色、量及性质并做好记录。

（2）导尿管护理：①勿折叠、扭曲、压迫管道，定时挤捏管道；引流袋位置不可高于耻骨联合，不能触及地面；②观察并记录引流液颜色、量及性质，如突然出现大量鲜红尿液，应立即通知医生；③观察患者是否有尿少或水、电解质紊乱等情况。

5. 用药护理

糖皮质激素的替代治疗目前尚无统一方案，不同医疗单位在用药习惯和经验方面可能存在差异，但应遵循下列基本原则：①术中、手术当日静脉给予氢化可的松；②术后禁食期间可选择静脉给予氢化可的松、地塞米松或醋酸可的松，进食后改为口服泼尼松；③皮质激素剂量逐渐递减至停药；④遇到疾病和生理应激因素或出现肾上腺皮质功能减退症状时，氢化可的松剂量及时增加 0.5~1 倍，症状明显者静脉给予氢化可的松。

6. 并发症的护理

（1）术后患者可能出现肾上腺危象，表现为厌食、腹胀、恶心、呕吐、精神不振、疲乏嗜睡、肌肉僵痛、腹泻、心率过快、血压下降和体温上升，严重者可致死亡。患者一经诊断为肾上腺危象，应严密监护、及时治疗：术后 1~2 h 迅速静脉滴注氢化可的松 100~200 mg，术后 5~6 h 注射量为 500~600 mg，术后第 2~3 天给予氢化可的松 300 mg，之后每日减少 100 mg；患者可能会出现血压下降、心动过速、呕吐或腹泻、白细胞升高、电解质紊乱等症状，应予以补液、纠正电解质和酸碱平衡紊乱，应用血管活性药物纠正低血压。

（2）动态观察患者的凝血功能、血氧、胸痛、腿围，定期用评估 Caprini 评估表评估 VTE 风险，尽早发现静脉血栓及时治疗。

7. 基础护理

（1）保持会阴、尿道口清洁，每日护理会阴部 2 次。

（2）患者卧床期间，应协助其定时翻身，按摩骨突处，防止皮肤发生压力性损伤，避免拖拉患者，以免发生机械性损伤。

（3）保持皮肤清洁、干燥。

8. 心理护理

根据患者的社会背景、个性及不同手术类型，对每个患者提供个体化心理支持，并给予心理疏导和安慰，以增强战胜疾病的信心。

【护理评价】

通过治疗与护理，患者是否：①能够正视形象改变；②增加了活动耐力；③疾病得以好转，病情得到及时发现和处理。

【健康宣教及出院指导】

1. 复查

术后第 10~14 天复查血尿生化及激素指标（激素替代者停药 24 h），CRH-兴奋试验可判断垂体肿瘤是否有残留等。术后 2 周内血浆皮质醇低于 50 nmol/L（1.8 g/dL）可能是 CS

缓解的最佳指标。每3个月检测一次激素水平，并结合临床症状判断丘脑-垂体-肾上腺轴分泌功能恢复情况，以此决定糖皮质激素剂量及是否停用，激素替代治疗时间一般大于6个月；激素替代治疗，每6~12个月复查一次。

2.服药

坚持规范应用糖皮质激素，应遵循按病情需要逐渐减量的原则，不得擅自减药或停药。

3.饮食

饮食规律，宜进食低热量、低糖、高蛋白、高钾、低钠、营养丰富、易消化食物，防止水、电解质失调。

4.活动

根据体力，适当活动，避免碰撞硬物，预防跌倒。

第三节　原发性醛固酮增多症

【概述】

原发性醛固酮增多症(primary aldosteronism，PA)是因肾上腺皮质分泌过量的醛固酮激素，而引起以高血压、低血钾、高血钠、低血浆肾素活性和碱中毒为主要表现的临床综合征，又称 Conn 综合征。

【临床表现】

(1)几乎所有患者均有高血压，以舒张压升高为主，且一般降血压药物的降压效果不佳。

(2)约70%低钾血症患者呈现持续性低钾血症，30%为间歇性低钾血病。

(3)烦渴、多饮、多尿(多尿以夜尿增多为主)，这是由长期缺钾、肾浓缩功能下降引起的。

【辅助检查】

1.实验室检查

实验室检查结果：①低血钾、高血钠、碱中毒；②尿钾排出增多，24 h 超过 25 mmol/L；③血、尿醛固酮含量升高；④血浆肾素活性降低，激发试验往往无反应。

2.体位试验

PA病人站立位肾素和醛固酮分泌增高。

3.定位检查

(1)超声检查：能显示直径>1 cm 的肾上腺肿瘤。

（2）CT 检查：肾上腺肿瘤的首选检查手段。肾上腺 CT 增强平扫可检出直径>5 mm 的肾上腺肿瘤。

（3）MRI 检查：空间分辨率低于 CT 检查，不作为常规检查，仅用于 CT 造影过敏者。

4.心电图检查

低血钾患者的心电图检查结果为 Q-T 间期延长，T 波增宽、压低或倒置，U 波明显。

【治疗原则】

根据病因，选择手术或药物治疗。治疗目的是预防醛固酮所致的高血压、低血钾、肾毒性，以及降低心血管损害的发病率和死亡率。

（1）手术治疗：腹腔镜肾上腺肿瘤切除术或腹腔镜患侧肾上腺全切术。

（2）药物治疗：主要是应用盐皮质激素受体拮抗剂，钙通道阻滞药、血管紧张素转换酶抑制药（ACEI）等也具一定疗效。醛固酮合成抑制剂虽处于研究阶段，但可能是将来的发展方向。

【护理评估】

（一）术前评估

1.健康史

（1）一般情况：了解患者年龄、性别、婚姻状况、文化程度、饮食习惯等。

（2）既往史：了解患者是否患高血压、糖尿病，内分泌功能是否失衡。

（3）家族史：了解患者家族中有无原发性醛固酮增多症及其他肿瘤的家属。

2.身体状况

评估患者是否有高血压的症状，如头痛、乏力、视物模糊等；有无低血钾的表现，如全身无力、肌肉酸痛等症状；有无肾功能减退症状，如夜尿增多、口渴、多饮等。

3.心理—社会状况

评估患者及其家属对病情、治疗方法、预后的认知度，有无精神紧张、焦虑、恐惧等心理障碍。

（二）术后评估

1.术中情况

了解患者手术方式、麻醉方式、病变组织切除范围，术中出血、用药、输液扩容、输血等情况。

2.身体状况

评估患者血压和意识状况，监测糖皮质激素水平、水电解质的平衡；观察感染、邻近组织脏器的损伤情况，以及肾上腺功能不全等情况。

3. 心理—社会状况

了解患者情绪状态，患者及其家属对病情的认知，以及对疾病的治疗与护理是否配合。

【常见护理诊断/问题】

(1)电解质平衡紊乱：与钾离子排泄增加、钠离子吸收增加有关。
(2)高血压：与水钠潴留使血容量增加有关。
(3)跌倒风险：与低血钾肌肉组织无力、周期性瘫痪有关。
(4)焦虑：与疾病症状、害怕手术、担心预后有关。

【护理目标】

(1)纠正电解质紊乱，低血钾性碱中毒。
(2)控制血压，使患者血压维持在稳定水平。
(3)纠正血钾，改善肌肉组织无力、周期性瘫痪。
(4)患者及其家属了解疾病的知识，能够接受患病的事实，心理状态、情绪稳定，并积极配合治疗。

【护理措施】

(一)术前护理

1. 心理护理

告知患者疾病相关知识；解释疾病的治疗与护理方案；鼓励患者积极配合，做好心理疏导。

2. 饮食护理

给予患者低盐、高钾饮食，限制食盐和碱性食物。富含钾的食物有柑橘、香蕉、香菇、海带、红枣等。

3. 病情观察

(1)监测血压：每日固定时间监测患者血压情况，包括卧位血压和立位血压，并记录。如患者出现血压升高，须观察其有无头晕、头痛，嘱患者卧床休息，并报告医生及时处理；加强生活护理和安全保护，防止意外的发生。

(2)观察患者有无肢端麻木、腹胀、手足抽搐、心律失常等低血钾表现，必要时遵医嘱抽血查血钾。

(3)观察患者有无多尿和夜尿增多的情况。

(4)观察药物疗效及不良反应，如男性乳房发育、女性月经不调等现象。

(5)监测水、电解质的变化；是否有低钾性软瘫及降压治疗期间引起的直立性低血压。

4. 用药护理

为了降低手术的危险性，术前遵医嘱使用保钾利尿剂、钾剂等药物控制血压、纠正低血钾和碱中毒；监测血清钠、钾、pH情况；注意纠正水、电解质失衡；密切观察药物的不良反应。

5. 术前准备

术前详细了解患者的心脏、肝脏、肺部、肾脏等主要脏器的功能，充分评估手术的危险性，及时改善营养状况，调整全身状态。术前常规备皮、合血、清洁灌肠，指导患者禁食6 h、禁饮4 h。

(二)术后护理

1. 病情观察

(1)维持水电解质平衡：手术切除原发病灶后，体内盐皮质激素突然减少，钠大量排出的同时也会排出大量水，会出现体液相对不足的情况，同时大量钾离子随尿液排出，因此患者容易发生低血压及低钠、低钾。应密切观察血压、尿量及血生化检查结果，遵医嘱根据病情有计划地安排输液，纠正水、电解质及酸碱平衡紊乱。

(2)肾上腺危象：由于术后切除肾上腺组织，术后24～48 h如出现软弱无力、恶心、呕吐、心率增快、血压下降及嗜睡或休克昏迷等症状，应警惕肾上腺危象的发生。发生肾上腺危象时，应立即快速输液，配合抢救；同时采用激素治疗，术后1～2 h迅速静脉滴注氢化可的松100～200 mg，术后5～6 h注射量为500～600 mg，术后第2～3天可给予氢化可的松300 mg，然后每日减少100 mg；患者可能会出现血压下降、心率过速、呕吐或腹泻、白细胞升高、电解质紊乱等症状，应予以补液，以纠正电解质和酸碱平衡紊乱，应用血管活性药物纠正低血压。

2. 体位与活动

按泌尿外科全麻术后常规护理。术后去枕平卧，头偏向一侧，血压平稳后改半卧位，保持呼吸道通畅。协助患者进行床上活动，加强下肢活动，根据患者病情遵医嘱尽早下床活动，以促进胃肠道功能恢复，尽早肛门排气。

3. 饮食护理

待患者胃肠道功能恢复及肛门排气后，饮食从流食过渡到普食，以高蛋白、高纤维素、低盐饮食为主，禁辛辣、油腻、生冷食物；宜进食鱼、肉、蛋、奶及新鲜蔬菜、水果等，以满足身体代谢需要，增加抵抗力，促进伤口愈合的能力，预防感染。

4. 用药护理

术后根据情况不定期检测血钾，乳腺发育、阳痿、性欲减退、女性月经不调等。注意事项：药物治疗需监测血压、血钾、肾功能；肾功能受损者慎用螺内酯和依普利酮，肾功能不全者禁用这两种药，以免出现高钾血症。

5. 基础护理

(1)保持会阴、尿道口清洁，每日护理会阴部两次。

(2)患者卧床期间，应协助其定时翻身，按摩骨突处，防止皮肤发生压力性损伤，避免拖拉患者，以免发生机械性损伤。

（3）保持皮肤清洁、干燥，定时护理皮肤。

6. 心理护理

根据患者的社会背景、个性及不同手术类型，为每个患者提供个性化心理支持，并给予心理疏导和安慰，以增强其战胜疾病的信心。

【护理评价】

通过治疗与护理，患者是否：①增加了活动耐力；②未发生水电解质紊乱；③未发生并发症，或并发症得到及时发现和处理。

【健康宣教及出院指导】

1. 用药指导

行肾上腺全切除术或次全切除术患者须终身激素替代治疗，告知遵医嘱服药的重要性切勿自行增减剂量。若术后血压未降至正常水平，须继续遵医嘱服用降压药。向患者讲解口服钾剂的注意事项，尽量减少其对胃肠道的刺激。

2. 复诊指导

定期复查血常规、血清电解质、肝肾功能、血浆肾素活性水平，以及血、尿醛固酮，根据情况进行腹部超声和 CT 检查，以判断疾病的治疗效果和康复情况。

第四节　肾上腺皮质癌

【概述】

肾上腺皮质癌（adrenal cortical carcinoma，ACC）是源于肾上腺皮质细胞的恶性上皮性肿瘤。

【病因】

ACC 的分子机制并不明确，可能与抑癌基因（TP53、MEN-1、P57Kip2、H19）的失活、原癌基因（Gas、Ras、ACTH 受体缺失）异常激活、生长因子 IGF-2 的过度表达及 β-catenin 基因异常激活有关。

【临床表现】

ACC 的临床表现取决于肿瘤自身的分期及其分泌激素的种类和功能状态。50%～79% 的 ACC 具有内分泌功能。非功能性 ACC 起病隐匿，可表现为腹部胀痛、食欲缺乏、恶心、低热、消瘦等与肿瘤局部进展有关的症状。

【辅助检查】

1. 影像学检查

（1）CT 检查：推荐首选 CT 平扫+增强扫描腹部。

（2）MRI 检查：造影剂过敏或妊娠者推荐用 MRI 代替 CT，大的肿瘤术推荐使用 MRI。

（3）FDG-PET 检查：ACC 为 FDG 高摄取，腺瘤一般为低摄取者可选。

（4）骨扫描检查：怀疑骨转移者可选。

2. 分泌检查

所有疑为 ACC 者必须行内分泌检查评估，激素分泌方式可能提示恶性病变，如分泌雄激素且皮质醇者高度怀疑 ACC。

3. 穿刺活检

如怀疑患有 ACC 且能手术治疗的病例不推荐穿刺活检，但对诊断不明确及不考虑手术治疗的肾上腺巨大肿瘤可采用穿刺和病理确诊。

【治疗原则】

（一）手术治疗

手术是唯一可能治愈 ACC 的手段，推荐开放手术作为标准术式。

（二）药物治疗

1. 密妥坦

密妥坦（mitotane）是美国 FDA 唯一批准治疗 ACC 的药物，主要作用于肾上腺皮质束状带和网状带细胞线粒体，诱导其变性坏死。

2. 细胞毒药物（化疗）

一线治疗方案是 EDP/M 方案（顺铂、依托泊苷、多柔比星、密妥坦），二线治疗方案是 STZ-mitotane 方案（链脲佐菌素、密妥坦）。

【护理评估】

（一）术前评估

1. 健康史

（1）一般情况：了解患者年龄、性别、婚姻状况、文化程度、饮食习惯等。

（2）既往史：了解患者是否患高血压、糖尿病、骨质疏松症等疾病，有无泌尿系统、神经系统疾病治疗史。

（3）家族史：了解患者家族中有无 ACC 及其他肿瘤患者。

2.身体状况

（1）症状与体征：评估患者体重、血压，有无"满月脸""水牛背"、皮肤紫纹或四肢肌肉萎缩等情况；了解女性患者有无长胡须、多毛现象、月经失调等，男性患者有无阳痿或性功能低下；有无躁狂、抑郁和精神分裂等精神症状。

（2）辅助检查：了解血常规、血清电解质、血气分析、肾功能、血糖、24 h 尿游离皮质醇、地塞米松抑制试验、血浆 ACTH 及其相关肽有无异常，超声、CT、MRI 及其他有关检查是否发现肾上腺肿瘤或垂体肿瘤。

3.心理—社会状况

了解患者、家属对疾病的认知程度；患者是否因身体意象改变而自卑，有无心理问题；社会支持系统是否健全。

【常见护理诊断/问题】

（1）身体意象紊乱：与糖皮质激素分泌过多引起的身体意象改变有关。
（2）活动耐力下降：与低钾血症、腰背痛、骨痛等有关。
（3）潜在并发症：肾上腺危象、急性肺水肿、静脉血栓栓塞症（VTE）。

【护理目标】

（1）患者及其家属能够接受患者形象的改变。
（2）患者活动耐力增加，活动量逐步增加。
（3）患者未发生并发症，或并发症得到及时发现和处理。

【护理措施】

（一）术前护理

1.心理护理

（1）解释手术的必要性、手术方式、注意事项。
（2）帮助患者接受自我形象的改变，提供相关知识，针对患者体态和形象的紊乱，耐心解释病情，鼓励患者积极配合治疗。
（3）介绍同类疾病治疗成功的病例，增强患者自信心。
（4）给予患者精神及心理支持。

2.病情观察

（1）严密监控血压和脉搏。
（2）术前扩容。由于切除肿瘤后体内儿茶酚胺浓度降低，可引起血压急剧下降，术中、术后可能出现难以纠正的低血容量休克，升压药应用时间明显延长，甚至危及生命。为此，术前 5~7 日给予中、低分子右旋糖酐，平衡液，0.9%氯化钠溶液或 5%葡萄糖注射液充分扩容。
（3）纠正电解质失衡：由于该类患者食欲缺乏，易出现电解质紊乱，表现为低钾、高钠，因此应监测电解质水平，及时补充钾和限制钠的摄入。

3. 营养护理

患者食欲差，根据患者饮食喜好，针对性制作饮食，必要时请营养科会诊。饮食以高蛋白、高纤维素、低盐饮食为主，禁辛辣、油腻、生冷食物。定时监测患者空腹、睡前及三餐后血糖，按需给予降糖药物。

4. 积极术前准备

术前应协助患者做心电图、B 超、X 线片、CT、血常规、电解质等各项检查。

（二）术后护理

1. 病情观察

维持血压正常，每 30 min 监测患者心率、血压、呼吸、血氧饱和度，观察其神志、神经反射恢复情况。

2. 体位与活动

按泌尿外科全麻手术后常规护理，保持呼吸道通畅，协助患者进行床上活动，加强下肢活动，遵医嘱并根据病情尽早下床活动，以促进胃肠道功能恢复，肛门尽早排气。

3. 饮食护理

由于患者术前代谢紊乱，分解代谢增加，消瘦、腹痛、腹泻、便秘等症状同时有出现。术后应加强营养，给予高蛋白、高维生素、低胆固醇和低脂等易消化吸收的食物，并限制盐和糖的摄入。

4. 并发症的护理

（1）肾上腺危象：术后 24~48 h 如出现软弱无力、恶心、呕吐、心率增快、血压下降及嗜睡或休克昏迷等症状，应警惕肾上腺危象的发生。若发生肾上腺危象，应立即快速输液，配合抢救；同时采用激素治疗，最初 1~2 h 迅速静脉滴注氢化可的松 100~200 mg，术后 5~6 h 注射量为 500~600 mg，术后第 2~3 天可给予氢化可的松 300 mg，然后每日减少 100 mg。患者可能出现血压下降、心率过速、呕吐或腹泻、白细胞升高、电解质紊乱等症状，应予以补液、纠正电解质和酸碱平衡紊乱，应用血管活性药物纠正低血压。若出现上述表现，术后 24~48 h 不宜随意搬动及改变患者体位，待心率、血压稳定后方可允许其下床活动。

（2）急性肺水肿：术前高血压及术中、术后的大量补液，使心脏负担加重，容易产生左心衰竭，诱发肺水肿。护士应熟练掌握肺水肿先兆的相关知识并能准确判断，备好急救药品和器械。

（3）指导静脉血栓栓塞症（VTE）患者术后卧床期间进行腿部的功能锻炼。注意观察患者血氧的变化，有无呼吸困难、胸闷、胸痛，腿围大小变化；定时评估血栓风险，高危者应遵医嘱采取药物预防和机械预防措施，必要时可行采血检查 D-二聚体、双下肢静脉彩超和肺部 CTA，并做好 VTE 的健康教育。

5.基础护理

加强皮肤护理，保持床单整洁，做好晨间、晚间护理。

6.心理护理

根据患者的社会背景、个性及不同手术类型，为每个患者提供个性化心理支持，并给予心理疏导和安慰，以增强其战胜疾病的信心。

【护理评价】

通过治疗与护理，患者是否：①能够直面自己形象的改变；②活动耐力得到加强；③并发症得以预防，或得到及时发现和处理。

【健康宣教及出院指导】

（1）应防止外伤，注意卫生，预防感染。

（2）避免诱发高血压的一切因素，如突然的体位改变、重物、咳嗽、情绪波动等，学会自我护理。

（3）补充糖皮质激素者，应坚持服药，在肾上腺功能恢复的基础上，逐渐减量，切勿自行加减量。少数患者术后血压仍很高，这是高血压继发血管病变所致。注意观察血压的变化，并给予扩血管药物调整血压。

（4）定期复查：定期复查血常规，观察激素水平及代谢产物的变化。

试题十

第十一章

泌尿及男性生殖系统损伤的护理

第一节　肾损伤

【概述】

肾脏深埋于肾窝，受肋骨、腰肌、脊椎和腹壁、腹腔内脏器、膈肌的保护，故不易受损。但肾质地脆，包膜薄，受暴力打击易引起肾损伤(renal injury)。

【病因】

(1)开放性损伤界相通，病情复杂而严重。

(2)闭合性损伤一般由突然力所致，一般创口不与外界相通。

【临床表现】

1.症状

(1)血尿：肾挫伤或肾部分裂伤可引起明显肉眼血尿；而肾血管断裂、输尿管断裂或血块堵塞输尿管，可能仅表现为镜下血尿，甚至无血尿。

(2)疼痛：往往是患者受伤后的首发症状，可引起患侧腰腹部疼痛或出现腹膜刺激征、腹痛及同侧肾绞痛。

(3)休克：重度肾损伤或合并其他脏器损伤时，因严重失血常发生休克，可危及生命。

(4)感染：血肿及尿外渗易引起继发感染并导致发热，若继发肾周脓肿或化脓性腹膜炎，可出现高热寒战，并伴有全身中毒现象；严重者可并发感染性休克。

(5)其他脏器损伤表现：当肾损伤症状与临床症状不相符时，应考虑存在其他脏器损伤的可能。

2.体征

出血及尿液外渗可使肾周围组织肿胀，形成腰部肿块，腰腹部可有明显触痛和肌紧张。

【辅助检查】

1.实验室检查

尿常规可见大量红细胞；血常规检查时，血红蛋白与血细胞比容持续降低，提示有活动性出血；血白细胞计数增多，常提示为感染。

2.影像学检查

（1）超声检查：可提示肾损伤的部位和程度，有无包膜下和肾周血肿、尿外渗及其他器官损伤，还可了解对侧肾脏检查情况。

（2）CT、MRI检查：CT可清晰显示肾实质裂伤程度、尿外渗和血肿的范围，以及肾组织有无活力，并可了解肾脏与其他脏器的关系，可作为肾损伤的首选检查方法。MRI与CT检查作用相似，但MRI对血肿的显示更清晰。

（3）其他：静脉尿路造影、肾动脉造影等检查。

【治疗原则】

肾损伤的治疗目的是保存肾功能和降低死亡率。

1.急救处理

因大出血而休克者，应迅速给予输液输血和积极复苏处理。一旦病情稳定，尽快进行必要的检查，以确定肾损伤范围、程度及有无合并其他脏器损伤，同时做好急诊手术探查的准备。

2.非手术治疗

非手术治疗适用于轻度肾损伤及无合并胸腹部脏器损伤者，主要包括以下几个措施。

（1）绝对卧床休息2~4周。

（2）留置导尿管，观察尿液的颜色。

（3）遵医嘱早期运用广谱抗生素预防感染。

（4）补充血容量，给予输液输血等对症治疗。

（5）密切观察生命体征及局部肿块变化。

（6）合理应用镇痛镇静和止血药物。

（7）定期进行血常规、尿常规检测及B超检查，必要时可重复进行CT检查。

3.手术治疗

可根据肾损伤程度行肾修补术、肾部分切除术、肾切除术或选择性肾动脉栓塞术。

【护理评估】

（一）术前评估

1.健康史

（1）外伤史：了解患者受伤的原因、时间、地点、部位，暴力性质、强度和作用部位，受伤至就诊期间的病情变化及就诊前采取的急救措施等。

2. 身体状况

（1）症状与体征：①局部评估有无腰部疼痛、肿块和血尿等，有无腹膜炎的症状与体征；②全身评估生命体征及尿量，判断有无休克、感染等征象。

（2）辅助检查：了解血常规、尿常规检查结果的动态变化，影像学检查有无异常发现。

3. 心理—社会状况

评估患者是否存在明显的焦虑与恐惧；患者及其家属对肾损伤伤情与治疗的了解程度，能否配合肾损伤的治疗。

（二）术后评估

1. 术中情况

了解患者的手术、麻醉方式与效果，术中出血、补液、输血情况。

2. 身体状况

评估生命体征是否平稳，患者是否清醒；伤口是否干燥，有无渗液、渗血；肾周引流是否通畅，引流液量、颜色与性状等；有无出血、感染等并发症的发生。

3. 心理—社会状况

评估患者是否担心手术预后，是否配合术后治疗和护理。

【常见护理诊断/问题】

（1）焦虑与恐惧：与外伤打击、害怕手术和担心预后不良等有关。
（2）组织灌流量改变：与肾裂伤、肾蒂损伤或其他脏器损伤引起的大出血有关。
（3）潜在并发症：休克、感染，静脉血栓。

【护理目标】

（1）患者恐惧与焦虑程度减轻，情绪稳定。
（2）患者的有效循环血量得以维持。
（3）未发生并发症，或并发症得到及时发现和处理。

【护理措施】

（一）术前护理

1. 休息与活动

绝对卧床休息 2~4 周，待病情稳定、血尿消失后患者可离床活动。

2. 病情观察

密切观察血压、脉搏、呼吸、体温情况，观察有无休克征象；观察腰腹部肿块范围的大小变化；动态监测血红蛋白和血细胞比容变化，以判断出血情况；观察疼痛的部位及程度。

3.维持体液平衡

建立静脉通道，遵医嘱及时输液，必要时输血，以维持有效循环血量，保证组织有效灌流量。合理安排输液种类，及时输入液体和电解质，以维持水、电解质及酸碱平衡。

4.并发症的观察与护理

肾损伤并发症的发生率为 3%~33%，常见的并发症有尿外渗、尿性囊肿、迟发性出血、肾周脓肿等。

（1）尿外渗：肾损伤最常见的并发症，静脉尿路造影和 CT 检查可明确诊断。

（2）尿性囊肿：多数为伤后近期发生，也可发生于伤后 3 周至数年。可疑患者首选 CT 检查明确诊断。若尿性囊肿巨大、持续存在，或出现发热、败血症等全身反应，则须行经皮囊肿穿刺引流术、肾脏坏死组织清除术、输尿管内支架引流术。

（3）迟发性出血：发生在创伤数周内，但通常不会超过 3 周。需密切观察生命体征，一旦发生内出血应绝对卧床、补液。选择性血管栓塞术是首选治疗手段。

（4）肾周脓肿：常发生在伤后 5~7 天，患者会出现持续性发热，糖尿病、HIV 感染、邻近空腔脏器损伤等属易患因素。一旦确诊，应用有效抗生素控制感染，首选经皮穿刺引流术，必要时行脓肿切开引流或肾脏切除术。

5.预防感染

（1）伤口护理：保持伤口的清洁、干燥，敷料渗湿时及时更换。

（2）及早发现感染征象：若患者体温升高、伤口疼痛并伴有白细胞计数和中性粒细胞比值升高、尿常规示白细胞计数增多，提示有感染。

（3）用药护理：遵医嘱应用抗生素，并鼓励患者多饮水。

6.心理护理

主动关心、安慰患者及其家属，稳定其情绪，减轻其焦虑与恐惧。加强交流，解释肾损伤的病情发展情况、主要的治疗护理措施，鼓励患者及其家属积极配合各项治疗和护理工作。

7.术前准备

有手术指征者，在抗休克的同时，紧急做好各项术前准备：①协助患者做好术前常规检查，特别注意患者的凝血功能是否正常；②尽快做好备皮、配血等，条件允许时行肠道准备。

（二）术后护理

1.病情观察

（1）持续心电监测，密切观察患者生命体征的变化。

（2）观察伤口引流的性质，修补、肾部分切除手术后准确记录 24 h 引流量。对 1 h 内引流量大于 100 mL 的患者，应警惕出血可能。观察伤口敷料渗出情况，及时换药，预防感染。

（3）准确记录 24 h 尿量，合理调节输液速度，避免加重健侧肾脏负担，及时观察肾功能情况。

(4)合理使用抗生素,密切注意体温的改变和白细胞的变化,预防感染,减少再出血的危险因素。

(5)伤口疼痛剧烈、局部肿胀明显者应警惕再出血可能。保持大便通畅,及时处理咳嗽、咳痰;避免腹压增加因素,减少诱发出血的可能。

2.休息与活动

肾修补、肾部分切除手术后,绝对卧床2周以上,以防继发性出血。

3.饮食护理

保证每日液体入量为2000~3000 mL。至肠蠕动恢复、肛门排气后,指导患者进食流食,逐渐过渡到软食,食物宜营养丰富、清淡、易消化,多吃蔬菜、水果,保持大便通畅,必要时遵医嘱服用缓泻剂,以软化粪便,防止便秘。

4.管道护理

(1)肾周引流管护理。

1)妥善固定管道,并贴好管道标志,告知留置切口引流管的目的,切勿自行安置、拔出引流管,观察切口引流管24 h引流液少于100 mL时,可考虑拔管。指导患者下床活动、床上翻身时,避免过度牵拉引流管,以免造成非计划拔管。

2)密切观察引流液颜色、性状及量;伤口有无渗血、渗液,如伤口敷料渗湿及时更换;伤口局部有无肿胀、红肿,切口有无液化裂开,如有出血倾向,立即通知医生处理并做好记录。

(2)导尿管护理:保持导尿管引流通畅,妥善固定导尿管,观察并记录引流液颜色、量及性质。鼓励患者多饮水,保证尿量在2000 mL以上,达到自我冲洗导尿管的作用,预防尿路感染。

【护理评价】

通过治疗与护理,患者是否:①减轻了恐惧与焦虑,稳定了情绪;②组织灌流量恢复正常,生命体征维持平稳;③并发症得以预防,或得到及时发现和处理。

【健康宣教及出院指导】

1.预防出血

出院后6~12个月内不宜从事体力劳动或竞技类运动,防止继发损伤。

2.用药指导

行肾切除术者,须注意保护健侧肾脏,慎用对肾功能有损害的药物,如氨基糖苷类抗生素等。

3.定期复查

术后1年内每3个月复查一次,1年后每半年复查一次。嘱患者有病情变化随时复诊,定时复查肾功能,检查有无并发症,主要内容包括:体格检查、尿常规检查;个体化的影像学检查,包括肾脏超声、CT、静脉肾盂造影和MRI检查;连续的血压测量;血清肾功能测定。

第二节 输尿管损伤

【概述】

输尿管是连接肾盂和膀胱，由肌肉黏膜构成的细长管形器官，其功能是输送肾脏分泌的尿液至膀胱。由外界暴力（贯通伤除外）所造成的输尿管损伤较为少见；但是，临床上由于腹部手术、盆腔手术，妇科及泌尿外科腔道镜检查或手术而造成的输尿管损伤并不鲜见。

【病因】

1. 外伤性损伤

输尿管损伤较为少见，非贯通性输尿管损伤罕见。

2. 手术损伤

手术损伤多见于下腹部或盆腔的手术，如根治性或次全子宫切除术、巨大卵巢囊肿或肿瘤切除术、直肠癌根治性切除术等。手术损伤多见于下段输尿管，经皮肾镜手术导致的输尿管上段损伤时有发生。

3. 器械损伤

器械损伤多见于泌尿外科输尿管逆行插管、输尿管镜手术，大部分可自愈。

4. 放射性损伤

放射性损伤多见于盆腔脏器肿瘤高强度放疗，输尿管管壁水肿、出血、坏死、形成尿瘘或纤维瘢痕组织，引起输尿管梗阻。

【临床表现】

输尿管损伤常见的临床表现有以下几点。

（1）尿外渗：医源性或外伤性输尿管损伤所致输尿管穿孔、裂伤、离断等情况均可能导致尿液外渗。

（2）血尿：严重程度与输尿管损伤程度不完全相关。

（3）感染：输尿管损伤引起尿外渗常伴随局部及全身的感染症状。

（4）尿路梗阻：输尿管损伤常引起上尿路梗阻。对于孤立肾或双侧输尿管完全梗阻的患者，还可表现出无尿、肾衰竭等症状。

【辅助检查】

（1）静脉尿路造影检查：输尿管误扎或扭曲表现为输尿管不显影、造影剂排泄受阻；输尿管穿孔、撕脱、完全断裂表现为造影剂外渗。

（2）逆行肾盂造影检查：可以明确受伤部位，了解有无尿外渗及外渗范围。

（3）膀胱镜检查：可直接观察输尿管开口损伤情况。

（4）CT：可显示梗阻、肾积水、尿外渗等情况，提高诊断的准确率。

（5）B超检查：简易方便，可以初步了解肾脏、输尿管梗阻及尿外渗的情况。

（6）放射性核素肾图：可了解肾功能及尿路梗阻情况。

【治疗原则】

输尿管损伤的治疗原则：恢复输尿管的连续性，避免尿液外漏，保护患侧肾功能。

1. 急诊处理

（1）抗休克：积极抗休克，处理严重的合并伤。

（2）一期修复：新鲜无感染伤口应行一期修复。

（3）肾造瘘术，抗感染治疗及二期修复：适用于输尿管损伤24 h以上，组织发生水肿或伤口有污染、一期修复困难者。

2. 手术治疗

（1）输尿管支架管置入术：适用于输尿管小穿孔、部分断裂者。输尿管支架管保留2周以上，一般能愈合。

（2）肾造瘘术：适用于输尿管损伤导致完全梗阻不能解除，已经形成尿瘘，尿液漏出伴有全身感染的患者，可以行肾造瘘引流尿液，后期再修复输尿管。

【护理评估】

（一）术前评估

1. 健康史

（1）一般情况：了解患者的年龄、性别、职业及运动爱好等。

（2）外伤史：了解患者受伤的原因、时间、地点、部位，暴力性质、强度和作用部位，受伤至就诊期间的病情变化及就诊前采取的急救措施等。

2. 身体状况

（1）症状与体征：①局部评估有无腹部疼痛和血尿等，有无腹膜炎的症状与体征；②全身评估生命体征及尿量，判断有无休克、感染等征象。

（2）辅助检查：了解血常规、尿常规检查结果的动态变化，影像学检查有无异常发现。

3. 心理—社会状况

评估患者是否存在明显的焦虑与恐惧；患者及其家属对输尿管损伤伤情与治疗的了解程度，能否配合输尿管损伤的治疗。

（二）术后评估

1.术中情况

了解患者的手术、麻醉方式与效果，术中出血、补液、输血情况。

2.身体状况

评估生命体征是否平稳，患者是否清醒；伤口是否干燥，有无渗液、渗血；伤口引流是否通畅，引流液量、颜色与性状等；有无出血、感染等并发症。

3.心理—社会状况

评估患者是否担心手术预后，是否配合术后治疗和护理。

【常见护理诊断/问题】

（1）焦虑/恐惧：与患者对疾病相关知识不了解、担心预后有关。
（2）疼痛：与疾病、手术切口有关。
（3）舒适的改变：与疼痛、术后管道留置等有关。
（4）排尿异常：排尿形态异常或尿液性状异常（尿外渗、尿瘘、血尿）与输尿管穿孔、断裂等损伤有关。
（5）潜在并发症：出血、感染、尿瘘、肾积水、肾衰竭等。

【护理目标】

（1）患者焦虑/恐惧程度减轻，配合治疗及护理。
（2）患者主诉疼痛减轻或缓解。
（3）患者舒适感提高。
（4）患者排尿异常得到改善。
（5）术后未发生相关并发症，或并发症发生后能得到及时治疗与处理。

【护理措施】

（一）术前护理

1.心理护理

主动关心、安慰患者及其家属，稳定其情绪，减轻其焦虑与恐惧。解释病情发展、主要治疗措施，解释手术的必要性、手术方式、注意事项及治疗效果。鼓励患者及其家属积极配合各项治疗和护理工作。

2.血尿

注意观察患者的血尿程度，可嘱患者多饮水，以起到稀释尿液、防止血块堵塞的目的。当血尿严重，血块梗阻输尿管出现绞痛时，应报告医生给予解痉镇痛处理。

3.维持体液平衡、保证组织有效灌流量

（1）密切观察患者的生命体征，尿液颜色及尿量。

（2）遵医嘱输血、输液，保持输液管路通畅，观察有无输液反应。

（二）术后护理

1.病情观察

严密监测口患者生命体征的变化，观察患者的面色、四肢末梢血液循环情况等，有异常及时报告医生。

2.休息与活动

鼓励患者早期下床活动，以促进胃肠功能恢复，增加肺活量，减少肺部并发症，避免下肢深静脉血栓形成。

3.饮食护理

术后禁食，至肠蠕动恢复、肛门排气后，指导患者进食流食，逐渐过渡到软食，食物宜营养丰富、清淡、易消化，多吃蔬菜、水果，保持大便通畅，避免因便秘用力排便。指导患者多饮水，增加尿量，预防尿路感染。

4.管道护理

保持管道通畅，勿折叠、扭曲、压迫管道，定时挤捏管道，及时倾倒尿液，保持有效引流，妥善固定引流管及引流袋位置，不可高于耻骨联合，引流袋不能触及地面，避免过度牵拉。观察引流液颜色、量及性质，如突然出现大量鲜红尿液，应立即通知医生处理；严格无菌操作，保持引流系统密闭，引流袋上注明引流管名称、置管时间及更换时间。

5.并发症的观察及护理

（1）出血：观察肾周引流管的情况，注意观察引流液的颜色、性质及量。若引流液鲜红且量较多，血压下降，应及时采取措施。

（2）漏尿：由输尿管肾盂缝合不严密及尿管引流不畅、尿液反流所致。术后密切观察切口渗血、渗液情况，注意尿管是否通畅，定时观察尿管及挤压引流管，观察有无漏尿发生，如引流液由淡红色变黄清且量大于 500 mL，应及时通知医生处理。

6.基础护理

患者术后清醒后，可改为半卧，以利于伤口引流及降低腹压，减轻疼痛。患者卧床期间，应协助定时翻身，按摩骨突处，防止皮肤发生压力性损伤。做好晨间晚间护理，及时更换渗湿衣被。

7.心理护理

根据患者的社会背景、个性及不同手术类型，给每个患者提供个性化心理支持，并给予心理疏导和安慰，以增强其战胜疾病的信心。

【护理评价】

通过治疗与护理，患者是否：①减轻了恐惧与焦虑，稳定了情绪；②组织灌流量恢复正常，生命体征维持平稳；③并发症得以预防，或得到及时发现和处理。

【健康宣教及出院指导】

1. 饮食

饮食宜营养丰富、容易消化。肾切除者，避免食用野生菌类及使用有肾毒性的药物；多饮水，一般成年人保持每日尿量 2000 mL 以上。

2. 活动

根据体力，适当活动。带有输尿管支架管的患者，在支架管拔除之前避免剧烈活动，避免同侧肢体过度伸展运动，以防输尿管支架管移位或脱出。

3. 病情自查

患者带输尿管支架管出院时若出现腰胀、腰痛、发热、血尿等症状，及时就诊。

4. 复查

带有输尿管支架管(双 J 管)出院的患者，术后 1 个月后复诊，术后 3 个月复查一次，半年后再复查一次。一般术后 4~6 周拔除支架管。

第三节　膀胱损伤

【概述】

膀胱损伤(bladder injury)是指膀胱壁受到外力作用时发生膀胱浆膜层、肌层、黏膜层的破裂，引起膀胱腔完整性破坏、血尿外渗。

【病因】

1. 开放性损伤

开放性损伤指膀胱损伤处与体表相通，多见于战伤。

2. 闭合性损伤

膀胱充盈时，拳击、挤压、碰撞等极易导致膀胱产生闭合性：①膀胱过度充盈，受力后膀胱破裂；②骨盆骨折时，骨折片可直接刺破膀胱壁；③产妇产程过长，膀胱壁被压在胎头与耻骨联合之间也易引起缺血性坏死，可致膀胱阴道瘘。

3. 医源性损伤

医源性损伤发生于下腹部或盆腔手术、妇产科手术、腔镜手术或检查时，其中发生于妇产手术的最多见。

4. 自发性破裂

自发性破裂：有病变的膀胱(如膀胱结核、长期接受放射治疗的膀胱)因过度膨胀而发生破裂。

【临床表现】

1. 症状

腹疼、血尿、排尿困难及尿瘘。

2. 体征

闭合性损伤时，体表皮肤常伴有皮肤肿胀、血肿和瘀斑。

【辅助检查】

1. 导尿试验

导尿管插入膀胱后，如引流出 300 mL 以上的清亮尿液，基本上可排除膀胱破裂；如顺利插入膀胱但不能导出尿液或仅导出少量血尿，则膀胱破裂的可能性大。

2. 影像学检查

（1）X 线片检查：腹部 X 线片可显示骨盆骨折。膀胱造影是诊断膀胱破裂最可靠的方法，自导尿管注入 15% 泛影葡胺 300 mL 后摄片，可见造影剂漏至膀胱外。腹膜内型膀胱破裂时，可观察到渗漏到腹腔内肠袢或腹腔脏器间的游离造影剂。腹膜外膀胱破裂的典型征象是膀胱周围软组织处造影剂外渗，常呈火焰状。膀胱阴道瘘的标志是阴道内出现造影剂。

（2）CT 检查：可发现膀胱周围血肿，增强后延迟扫描也可发现造影剂外渗现象。

【治疗原则】

治疗原则是尽早闭合膀胱壁缺损，保持尿液引流通畅或完全尿流改道，充分引流外渗的尿液。

1. 急救处理

积极抗休克治疗，如输血、输液、镇痛等。尽早使用广谱抗生素预防感染。

2. 非手术治疗

膀胱挫伤或膀胱造影仅有少量尿液外渗且症状较轻者，可从尿道插入导尿管，持续引流尿液 10 天左右，同时使用抗生素预防感染，破裂多可自愈。

3. 手术治疗

严重膀胱破裂伴出血、尿外渗且病情严重者，应尽早施行手术。若为腹膜内型膀胱破裂，应行剖腹探查，同时处理腹腔内其他脏器损伤。膀胱修补术后应留置 Foley 导尿管或耻骨上膀胱造瘘，持续引流尿液 2 周。

【护理评估】

(一)术前评估

1.健康史

(1)一般情况：了解患者的年龄、性别、职业及运动爱好等。

(2)外伤史：了解患者受伤的原因、时间、地点、部位，暴力性质、强度和作用部位，受伤至就诊期间的病情变化及就诊前采取的急救措施等。

2.身体状况

(1)症状与体征：①局部评估有无腰部疼痛、肿块和血尿等，有无腹膜炎的症状与体征；②全身评估生命体征及尿量，判断有无休克、感染等征象。

(2)辅助检查：了解血、尿常规检查结果的动态变化，影像学检查有无异常发现。

3.心理—社会状况

评估患者是否存在明显的焦虑与恐惧；患者及其家属对膀胱损伤伤情与治疗的了解程度，能否配合膀胱损伤的治疗。

(二)术后评估

1.术中情况

了解患者的手术、麻醉方式与效果，术中出血、补液、输血情况。

2.身体状况

评估生命体征是否平稳，患者是否清醒；伤口是否干燥，有无渗液、渗血；伤口引流是否通畅，引流量、颜色与性状等；有无出血、感染等并发症的发生。

3.心理—社会状况

评估患者是否担心手术预后，是否配合术后治疗和护理。

【常见护理诊断/问题】

(1)焦虑与恐惧：与外伤打击、害怕手术和担心预后不良等有关。

(2)组织灌流量改变：与膀胱破裂或其他脏器损伤引起的大出血有关。

(3)潜在并发症：休克、感染。

【护理目标】

(1)患者恐惧与焦虑程度减轻，情绪稳定。

(2)患者的有效循环血量得以维持。

(3)患者未发生并发症，或并发症得到及时发现和处理。

【护理措施】

(一)术前护理

1.心理护理

主动关心、安慰患者及其家属,稳定其情绪,减轻其焦虑与恐惧。解释膀胱损伤的病情发展、主要治疗措施,鼓励患者及家属积极配合各项治疗和护理工作。

2.维持体液平衡、保证组织有效灌流量

①密切观察患者的生命体征,尿液颜色及尿量;②遵医嘱输血、输液,保持输液管路通畅,观察有无输液反应。

3.预防感染

①做好伤口护理和导尿管护理;②遵医嘱应用抗生素;③及早发现感染征象,通知医生并协助处理。

4.术前准备

密切观察患者病情进展,尤其是尿量及腹部情况。有手术指征者,应完善各项术前准备。

(二)术后护理

1.病情观察

(1)持续心电监测,密切观察生命体征的变化。急救处理方面,积极抗休克治疗,如输血、输液、镇痛等。尽早使用广谱抗生素预防感染。

(2)观察记录膀胱造瘘管引流液的颜色和性状,关注尿外渗引流是否通畅;术后若尿液颜色逐渐加深,并伴有大量血凝块,应警惕有活动性出血,及时通知医生处理。

(3)准确记录24 h出、入水量,保证出、入水量一致。

(4)合理使用抗生素,密切注意患者体温的改变和白细胞的变化,预防感染。

2.休息与活动

协助患者进行床上活动,预防血栓,尽早下床活动。

3.饮食护理

食物宜营养丰富、清淡、易消化,多吃蔬菜、水果,保持大便通畅,必要时遵医嘱服用缓泻剂,以软化粪便,防止便秘。

4.管道护理

(1)膀胱造瘘管护理:妥善固定,保持引流管通畅,防止逆行感染。观察记录引流液的颜色、性状、量及气味。保持造瘘口周围皮肤清洁、干燥,定期换药。膀胱造瘘管一般留置10~14天后拔除;拔管后用纱布堵塞并覆盖造瘘口。

(2)导尿管护理:一般于术后5~10天拔除;复杂性损伤或伴伤口愈合不良者,拔尿管前须进行膀胱造影,以排除尿外渗并确定膀胱伤口是否愈合。

5. 并发症的护理

(1)休克:密切监测患者生命体征的变化,观察血尿的程度,动态监测血红蛋白及红细胞计数,如发生休克,根据上述监测结果及时进行抢救,包括迅速输血、补液及应用活性药物升压治疗,必要时再次行手术治疗。

(2)感染:术后应密切观察感染各项指标。遵医嘱应用抗生素,嘱患者多饮水;保持各引流管通畅,留置导尿管者做好尿道口与会阴的清洁护理。

6. 基础护理

患者术后清醒后,可改为半卧位,以便伤口引流及降低腹压、减轻疼痛。患者卧床期间,应协助其定时翻身,按摩骨突处,防止皮肤发生压力性损伤。做好晨间晚间护理。

【护理评价】

通过治疗与护理,患者是否:①减轻了恐惧与焦虑,稳定了情绪;②组织灌流量恢复正常,生命体征平稳;③并发症得以预防,或得到及时发现和处理。

【健康宣教及出院指导】

1. 膀胱造瘘管的自我护理

部分患者需佩戴膀胱造瘘管出院,需做好管道自我护理指导。

(1)引流管和引流袋的位置切勿高于膀胱区。

(2)间断轻柔挤压引流管以促进沉淀物的排出。

(3)发现阻塞时不可自行冲洗,应随时就诊。

(4)如出现膀胱刺激征、尿中有血块、发热等症状,也应及时就诊。

2. 用药指导

遵医嘱服药,详细告知患者药物的不良反应及注意事项。

第四节 尿道损伤

【概述】

尿道损伤(urethral injury)是泌尿系统最常见的损伤,多见于男性,约占97%,女性尿道损伤约占3%。早期处理不当,会产生尿道狭窄、尿瘘等并发症。

【病因与分类】

1. 按尿道损伤的部位分类

(1)前尿道损伤:多发生于尿道球部。尿道球部固定在会阴,会阴骑跨伤时,将尿道挤向耻骨联合下方，引起尿道球部损伤。异物插入、反复插导尿管、膀胱镜尿道检查等也可引起前尿道损伤。

（2）后尿道损伤：多发生于膜部。尿道膜部穿过尿生殖膈，当骨盆骨折时，附着于耻骨下支的尿生殖膈突然移位，产生剪切样暴力，使薄弱的尿道膜部撕裂。

2. 按致伤原因分类

（1）开放性损伤：弹片、锐器伤所致，常伴有阴茎、阴囊、会阴贯通伤。

（2）闭合性损伤：外来暴力所致，多为挫伤或撕裂伤。

【临床表现】

1. 症状

疼痛、尿道出血、阴道口出血、排尿困难、休克、尿外渗。

2. 体征

直肠指检对确定尿道损伤部位极为重要。后尿道断裂时，可扪及直肠前方有柔软、压痛的血肿，前列腺向上移位，有浮球感。

【辅助检查】

1. 导尿

检查尿道是否连续、完整。严格无菌下轻缓插入导尿管，若能顺利插入至膀胱，说明尿道连续而完整；若一次插入困难，不应勉强反复试插，以免加重局部损伤、导致感染。后尿道损伤伴骨盆骨折及尿道完全断裂时，一般不宜导尿。

2. X 线片检查

骨盆前后位 X 线片可显示骨盆情况及是否存在异物。尿道造影可显示尿道损伤部位及程度，尿道断裂可出现造影剂外渗，而尿道挫伤则无外渗征象。

3. CT、MRI 检查

CT、MRI 检查常用于尿道损伤的初期评估，对观察严重损伤后骨盆变形的解剖情况和相关脏器（如膀胱、肾脏、腹腔脏器等）的损伤程度有重要意义。

【治疗原则】

1. 急救处理

尿道球部海绵体严重出血可致休克，应立即压迫会阴止血，并进行积极抗休克治疗，尽早施行手术治疗。

2. 非手术治疗

尿道挫伤及轻度裂伤者不需特殊治疗，只需止血、镇痛及应用抗生素预防感染。排尿困难者，可试插导尿管，如顺利进入膀胱，可留置导尿管 2 周左右；如试插导尿管失败、尿潴留者，可行耻骨上膀胱穿刺或造瘘术。

3. 手术治疗

（1）前尿道损伤：会阴尿道修补，并留置导尿管 2~3 周；尿道断裂者会阴、阴茎、阴囊内会形成大血肿，应及时经会阴切口予以清除，然后行尿道端端吻合术，并留置导尿管。

（2）后尿道损伤：可行早期尿道会师复位术，即通过牵引力使已断裂的尿道两断端复位对合，术后留置导尿管 3~4 周。

（3）并发症。

1）尿外渗：在尿外渗区作多处切口，置多孔引流管作皮下引流，彻底引流外渗尿液。

2）尿道狭窄：尿道损伤后常并发尿道狭窄，狭窄轻者可定期作尿道扩张术。如狭窄严重引起排尿困难、尿流变细，可行内镜下尿道内冷刀切开狭窄部位、切除瘢痕组织；如狭窄严重引起尿道闭锁，可经会阴部切除瘢痕狭窄段，行尿道端端吻合术（现多采用激光尿道狭窄切除术）。

3）直肠损伤：后尿道合并直肠损伤时应立即修补，并作暂时性结肠造瘘。

4）尿瘘：如果尿外渗未得到及时引流，感染后可形成尿道周围脓肿，脓肿破溃可形成尿瘘，尿道狭窄时尿流不畅也可引起尿瘘，应在解除狭窄的同时切除或清理瘘管。

【护理评估】

（一）术前评估

1. 健康史

（1）一般情况：了解患者的年龄、性别、职业及运动爱好等。

（2）外伤史：了解患者受伤的原因、时间、地点、部位，暴力性质、强度和作用部位，受伤至就诊期间的病情变化及就诊前采取的急救措施等。

2. 身体状况

（1）症状与体征：①局部评估有无骨盆疼痛、肿块和血尿等，有无腹膜炎的症状与体征；②全身评估生命体征及尿量，判断有无感染等征象。

（2）辅助检查：了解血、尿常规检查结果的动态变化，影像学检查有无异常发现。

3. 心理—社会状况

评估患者是否存在明显的焦虑与恐惧；患者及其家属对尿道损伤伤情与治疗的了解程度，能否配合尿道损伤的治疗。

（二）术后评估

1. 术中情况

了解患者的手术、麻醉方式与效果，术中出血、补液、输血情况。

2. 身体状况

评估患者生命体征是否平稳，是否清醒；伤口是否干燥，有无渗液、渗血；伤口引流是否通畅，引流液量、颜色与性状等；有无出血、感染等并发症的发生。

3. 心理—社会状况

评估患者是否担心手术预后，是否配合术后治疗和护理。

【常见护理诊断/问题】

(1)焦虑与恐惧：与外伤打击、害怕手术和担心预后不良等有关。

(2)组织灌流量改变：与创伤、骨盆骨折损伤血管出血、尿外渗或腹膜炎有关。

(3)排尿异常：与尿道损伤、尿瘘及尿道狭窄有关。

(4)潜在并发症：感染。

【护理目标】

(1)患者恐惧与焦虑程度减轻，情绪稳定。

(2)患者的有效循环血量得以维持。

(3)患者排尿功能恢复。

(4)未发生并发症，或并发症得到及时发现和处理。

【护理措施】

(一)术前护理

1. 急救护理

(1)输液、止血、镇痛：迅速建立两条静脉通路，遵医嘱输液、输血，应用止血、镇痛药。

(2)复合伤处理：若合并骨折，及时作骨折复位固定，骨盆骨折者须卧硬板床，勿随意搬动，以免加重损伤，并做好相关并发症的预防。

2. 心理护理

尿道损伤多发于青壮年男性，常合并骨盆骨折、大出血甚至休克，伤情重，故患者及家属的精神负担大，极易产生恐惧、焦虑心理。应主动关心、安慰患者与其家属，稳定其情绪，减轻其焦虑与恐惧，告诉伤者及其家属尿道损伤的病情发展、主要的治疗护理措施，鼓励患者及其家属积极配合。

3. 预防感染

做好尿外渗区多处切口和多孔引流管的局部护理，以及导尿管或膀胱造瘘管护理，预防尿外渗而致周围组织继发感染。

4. 尿管或膀胱造瘘管护理

妥善固定防脱出，避免牵拉导尿管引起不适；保持通畅；病情允许的情况下多饮水。

5. 术前准备

有手术指征者，在抗休克的同时，紧急做好各项术前准备。

(二)术后护理

1.病情观察

严密监测患者生命体征、尿量、神志、伤口情况，有异常及时报告医生。

2.休息与活动

全麻术后去枕平卧并加护床栏。鼓励患者早期下床活动，减少腹胀，促进胃肠功能恢复。

3.饮食护理

术后 6 h 可指导患者进食流食，逐渐过渡到软食，食物宜营养丰富、清淡、易消化，多吃蔬菜、水果，保持大便通畅，避免因便秘用力排便。指导患者多饮水，增加尿量，预防尿路感染。

4.管道护理

(1)膀胱造瘘管：尿潴留者可行局麻，下耻骨上高位膀胱穿刺造瘘；妥善固定，保持引流管通畅，防止逆行感染；观察记录引流液的颜色、性状、量及气味；保持造瘘口周围皮肤清洁、干燥，定期换药；膀胱造瘘管经膀胱尿道造影检查明确尿道无狭窄及尿外渗后，才可拔除膀胱造瘘管。

(2)导尿管护理。尿道吻合术与尿道会师术后均须留置尿管引流尿液。

1)妥善固定：尿管一旦滑脱不能直接插入，须再行手术放置，否则会直接影响尿道的愈合。应妥善固定尿管于大腿内侧，减缓翻身动作，防止尿管脱落。

2)保持通畅：血块堵塞是导致尿管堵塞的常见原因，须及时清除。少量血块可在无菌操作下，用注射器吸取无菌 0.9%氯化钠溶液进行冲洗、抽吸。

3)拔管：视尿道损伤程度及手术方式而定，导尿管一般留置 2~4 周。

4)鼓励患者多饮水，保证尿量在 2000 mL 以上，起到自我冲洗导尿管的作用，预防尿路感染。

(3)尿外渗区切开引流管的护理：保持引流通畅；定时更换伤口处被浸湿敷料；抬高阴囊，以便吸收外渗尿液，促进肿胀消退。避免大便污染伤口。避免便秘，以免增加腹压影响伤口愈合。

5.心理护理

尿道损伤属于隐私部位损伤，患者容易出现焦虑、紧张等情绪反应，需及时发现，并积极给予干预。

【护理评价】

通过治疗与护理，患者是否：①减轻了恐惧与焦虑，稳定了情绪；②组织灌流量恢复正常，生命体征平稳；③并发症得以预防，或得到及时发现和处理。

【健康宣教及出院指导】

1.定期行尿道扩张术

尿道损伤男性患者，尿道狭窄的发生率较高，需要患者自我观察是否有排尿不畅、尿线变细、滴沥等现象，若出现以上症状，应及时来院诊治。尿道扩张术较为痛苦，若因尿道狭窄行尿道扩张术，应向患者说明该治疗的意义，鼓励患者定期返院行尿道扩张术。

2.自我护理

部分患者须带尿管或膀胱造瘘管出院，须做好患者的自我护理指导，具体内容同本章第三节健康宣教及出院指导中"膀胱造瘘管的自我护理"，并嘱患者多饮水，定期更换膀胱造瘘管。

3.复查指导

出院后 1~3 个月应进行泌尿系统 B 超检查，以及尿流率、残余尿量及尿常规检测。

第五节　阴茎损伤

【概述】

阴茎损伤可分为阴茎折断、截断、咬伤、钝器伤、穿通伤、火器伤及烧伤。儿童与成年人阴茎损伤病因不完全相同，63%儿童阴茎损伤由包皮环切引起，第二大原因为包皮嵌顿。

【病因】

阴茎损伤病因包括阴茎折断、阴茎截断、包皮系带的损伤、阴茎贯通伤及阴茎皮肤撕脱伤。

【临床表现】

阴茎折断往往伴有突然开裂或爆裂的声音、疼痛和阴茎疲软。由于血肿扩大，阴茎体的局部肿胀迅速加重。如果阴茎深筋膜也破裂，则出血可沿阴茎体的筋膜层扩散并延伸至下腹壁。

【辅助检查】

疑似阴茎折断患者，通过海绵体造影、超声或 MRI 检查可识别白膜的撕裂，或者鉴别白膜是否完好无损。MRI 检查在诊断阴茎折断方面优于超声检查。

【治疗原则】

(一)动物咬伤

局部伤口处理取决于组织被破坏的程度。抗生素应根据药物敏感性进行选择。应考虑狂犬病毒感染的可能性。老年人和免疫抑制患者应接种人狂犬病免疫球蛋白和人二倍体细胞疫苗。

(二)人类咬伤

在人类咬伤的情况下，除了伤口处理外，应考虑病毒性疾病传播的可能性，建议行乙型肝炎疫苗免疫球蛋白和(或)人类免疫缺陷病毒(HIV)暴露后预防。

(三)阴茎钝器伤

疲软状态下的阴茎钝性创伤通常不会导致白膜撕裂，且不伴有性交后海绵体白膜破裂的皮下血肿，建议使用非甾体镇痛药和冰敷药处理即可。

(四)阴茎折断

当诊断为阴茎折断时，建议手术干预并缝合白膜。手术治疗可有效减少远期后遗症，且对患者的心理健康没有负面影响。

(五)阴茎贯通伤创伤

(1)非手术治疗适合阴茎深筋膜完整的浅表小损伤。

(2)严重阴茎穿透伤，建议进行手术探查和坏死组织清创术。即使较严重的阴茎损伤，由于阴茎血供丰富，对损伤组织进行解剖性修复也可愈合。

(六)阴茎脱套伤

阴茎脱套伤通常需要立即进行重建手术，以恢复其功能，保留阴茎的勃起功能；手术类似于阴囊的修复，首先要关闭伤口。如果发生这种情况，需要切除远端的皮肤，防止慢性严重性淋巴水肿。

(七)严重撕脱伤和离断

严重撕脱伤和离断急诊处理包括患者的复苏。如果患者复苏成功并没有其他部位的严重损害，则准备进行阴茎移植手术。对考虑进行阴茎再植手术的患者，应在阴茎截断后24 h内进行。

(八)包皮系带损伤

包皮系带损伤尤其是横断损伤，不主张原位缝合，最好行包皮系带成型，使阴茎勃起之后包皮系带不至于有过大的张力。

【护理评估】

（一）术前评估

1. 健康史

了解患者受伤的时间、地点及原因，受伤至就诊期间的病情变化。

2. 身体状况

了解阴囊是否完整，可否扪及睾丸，是否有恶心、呕吐等不适症状。

3. 心理—社会状况

评估患者及其家属对突发事件的心理承受能力，对疾病的认知程度，对预后的心理承受能力。

（二）术后评估

1. 术中情况

了解患者的手术、麻醉方式与效果，术中出血、补液、输血情况。

2. 身体状况

评估患者生命体征是否平稳，患者是否清醒；观察伤口敷料渗血、渗液情况，阴囊、会阴是否出现水肿、血肿；观察有无出血、感染等并发症。

3. 心理—社会状况

评估患者是否担心手术预后，是否配合术后治疗和护理。

【常见护理诊断/问题】

（1）舒适度改变：与疼痛、阴茎损伤有关。

（2）焦虑/恐惧：与损伤部位的特殊性及担心预后有关。

（3）感染：与留置导尿管有关。

（4）预感性悲哀：与突然的意外伤害使患者处于极度的惊恐及担心预后有关。

（5）知识缺乏：与缺乏阴茎损伤相关知识有关。

（6）潜在并发症：与损伤局部出血、积血、血肿有关。

【护理目标】

（1）患者自觉疼痛感减轻或消失，舒适度提高。

（2）焦虑/恐惧程度减轻，积极配合治疗与护理。

（3）患者住院期间日常生活需要得到满足。

（4）患者消极情绪降低，愿意积极面对治疗和生活。

（5）患者及其家属对疾病知识有一定的了解，掌握康复及保健知识。

（6）患者未出现并发症或并发症发生后得到及时的治疗与护理。

【护理措施】

（一）术前护理

1. 心理护理

由于受伤部位和受伤原因的特殊性及大量出血、疼痛，患者多存在焦虑、恐惧、不安、害羞、自卑、自责、敏感等复杂心理，护士应以耐心的态度来对待患者，以稳定其情绪。尊重并保护患者的隐私，取得患者的信任。加强患者家属的心理护理，让患者感受到亲人的关心和照顾。

2. 病情的观察及护理

（1）严密监测患者的神志、生命体征及情绪状况。

（2）观察阴茎皮肤的颜色、温度及触感，阴茎的肿胀程度，伤口创面的出血情况。

（3）观察尿道口有无滴血，以及排尿情况。

（4）评估患者疼痛程度，给予疼痛评分，必要时遵医嘱给予镇痛药物。

（5）观察阴茎皮肤损伤的范围、程度及邻近皮肤状况，彻底清创，剪除无活力组织，尽量保留皮肤缺损近侧有活力的组织。

（6）若为阴茎离断伤，对于离体部分冷藏、干燥、清洁保存，远端用盐水或林格溶液加抗生素、肝素冲洗液灌洗，不健康皮肤尽量清除，注意保护相连的组织，即使有很少的组织相连，尚存少量的血供也有利于离断阴茎的存活。

（7）阴茎撕脱伤，用无菌 0.9% 氯化钠溶液纱布湿敷裸露的阴茎，及早使用抗生素，有效降低伤口的感染率。

3. 术前常规准备

（1）协助完善相关术前检查：心电图、B 超、X 线片、出凝血时间、输血全套、生化等检查。

（2）阴茎损伤一般为急诊手术，入院后即交代患者禁食、禁饮，为手术做准备。

（二）术后护理

1. 病情观察

阴茎血液循环的观察及护理主要包括以下内容。

（1）密切观察阴茎血运、龟头的色泽、指压反应和阴茎勃起反应。

（2）轻换药、轻包扎、轻翻身，避免一切物品碰撞伤口。

（3）用棉垫托起阴茎，使之固定于中立位，阴茎离断伤术后，患者阴茎可固定于身体的适当位置。

（4）使用床上支被架，防止被子压迫阴茎引起疼痛及影响血液循环。

（5）术后应用雌激素及镇静剂，以防止阴茎勃起，避免术后出血和张力过大，影响伤口愈合。

2. 体位与活动

平卧位，以使阴茎、阴囊静脉及淋巴回流，促进水肿消退，水肿消退前禁止下床活动；阴茎撕脱伤术后患者应绝对卧床 7~10 天，阴茎、阴囊有效制动，避免皮肤错位，有助于血管重建。

3. 饮食指导

术后 6 h 后可进食少量容易消化的食物，逐步过渡到普通饮食。指导患者进食富含纤维素的食物，多饮水，保持大便通畅，以避免用力排泄时导致伤口渗血。注意饮食卫生，避免腹泻污染伤口导致感染。

4. 导尿管护理

妥善固定导尿管，防止折叠、扭曲、受压，保持引流通畅，尿袋位置应低于耻骨联合水平，防止尿液反流和逆行感染，保持会阴清洁，鼓励患者多饮水。

5. 伤口护理

严密观察尿道口有无渗血，切口敷料是否清洁干燥；绝对卧床休息，减少和消除外界不良刺激；及时更换切口敷料，隔日换一次。阴茎拆除敷料后，用 1∶5000 高锰酸钾溶液清洗 5~10 min。

6. 疼痛护理

患者术后会出现阴茎水肿，勃起疼痛及出血症状。针对水肿引起的疼痛应及时采取外用棉纱垫托起阴茎的措施，使之呈中立位，以减轻疼痛感。同时给予消肿、止痛、抗感染治疗，纱布加压包扎阴茎。如出现晨勃，告知患者禁止下床活动，卧床 3~5 天，针对勃起引起的胀痛，指导患者每日口服戊酸雌二醇 1 次，每次 1 mg。

7. 并发症的护理

（1）勃起功能障碍：外伤后血管和神经损伤，是不可逆因素。

（2）尿道狭窄：由于吻合伤口感染、坏死，导致患者因尿道狭窄而排尿不畅，必要时需行尿道扩张术。

（3）阴茎皮肤坏死：观察后可发现阴茎皮肤颜色改变，局部皮肤坏死后会形成黑色结痂，需要进行清创处理。

8. 心理护理

生殖器损伤属于隐私部位损伤，患者容易出现焦虑、紧张等情绪反应，需及时发现，并积极给予干预。

【护理评价】

通过治疗与护理，患者是否：①减轻了恐惧与焦虑，稳定了情绪；②组织灌流量恢复正常，生命体征维持平稳；③并发症得以预防，或得到及时发现和处理。

【健康宣教及出院指导】

指导患者保持会阴清洁，注意休息，着宽松透气衣裤，避免压迫会阴。术后 3 个月内避免性生活。禁欲期间饮食清淡，避免辛辣刺激食物，避免饮酒；避免阅读、观看不健康的书籍及影视作品，以免引起患者兴奋。保持大便通畅。按时复诊，必要时及时就诊。

第六节　阴囊及内容物损伤

一、阴囊损伤

【概述】

阴囊软组织松弛，睾丸活动度较大，但阴囊内容物组织脆嫩，抗损伤能力较差。阴囊损伤可以是单纯皮肤软组织损伤，也可以是复合伤的一部分。

【病因】

阴囊损伤由踢、撞等外力，锐器，手术操作不当等因素导致，常合并睾丸、阴茎、会阴、尿道、直肠等损伤，分为闭合性损伤和开放性损伤。

（1）闭合性损伤：常见的损伤类型，包括撞击伤、挤压伤等。

（2）开放性损伤：切割伤、刀刺伤、撕裂伤、火器伤、咬伤等。

【临床表现】

（1）阴囊肿胀、疼痛、出血、皮肤瘀血青紫等。

（2）合并睾丸损伤时可出现疼痛性休克表现。

【辅助检查】

辅助检查包括 B 超及彩色多普勒超声、CT 及 MRI 检查。

【治疗原则】

阴囊皮肤血供丰富、舒展性大、愈合能力强，因此可针对不同的创伤分别采用相应的治疗措施。

1. 阴囊闭合性损伤

（1）非手术治疗。

1）对于单纯皮肤挫伤，阴囊壁小血肿采用卧床休息和提睾带提高阴囊，若合并血肿可局部压迫止血。

2）受伤后 24~48 h 进行局部冷敷、镇痛等治疗。

3）受伤 48 h 后改用热敷或物理疗法促进血肿吸收。

（2）手术治疗清除血块、彻底止血并充分引流。

2. 阴囊开放性损伤

（1）手术治疗：对于较大及进行性增大的血肿和肉膜损伤应及时手术。

（2）常规注射破伤风抗毒血清，犬类咬伤还应该注射狂犬病疫苗。

（3）应用广谱抗生素，控制伤口感染。

【护理评估】

（一）术前评估

1. 健康史

了解患者受伤的时间、地点及原因，受伤至就诊期间的病情变化。

2. 身体状况

了解患者阴囊是否完整，可否扪及睾丸，是否有恶心、呕吐等不适症状。

3. 心理—社会状况

评估患者及其家属对突发事件的心理承受能力，对疾病的认知程度，对预后的心理承受能力。

（二）术后评估

1. 术中情况

了解患者的手术、麻醉方式与效果，术中出血、补液、输血情况。

2. 身体状况

评估患者生命体征是否平稳，患者是否清醒；观察伤口敷料渗血、渗液情况；观察阴囊伤口周围是否出现水肿、血肿；观察有无出血、感染等并发症的发生。

3. 心理—社会状况

评估患者是否担心手术预后，是否配合术后治疗和护理。

【护理诊断】

（1）焦虑/恐惧：与担心疾病预后有关。

（2）舒适的改变：与疼痛和手术有关。

（3）知识缺乏：缺乏与疾病相关的知识。

（4）性功能障碍：与心理性性功能障碍有关。

（5）潜在并发症：出血、感染。

【护理目标】

（1）焦虑、恐惧感减轻，积极配合治疗、护理。

（2）患者不适感减轻或消失。

（3）患者获得疾病相关知识，对疾病有正确的认识，积极配合治疗及护理。

（4）引起心理性性功能障碍的因素得到缓解及解决。

（5）未发生并发症或并发症发生后能得到及时治疗。

【护理措施】

（一）术前护理

1.心理护理

主动与患者沟通，全面了解患者；根据患者个体差异选择合适的心理疏导方式；适时、适度地劝说和安慰患者，使患者积极配合治疗和护理。

2.急救处理

（1）冷、热疗法：早期采用冷疗。阴囊闭合性损伤（除需急诊手术探查外）在受伤后24~48 h给予冰袋持续冷敷，如果局部肿胀加重可延长24 h。

（2）局部加压：在持续冷、热敷的同时，出血处予以适当加压（常采用冰袋），防止肿胀继续加重。

（3）体位引流：抬高阴囊，以便局部组织渗出回流及吸收，使水肿消散。

3.术前常规护理

（1）积极完善各项检查，如心电图检查、B超检查、凝血试验、输血全套检查等。

（2）抗生素过敏试验，遵医嘱准备术中用药。

（3）术前禁食6 h，禁饮4 h。

（二）术后护理

1.病情观察

了解麻醉和手术方式、术中情况、手术切口和引流情况，密切观察患者有无恶心、呕吐、疼痛、神经症状。

2.休息与活动

术后体位、活动应当根据麻醉方式和患者个体情况进行安排，遵循循序渐进原则。

3.饮食护理

全麻手术6 h后逐步过渡到普通饮食；忌辛辣刺激饮食，多食易消化食物，适当饮水。

4.伤口护理

保持伤口敷料干燥、清洁；若有渗血、渗液，要及时更换，减少感染机会，防止引流管脱出、扭曲；将阴囊托高，预防水肿及血肿，观察阴囊皮肤的颜色是否红润。如有异常及时通知医生。未留置导尿管患者，防止尿液污染伤口。

5.导管护理

（1）导管妥善固定，防止折叠、扭曲、受压，保持引流通畅；尿袋位置应低于耻骨联合水平，防止尿液反流和逆行感染。保持会阴清洁，鼓励患者多饮水。

（2）若患者阴囊留置橡胶皮片引流，留置期间切勿自行拔除，避免过度牵拉，观察引流液的颜色、性质及量，一般术后24 h拔除。

6. 疼痛护理

评估患者疼痛情况，注意检查管道是否通畅，避免牵拉管道造成刺激，必要时遵医嘱给予镇痛药物，提供安静、舒适的环境。

7. 心理护理

对于此类患者来说，因受伤部位特殊，身体和心理上承受了很重的负担，患者容易出现焦虑、紧张等情绪反应，需及时发现，并积极给予干预。

【护理评价】

通过治疗与护理，患者是否：①减轻了恐惧与焦虑，稳定了情绪；②组织灌流量恢复正常，生命体征平稳；③并发症得以预防，或得到及时发现和处理。

【健康宣教及出院指导】

1. 活动

据实际情况，适当活动，避免剧烈运动，避免近期性生活及引起阴囊再次受伤的动作。

2. 并发症观察

记录生命体征情况，观察伤口及周围情况，可穿三角内裤，减轻坠胀感，如有发热、伤口疼痛等症状应及时就诊。

3. 复查

门诊随访。

试题十一

第十二章

肾输尿管先天畸形的护理

第一节　重复肾重复输尿管

【概述】

重复肾是一种常见的泌尿系统先天性畸形，往往伴有重复输尿管畸形。重复肾重复输尿管是指患侧肾脏是由两部分，即上半肾和下半肾组织结合成一体，有一共同包膜，表面有一浅沟将两者分开，但肾盂、输尿管及血管都各自分开的一种肾脏先天畸形。

【病因】

胚胎发生过程中，如果中肾管发出两个输尿管芽或一个输尿管芽分支过早，则分别形成完全重复肾重复输尿管畸形和不完全重复肾重复输尿管畸形，输尿管呈 Y 形。

【临床表现】

大部分重复肾重复输尿管畸形患者无特异性临床表现，常见的临床症状多由合并输尿管异位开口、肾积水、尿路感染、输尿管膨出等引起，如尿失禁、发热、尿频、脓尿、腰痛等。

【辅助检查】

（1）超声检查（B 超）。

（2）核磁共振尿路造影（MRU）。

（3）排泄性膀胱造影：对于上尿路有积水的患者，行排泄性膀胱造影检查能明确是否合并有输尿管膨出或膀胱输尿管反流。

（4）肾动态显像、利尿性肾图检查：有利于判断肾是否存在梗阻。

（5）计算机断层扫描（CT）：常能清楚显示双肾及双输尿管，能判断尿路是否有梗阻存在，并有助于确定重复肾的输尿管开口是正常位置或是异位开口。

（6）静脉尿路造影（IVU）：可较准确地反映双侧肾功能，并能发现重复肾畸形及输尿管异位开口及输尿管膨出，但显影程度受患者肾功能影响。

【治疗原则】

重复肾重复输尿管畸形无临床症状且双肾功能良好者无须治疗。手术指征：①重复肾积水伴引流输尿管异常（狭窄、反流、膨出）可选择手术治疗；②输尿管异位开口引起反复感染或尿失禁；③合并输尿管膨出及膀胱输尿管反流。如果重复肾畸形的上半肾萎缩、无功能或肾积水伴感染，则考虑行上半肾+对应引流输尿管切除，上半肾及其对应引流输尿管切除是治疗重复肾畸形中萎缩、无功能或肾功能严重损害的上半肾的标准手术。

【护理评估】

（一）术前评估

1.健康史

了解患者家族中是否有类似疾病，以及患者药物、非手术治疗史。

2.身体状况

（1）症状与体征：评估患者是否出现腰腹部肿块、血尿、疼痛、尿频、尿急等泌尿系统感染症状。

（2）辅助检查：了解血、尿常规检查结果的动态变化，影像学检查有无异常发现。

3.心理—社会状况

评估患者对疾病的认知状况，是否因先天畸形而出现恐惧、紧张等心理障碍，以及后期对康复的预期如何。

（二）术后评估

1.术中情况

了解患者的手术、麻醉方式与效果，术中出血、补液、输血情况。

2.身体状况

评估生命体征是否平稳，患者是否清醒；伤口是否干燥，有无渗液、渗血；肾周引流是否通畅，引流液量、颜色与性状等；有无出血、感染等并发症。

3.心理—社会状况

评估患者是否担心手术预后，是否配合术后治疗和护理。

【常见护理诊断问题】

（1）舒适度改变：与疼痛、管道及导线牵拉有关。

（2）焦虑/恐惧：与尿液性状改变及预后不确定有关。

（3）排尿异常：排尿困难、漏尿、尿失禁，与疾病本身有关。

（4）知识缺乏：缺乏疾病相关知识。

（5）潜在并发症：出血、感染、尿瘘等。

【护理目标】

（1）患者主诉不适感减轻或消失。

（2）患者焦虑/恐惧程度减轻，配合治疗及护理。

（3）排尿异常的症状减轻或缓解。

（4）患者获得疾病相关知识，积极配合治疗。

（5）术后未发生相关并发症，或并发症发生后能得到及时治疗与处理。

【护理措施】

（一）术前护理

1.心理护理

主动关心、安慰患者及其家属，稳定其情绪，减轻其焦虑与恐惧。解释病情发展、主要治疗措施，解释手术的必要性、手术方式、注意事项及治疗效果。鼓励患者及其家属积极配合各项治疗和护理工作。

2.术前准备

协助患者做好术前常规检查，特别注意患者的凝血功能是否正常；备皮、配血等，必要时行肠道准备；术前禁食 6 h、禁饮 4 h。

（二）术后护理

1.病情观察

严密监测生命体征、尿量的变化，伤口及敷料情况有异常及时报告医生。

2.体位与活动

鼓励患者早下床活动，以促进胃肠功能恢复，上半肾手术者绝对卧床 2 周，以平卧位为主，鼓励肢体主动运动，健侧卧位与平卧位交替。卧床期间按时翻身，预防皮肤压力性损伤；2 周后可由人搀扶下床活动，循序渐进增加活动量。

3.饮食护理

患者术后禁食，至肠蠕动恢复、肛门排气后，指导患者进食流食，逐渐过渡到软食，食物宜营养丰富、清淡、易消化，多吃蔬菜、水果，保持大便通畅，避免因便秘用力排便。指导患者多饮水，增加尿量，预防尿路感染。

4.疼痛护理

评估患者疼痛情况，如疼痛位置、性质、程度，查看伤口情况。有镇痛泵患者，注意检查管道是否通畅，评价镇痛效果是否满意，必要时遵医嘱给予镇痛药物，及时评估用药后效果。

5.管道护理

（1）伤口引流管：保持引流管通畅，妥善固定，防滑脱，向远心端定时挤压，避免折叠、受压而引流不畅。观察伤口局部有无肿胀、瘀青，引流液性质、颜色、量的变化并做好护理记录。

（2）留置导尿管护理：妥善固定，防止折叠、扭曲、受压，保持引流通畅，尿袋位置应低于耻骨联合水平，防止尿液反流和逆行感染。保持会阴清洁，鼓励患者多饮水。

（3）输尿管内支架管护理：向患者及其家属解释放置管道的目的，并强调注意配合的事项，如弯腰的动作不宜过大、不宜过度活动、避免手臂的大伸展运动，防止支架管的异位。

6.基础护理

做好晨间晚间护理、皮肤护理，协助或督促患者翻身和在床上、床边适当活动等。

【护理评价】

通过治疗与护理，患者是否：①恐惧与焦虑减轻；②并发症减少或得到预防；③疼痛减轻或消失。

【健康宣教及出院指导】

1.饮食

增强营养，饮食规律，食用营养丰富、容易消化的食物，多饮水，忌辛辣刺激性食物，鼓励患者多饮水，每日尿量>2000 mL。

2.休息与活动

术后3~6个月避免剧烈活动及劳动，保护患侧腰部勿受挤压及撞击；有输尿管支架管的患者避免剧烈运动、突然下蹲、腰部伸张活动，以免输尿管支架管移位。

3.用药

根据医嘱服用抗生素，肾切除患者避免使用对肾功能有影响的药物。

4.宣教

留置双J管患者，应落实相关宣教。保持腹压平稳，预防便秘，勿做下蹲、剧烈咳嗽及使腹压增加的动作。

5.定期复查

根据情况拔除输尿管支架管；若出现腰腹部疼痛、血尿、尿频、尿急、无尿等症状，须及时就诊。

第二节　先天性肾盂输尿管连接部梗阻

【概述】

先天性肾盂输尿管连接部梗阻(UPJO)的定义为由于各种先天性原因导致的肾盂内尿液向输尿管排泄受阻，伴随肾集合系统扩张并继发肾损害的一类疾病。

【病因】

引起先天性 UPJO 的病因很多，其确切病因尚不十分明确，大致可归纳为两类。

(1)输尿管肾盂交界处固有梗阻指输尿管肾盂连接部(UPJ)管腔狭窄，以输尿管壁病变为特征，伴或不伴输尿管扭曲。

(2)UPJ 继发性梗阻：严重的输尿管反流常引起输尿管扭曲，导致 UPJO，引起继发性肾积水。

【临床表现】

早期多无特殊临床症状，梗阻严重者，主要有以下几种表现。

(1)可没有任何症状，偶在外伤后出现血尿而被发现。

(2)腹部肿块：肿块光滑无压痛、中等紧张、偶有波动；部分病例有肿块大小的变化，如突然发作的腹痛伴腹部肿块，大量排尿后包块缩小是一个重要的诊断依据。

(3)腰腹部间歇性疼痛：大龄儿童可明确指出疼痛来自患侧腰部。间歇性发作常提示间歇性肾积水。疼痛可在大量饮水后诱发，发作时多伴恶心、呕吐。常被误诊为胃肠道疾病。疼痛是由肾盂压力升高、肾盂扩大刺激包膜所致。

(4)血尿：肾髓质血管破裂或轻微腹部外伤或合并尿路感染、结石等均可引起血尿，表现为肉眼或镜下血尿。

(5)尿路感染：表现为尿频、尿急、排尿困难，常伴有高热、寒战和败血症等全身中毒症状。

(6)高血压：扩张的集合系统压迫肾内血管导致肾脏缺血，反射性引起肾素分泌增加进而引起血压升高。

(7)多尿和多饮症状：肾脏浓缩功能下降后，可表现为低比重尿、多尿和多饮症状。

(8)肾破裂：扩张的肾盂受到外力发生破裂，表现为急腹症。

(9)尿毒症双侧或孤立肾积水晚期可出现氮质血症，有肾功能不全表现。患儿伴有生长缓慢、发育迟缓、喂养困难或厌食等症状。

【辅助检查】

1. B 超检查

肾盂输尿管连接部梗阻是导致肾积水的最常见原因。

2. ECT 检查

ECT 检查包括肾动态显像和肾静态显像。

3. 排泄性膀胱尿道造影

新生儿肾积水时，需要与 UPJO 相鉴别的疾病还有膀胱输尿管反流、后尿道瓣膜、输尿管疝、膀胱憩室及神经源性膀胱等。

4. 静脉肾盂造影

静脉肾盂造影可显示扩张的肾盂肾盏，造影剂突然终止于 UPJ 时，其下输尿管正常或不显影。

5. MRU 与 MRA

MRU 与 MRA 可以显示尿路扩张情况，对判断是否存在异位血管畸形准确性高；特别适合于肾功能不全、对典型造影过敏或上尿路解剖结构复杂者。

【治疗原则】

1. 外科手术的目的

外科手术的目的是解除肾盂出口梗阻，从而最大限度地恢复肾功能和维持肾脏的生长发育。

2. 外科手术的指征

①超声检查提示 APD>30 mm；②APD>20 mm 伴有肾盏扩张；③随访过程中肾功能进行性下降；④随访过程中肾积水进行性增大；⑤有症状性肾积水（反复泌尿系统感染、发热、腰痛、血尿、高血压、继发结石等）；⑥利尿性肾核素扫描提示梗阻存在。

3. 手术方式

(1)离断性肾盂成形术：虽然肾盂成形术方式很多，但离断性肾盂输尿管成形术是 UPJO 开放性手术治疗的金标准。

(2)腔内肾盂切开术：可以顺经皮肾镜途径切开肾盂，也可逆行经输尿管镜切开狭窄段。

【护理评估】

(一)术前评估

1. 健康史

了解家族中有无肾系列疾病者，有无先天性发育不全者，继发性结石、炎症、异位血管压迫等。

2. 身体状况

(1)症状与体征：了解肿块位置、大小、数量，肿块有无触痛、活动度情况；有无腰腹部间歇性疼痛；有无血尿、尿频、尿急、排尿困难等尿路感染的症状。

（2）辅助检查：了解血常规、尿常规、肾功能检查结果的动态变化，影像学检查有无异常发现。

3. 心理—社会状况

评估患者对疾病的认知状况，是否因先天畸形而出现恐惧、紧张等心理障碍，以及后期对康复的预期如何。

（二）术后评估

1. 术中情况

了解患者的手术、麻醉方式与效果，术中出血、补液、输血情况。

2. 身体状况

评估患者生命体征是否平稳，患者是否清醒；伤口是否干燥，有无渗液、渗血；肾周引流是否通畅，引流液量、颜色与性状等；有无出血、感染等并发症。

3. 心理—社会状况

评估患者是否担心手术预后，是否配合术后治疗和护理。

【常见护理诊断/问题】

（1）焦虑与恐惧：与害怕手术和担心预后不良等有关。
（2）排尿异常：与疾病本身有关。
（3）潜在并发症：出血、感染、漏尿、肾积水。

【护理目标】

（1）患者恐惧与焦虑程度减轻，情绪稳定。
（2）排尿异常改善。
（3）无并发症发生，或并发症得到及时发现和处理。

【护理措施】

（一）术前护理

1. 心理护理

对患者给予同情、理解、关心、帮助，告诉患者不良的心理状态会降低机体的抵抗力，不利于疾病的康复。消除患者的紧张情绪，使其更好地配合治疗和护理。部分血尿患者可能出现紧张和焦虑情绪，应给予疏导。

2. 病情观察

注意观察患者的血尿程度，可嘱患者多饮水，以起到稀释尿液、防止血块堵塞的目的。当血尿严重、血块梗阻输尿管出现绞痛时，应报告医生给予解痉镇痛处理。

3. 饮食护理

指导患者多进食富有营养、易消化、口味清淡的膳食，以加强营养，增进机体抵抗力。

4. 术前准备和术前指导

嘱患者保持情绪稳定，避免过度紧张焦虑，备皮后洗澡、更衣，准备好术后需要的各种物品等，术前禁食 6 h、禁水 4 h，手术当日早晨取下义齿，贵重物品交由家属保管等。

(二)术后护理

1. 生命体征监测

严密监测患者神志、生命体征、尿量情况，有异常及时报告医生。

2. 饮食护理

患者术后禁饮食，待肠蠕动恢复、肛门排气后，进食流食，宜食低盐、高蛋白、高纤维、高热量食物，避免产气及刺激性食物。嘱多饮水，每天饮水约 2000 mL。

3. 早期活动

根据病情鼓励患者早下床活动，以促进胃肠功能恢复，增加肺活量，减少肺部并发症，减少腹胀的发生及避免下肢深静脉血栓形成。

4. 管道护理

(1)伤口引流管：保持引流管通畅，妥善固定，防滑脱，向远心端定时挤压，避免折叠、受压而引流不畅。观察伤口局部有无肿胀、瘀青，引流液性质、颜色、量的变化并做好护理记录。

(2)留置导尿管护理：妥善固定，防止折叠、扭曲、受压，保持引流通畅，尿袋位置应低于耻骨联合水平，防止尿液反流和逆行感染，保持会阴清洁，鼓励患者多饮水。

(3)输尿管内支架管护理：向患者及其家属解释放置管道的目的，并强调注意配合的事项，如弯腰的动作不宜过大，不宜过度活动，避免手臂的大伸展运动，防止支架管移位。

5. 基础护理

患者卧床期间，应协助其定时翻身，按摩骨突处，防止皮肤发生皮肤压力性损伤。做好晨间晚间护理。

6. 心理护理

根据患者的社会背景、个性及不同手术类型，给每个患者提供个性化心理支持，并给予心理疏导和安慰，以增强其战胜疾病的信心。

7. 并发症的观察及护理

(1)出血：术后应严密监测患者生命体征，同时观察肾周引流管的情况，经常挤压引流管，并妥善固定，注意观察引流液的颜色、性质及量。若引流液为鲜红色且量较多，血压下降，应及时采取措施，如加快输液、输血、应用止血药物等。

(2)漏尿：由输尿管肾盂缝合不严密及尿管引流不畅、尿液返流所致。术后密切观察切口渗血、渗液情况，注意尿管是否通畅，定时观察尿管及挤压引流管，观察有无漏尿发生，如引流液由淡红色变黄清且量大于 500 mL 应通知医生处理。

【护理评价】

通过治疗，患者是否：①病情得以改善，恐惧与焦虑程度得以减轻，情绪稳定；②排尿困难得以改善；③无并发症发生。

【健康宣教及出院指导】

1. 饮食

增强营养，饮食规律，食用营养丰富、容易消化食物，多饮水，忌辛辣刺激性食物，鼓励患者多饮水，每日尿量大于 2000 mL。

2. 休息与活动

术后 3~6 个月避免剧烈活动及劳动，保护患侧腰部勿受挤压及撞击；避免突然下蹲、腰部伸张活动，以免输尿管内支架移位。

3. 用药

根据医嘱服用抗生素，肾切除患者避免使用对肾功能有影响的药物。

4. 定期复查

根据病情拔除输尿管内支架管，若出现腰腹部疼痛、血尿、尿频、尿急、无尿等症状应及时就诊。

第三节 巨输尿管症

【概述】

巨输尿管（megaloureter）是指输尿管异常增大，一般认为小儿输尿管直径大于 0.7 cm 为巨输尿管；亦有特指接近输尿管膀胱连接部的一段输尿管异常扩大而邻近肾脏的一段输尿管基本正常。巨输尿管症可分为先天性（原发性）巨输尿管症和继发性因素所致巨输尿管症。

【病因】

该病主要发病原因是胚胎期输尿管发育速度快于肾脏上升速度，输尿管外膜结缔组织增生，使输尿管扭转、迂曲、扩张、引流不畅。巨输尿管症主要是由管壁环肌肥厚、纵肌减少造成的，其次是由于管壁胶原组织增生和慢性炎症。

【临床表现】

由于输尿管扩张缺乏蠕动功能及远端梗阻，上尿路引流不畅可出现：泌尿系统感染、结石，最终损害肾实质引起肾衰竭。

【辅助检查】

(1)静脉尿路造影：有助于了解分侧肾功能及输尿管扩张程度。

(2)排尿期膀胱尿路造影：明确反流严重程度及疾病的类型。

(3)膀胱尿道镜及逆行肾盂造影：了解下尿道病变及梗阻性巨输尿管的梗阻情况。

(4)核磁共振尿路成像：可清晰显示全尿路，尤其适用于检查造成肾脏及输尿管结构改变的部位。

【治疗原则】

治疗原则为依据输尿管扩张和肾功能损害的程度来选择治疗措施。本病的治疗措施包括输尿管剪裁、输尿管膀胱吻合术、输尿管折叠及输尿管末端切除术。

【护理评估】

(一)术前评估

1.健康史

了解患者家族中有无肾系列疾病者，有无先天性发育不全者，继发性结石、炎症、异位血管压迫等。

2.身体状况

(1)症状与体征：了解肿块位置、大小、数量，肿块有无触痛、活动度情况；重要脏器功能状况，有无转移灶的表现及恶病质。

(2)辅助检查：了解血常规检查、尿常规检查、肾功能结果的动态变化，影像学检查有无异常发现。

3.心理—社会状况

评估患者对疾病的认知状况，是否因先天畸形而出现恐惧、紧张等心理障碍，以及后期对康复的预期如何。

(二)术后评估

1.术中情况

了解患者的手术、麻醉方式与效果，术中出血、补液、输血情况。

2.身体状况

评估患者生命体征是否平稳，是否清醒；伤口是否干燥，有无渗液、渗血；肾周引流是否通畅，引流液量、颜色与性状等；有无出血、感染等并发症的发生。

3.心理—社会状况

评估患者是否担心手术预后，是否配合术后治疗和护理。

【常见护理诊断/问题】

(1)焦虑与恐惧：与害怕手术和担心预后不良等有关。

(2)排尿异常：与疾病本身有关。

(3)潜在并发症：出血、感染、漏尿、肾积水。

【护理目标】

(1)患者恐惧与焦虑程度减轻，情绪稳定。

(2)排尿异常改善。

(3)无并发症发生，或并发症得到及时发现和处理。

【护理措施】

(一)术前护理

1.心理护理

对患者给予同情、理解、关心、帮助，告诉患者不良的心理状态会降低机体的抵抗力，不利于疾病的康复。解除患者的紧张情绪，使其更好地配合治疗和护理。部分血尿患者可出现紧张和焦虑情绪，应给予疏导。

2.术前准备和术前指导

嘱患者保持情绪稳定，避免过度紧张焦虑，备皮后洗澡、更衣，术前禁食 6 h、禁水 4 h，术晨取下义齿，贵重物品交由家属保管等。

(二)术后护理

1.病情观察

严密监测患者生命体征的变化，观察患者的面色、四肢末梢血液循环情况等，有异常及时报告医生。

2.饮食护理

全麻术后患者禁饮食，待肠蠕动恢复、肛门排气后，进食流食，宜食低盐、高蛋白、高纤维、高热量食物，避免产气及刺激性食物。嘱多饮水，每天饮水约 2000 mL。

3.早期活动

鼓励患者早下床活动，以促进胃肠功能恢复，增加肺活量，减少肺部并发症，减少腹胀的发生及避免下肢深静脉血栓形成。

4.管道护理

(1)伤口引流管：保持引流管通畅，妥善固定，防滑脱，向远心端定时挤压，避免折叠、受压而引流不畅。观察伤口局部有无肿胀、瘀青，引流液性质、颜色、量的变化并做好护理记录。

（2）留置导尿管护理：妥善固定，防止折叠、扭曲、受压，保持引流通畅，尿袋位置应低于耻骨联合水平，防止尿液反流和逆行感染，保持会阴清洁，鼓励患者多饮水。

（3）输尿管内支架管护理：向家属和患者解释放置管道的目的，并强调注意配合的事项，如弯腰的动作不宜过大，不宜过度活动，避免手臂的大伸展运动，防止支架管移位。

5. 基础护理

患者卧床期间，应协助定时翻身，按摩骨突处，防止皮肤发生压力性损伤。做好晨间晚间护理。

6. 并发症的观察及护理

（1）出血：术后应严密监测患者生命体征，同时观察肾周引流管的情况，经常挤压引流管，并妥善固定，注意观察引流液的颜色、性质及量，术后2~3天拔除肾周引流管。

（2）漏尿：由输尿管吻合处缝合不严密及尿管引流不畅、尿液反流所致。术后密切观察切口渗血、渗液情况，注意尿管是否通畅，定时观察尿管及挤压引流管，观察有无漏尿发生，如引流液由淡红色变黄清且量大于500 mL应通知医生处理。

【护理评价】

通过治疗，患者是否：①病情得以改善，恐惧与焦虑程度得以减轻，情绪稳定；②排尿困难得以改善；③无并发症发生。

【健康宣教及出院指导】

1. 饮食

增强营养，饮食规律，食用营养丰富、容易消化食物，多饮水，忌辛辣刺激性食物，鼓励患者多饮水，每日尿量大于2000 mL。

2. 休息与活动

术后3~6个月避免剧烈活动及劳动，保护患侧腰部勿受挤压及撞击；避免突然下蹲、做腰部伸张活动，以免双J管移位。

3. 用药

根据医嘱服用抗生素，肾切除患者避免使用对肾功能有影响的药物。

4. 定期复查

一般术后4周拔除双J管；若出现腰腹部疼痛、血尿、尿频、尿急、无尿等症状，须及时就诊。

试题十二

第十三章

泌尿系统先天畸形的护理

第一节 脐尿管囊肿

【概述】

脐尿管囊肿是胚胎时期的尿囊管残余在发育过程中未能自行闭锁而引起的一类疾病。胚胎生长发育过程中，脐尿管退化为脐正中韧带，脐尿管两端闭锁。如果中间有管腔残留，则形成脐尿管囊肿。

【病因】

脐尿管是脐与膀胱之间疏松结缔组织内的一条纤维索，正常情况下，在胚胎晚期，脐尿管会全部闭锁，退化为脐正中韧带。但如果脐尿管两端闭锁，中段管腔残存，其中的上皮样囊腔就会分泌液体，液体积聚后形成囊肿，即脐尿管囊肿。

【临床表现】

当囊肿较大时，可表现为下腹部正中可扪及囊性包块，其不随体位改变而移动；部分情况下，可引起腹痛及肠道压迫症状，如引起肠梗阻等表现；当合并感染时，可表现为脐部脓肿或膀胱感染症状。

【辅助检查】

1.B 超检查

临床上多数脐尿管囊肿是在行腹部 B 超检查时偶然发现的，表现为前腹壁与腹膜间的局限性囊性包块。

2.CT 检查

CT 检查可进一步明确经 B 超检查发现的病变部位、病变性质、病变范围及与周边组织的关系。

3. MRI 检查

脐尿管囊肿病变一般在检查腹部其他疾病时被发现。单纯性脐尿管囊肿边界清楚，有完整的囊壁，囊壁厚薄均匀，囊内液体信号均匀。

4. 膀胱镜检查

膀胱镜检查可对突入膀胱或压迫膀胱的较大脐尿管囊肿进行鉴别诊断，即确定是否为外生性膀胱肿瘤囊性变，或者为脐尿管恶性肿瘤侵犯膀胱。

【治疗原则】

1. 非手术治疗

适合患病 6 个月、未发生继发感染的脐尿管囊肿患者。

2. 切开引流术

患者继发感染形成脓肿，先切开引流并抗感染治疗，待炎症完全消退后再进行手术治疗。

3. 手术治疗

手术治疗适合脐尿管囊肿常发生感染；或复杂性囊肿经非手术治疗或抗炎等综合治疗，仍有复发、脐尿管囊肿恶变患者。

4. 手术方式

手术方式包括开放性手术、腹腔镜手术、机器人手术。相对于开放手术方式，腹腔镜手术具有创伤小、恢复快、操作安全等优点，成为治疗脐尿管囊肿的首选方法。

【护理评估】

(一)术前评估

1. 健康史

(1)一般情况：了解患者年龄、性别。

(2)家族史：了解患者家庭中有无泌尿生殖系统先天性畸形者。

2. 身体状况

(1)症状与体征：评估患者全身发育情况、脐周皮肤情况、有无感染及严重程度，以及疼痛的部位、性质、程度及伴随症状；排尿情况及特点；是否伴有恶心、呕吐及膀胱刺激征。

(2)辅助检查：了解影像学检查结果，判断病变部位及程度，以及是否有并发感染及其严重程度。

3. 心理—社会状况

评估患者及其家属对疾病的认知程度，以及家庭经济的承受能力；社会支持系统是否健全、对疾病预后的认知。

（二）术后评估

1. 术中情况

了解手术方式、麻醉方式、手术时长，术中出血、用药、补液等情况。

2. 身体状况

了解患者的生命体征；手术切口的位置、切口敷料是否干燥。

3. 心理—社会状况

评估患者家属是否存在焦虑情绪，患者是否配合术后治疗和护理等。

【常见护理诊断/问题】

（1）疼痛：与手术创伤有关。
（2）知识缺乏：与缺乏对疾病的认知有关。
（3）潜在并发症：漏尿、感染、出血。

【护理目标】

（1）患者疼痛缓解或减轻。
（2）患者对疾病有充分认知，能说出治疗及护理的相关知识及配合要点。
（3）患者无并发症或并发症能得到有效控制。

【护理措施】

（一）术前护理

1. 心理护理

因脐周长期受潮湿等刺激、瘙痒、伴感染后溢脓、异味，患者会出现烦躁、情绪低落、自卑、焦虑等情绪，护理人员应安慰患者，倾听患者主诉，保护患者隐私，讲解疾病相关知识，促进患者树立战胜疾病的信心。

2. 脐孔及周围皮肤护理

术前保持脐周皮肤清洁、干燥、舒适；指导并协助患者及时用 0.05% 高锰酸钾清洗，或以 0.5% 聚维酮碘消毒液消毒脐孔及周围皮肤两次；避免手抓，防止脐部感染后细菌沿瘘管扩散到膀胱后出现尿频、尿急等膀胱刺激症状，从而加重病情。

3. 术前准备

术前应协助患者做好心电图、B 超、X 线片、CT、血常规、电解质等各项检查。积极控制感染、治疗其他基础疾病；术前备皮，禁食 6 h，禁饮 4 h。

（二）术后护理

1. 病情观察

根据麻醉方式，交代术后卧床时间，严密监测患者生命体征，注意保暖，防止受凉引起感冒咳嗽，进而增加腹压。

2. 休息与活动

术后去枕平卧 6 h 后取斜坡卧位休息，并定时翻身，督促早下床活动，促进肠功能恢复。

3. 饮食护理

患者需待肛门排气后再恢复饮食，饮食从流食逐渐过渡到普食，指导患者食高蛋白、高维生素、易消化食物，忌生冷干硬食物。

4. 导尿管护理

保持引流管通畅，防止受压、反折导致的引流失效，观察和记录引流液的颜色、性质和量，如有异常及时通知医生处理；每日清洁会阴 2 次，多饮水，保持导尿管通畅。

5. 并发症的护理

（1）漏尿：注意观察腹部体征，如有腹痛、腹肌紧张等腹膜炎体征，及时报告医生。

（2）感染：遵医嘱使用抗生素，保持伤口干燥无渗出，如有污染、潮湿及时通知医生换药；如无感染等异常情况，术后 7 天可拆线，拆线 7 天后方能洗澡。

（3）出血：指导患者用腹带固定腹部切口，并保持大小便通畅，便秘者可使用通便药物；注意咳嗽时用手护住伤口，防止因腹压增加，导致伤口裂开出血。

6. 基础护理

协助患者做好生活护理，保持床单整洁、舒适。

【护理评价】

通过治疗与护理，患者是否：①减轻了恐惧与焦虑；②能够配合治疗与护理；③并发症得以预防，或得到及时发现和处理；④能主动融入社会，有正常的社交。

【健康宣教及出院指导】

1. 饮食指导

饮食应以清淡、易消化为佳，多食蔬菜水果，少食辛辣刺激性食物，戒烟酒。多饮水，保持尿路通畅。

2. 心理护理

调节情绪、放松心情。

3. 复查

门诊随访。

第二节 尿道下裂

【概述】

尿道下裂（hypospadias）是男性泌尿系统最常见的先天性畸形之一，主要表现为尿道开口不在阴茎头的正位，是异位于阴茎腹侧，如位于正常尿道口至会阴的任何一个位置。

【病因】

胚胎在性别分化发育过程中出现的内分泌缺陷和紊乱及其他多种原因导致尿道沟融合不全而停顿于不同发育阶段。目前已经证实的原因包括：雄激素受体异常、遗传基因突变、内分泌失调、异常细胞间信息传递、表皮生长因子表达降低和环境因素等。

【分类】

1. 根据移位的尿道口的解剖位置分类

（1）远端/前段型-前尿道下裂：尿道口位于龟头或阴茎远端，是最常见的尿道下裂。

（2）中段/体型尿道下裂：尿道口位于阴茎体。

（3）近端/后段型-后尿道下裂：尿道口位于阴茎阴囊交界处或会阴部。

2. 根据病情严重性分类

（1）轻度尿道下裂：阴茎头或阴茎部尿道下裂，没有相关的阴茎下弯畸形，小阴茎或阴囊异常。

（2）重度尿道下裂：阴茎下部、会阴尿道下裂伴有相关的阴茎下弯畸形和阴囊异常。

【临床表现】

尿道下裂的典型外观主要有如下表现。

1. 异位的尿道开口

尿道开口位于阴茎腹侧，可位于从正常尿道口至会阴的任何部位。因其可产生向阴茎腹侧下方歪斜或散开的尿流，故患儿往往站立排尿困难。

2. 阴茎向腹侧弯曲

男性尿道下裂表现为向下弯曲畸形，根据包皮脱套松解以后下弯的程度可分为：轻度 <15°；中度 15°~30°；重度>30°。

3. 包皮异常分布

包皮异常分布指包皮集中在阴茎头背侧，呈帽状堆积，包皮未能在中线融合，因此包皮系带缺如。

4. 伴发畸形

如睾丸下降不全、腹股沟疝/鞘膜积液、裂状阴囊、阴茎阴囊反位、阴茎发育不良等。

【辅助检查】

一般不需辅助检查即可确诊，对于后段型尿道下裂患儿须评估是否存在假两性畸形。

【治疗原则】

一般均需手术治疗，治疗决策须同时考虑功能恢复和外观美学。

1. 手术目标

(1)矫正阴茎：矫正阴茎下弯，使阴茎勃起时挺拔，成年后能进行正常的性生活。

(2)修复缺失尿道：使重建的新尿道弹性好、管径一致。

(3)重建新尿道口：新尿道口位于阴茎头正常位置，呈纵向裂隙状开口。

(4)站立排尿：术后能站立排尿，且尿线正常，阴茎外观接近正常。

2. 手术年龄

只要保证麻醉安全、阴茎局部条件好，即可行早期手术。国外首次手术年龄一般为6~18个月，由于小儿3岁内阴茎增长幅度很小，且早期治疗可减轻患儿心理负担，故建议手术在3岁内完成。

3. 手术方法

常用术式有30余种，但尚无一种能被所有医生接受。有无阴茎下弯和下弯严重程度是选择术式的关键因素，治疗远期最重要的是家长或患儿对阴茎外观的满意程度。

【护理评估】

(一)术前评估

1. 健康史

(1)一般情况：了解患者年龄、性别。

(2)家族史：了解家庭中有无泌尿生殖系统先天畸形、青春期发育异常、死产、婴儿早期死亡、性早熟、闭经和不育症等疾病史。母亲有无异常男性化性征或库欣样特征，妊娠期有无应用外源性激素史，如口服避孕药或接受辅助生殖治疗。

2. 身体状况

评估患儿全身发育情况、第二性征是否出现、会阴部外观、尿道开口的位置。

3. 心理—社会状况

评估患者及其家属对疾病的认知程度及家庭经济的承受能力；社会支持系统是否健全、对疾病预后的认知。

(二)术后评估

1.术中情况

了解手术方式、麻醉方式、手术时长,术中出血、用药、补液、输血等情况。

2.身体状况

了解患儿的生命体征;手术切口的位置、切口敷料和绷带是否干燥;尿道支架管的位置,是否标识清楚;引流管是否引流通畅、固定良好,引流物的颜色、性状和量;有无发生出血、感染、漏尿、痛性勃起等并发症。

3.心理—社会状况

评估患儿及其家属有无焦虑、恐惧、紧张;对病情的认知;对治疗和护理的配合程度。

【常见护理诊断/问题】

(1)预感性悲哀:与患儿担心预期治疗目标有关。
(2)社交生活孤独:与患儿无正常的生理生活有关。
(3)有尿管脱出的风险:与患儿自控力较差、术后疼痛等导致的依从性欠佳有关。
(4)有皮肤受损的危险:与术后卧床时间较长有关。
(5)潜在并发症:出血、感染、尿道瘘、尿道狭窄等。

【护理目标】

(1)患者及其家属焦虑、恐惧缓解,情绪稳定、治疗护理依从性佳。
(2)患者及其家属能够接受术后效果。
(3)患者未发生并发症,或并发症得到及时发现和处理。

【护理措施】

(一)术前护理

1.心理护理

生殖器畸形、排尿姿势异常、担心手术效果尤其是成年后的生育力和性功能、因病住院耽误学习及医院的陌生环境,使患儿多表现出自卑、害羞、孤独等负面情绪,家属也呈现出不同程度的焦虑情绪。在医疗护理过程中,需加强心理护理:首先,注意保护患儿隐私;其次,针对不同年龄阶段及不同性格特点的患儿进行个性化的心理护理。

2.肠道准备

按照加速外科康复理念实施肠道准备,即缩短术前禁食时间:告知术前禁水 2 h,禁食母乳 4 h,禁食配方奶粉 6 h,禁食油炸、脂肪、肉类食物 8 h 甚至更长时间。

3.皮肤准备

(1)备皮:范围前起耻骨联合、后至肛门周围皮肤。

（2）清洁：每次备皮后用清水清洗会阴，注意洗净阴囊皱襞，包皮过长者要翻转洗净，并更换干净内裤。

4.术前准备

协助患儿完善术前检查；准备术前用物，如合适的导尿管、术前抗生素、病号服、支被架等。

（二）术后护理

1.病情观察与体位

了解麻醉和手术方式、术中情况、切口和引流情况；密切观察患儿意识、生命体征与尿量的变化。生命体征平稳后，患儿取半坐卧位，以利尿液引流。

2.伤口观察及护理

为固定阴茎、减少水肿、控制出血、保护伤口及减少术后皮下或黏膜下积血积液，术后多采用弹力绷带包扎阴茎，使阴茎伸直上翘。

（1）注意包扎不宜过紧，以防新尿道坏死，需严密观察阴茎头血运，有无发绀及水肿。

（2）敷料拆除时间视手术类型及伤口预后而定，一般为3~5天。若有痂皮或血痂形成，用盐水纱布湿敷后除去，若发现创面感染应尽早拆除缝线。

（3）拆开绷带后伤口无渗出及红肿，则不再覆盖，保持局部通风干燥，用聚维酮碘消毒，每日3次。

3.新尿道及导尿管护理

（1）新尿道成形术后阴茎伸直上翘固定，可使用支被架托起被盖避免重力压迫伤口；新尿道口分泌物多，应保持尿道口湿润，利于分泌物吸出，必要时轻轻挤压尿道口或旋转尿管帮助分泌物排出。

（2）置管期间应准确标识、妥善固定、保持通畅，避免导尿管折叠、受压或脱出。观察记录尿液的颜色、性状、量，若有沉淀物，及时冲管，保持尿道外口清洁，避免血痂形成。同时，引流袋位置应低于膀胱以防止尿液反流。尿管一般于术后3~4周拔除，拔尿管后观察排尿方式及尿线改变、鼓励患儿多饮水并自行排尿，若排尿困难，可尝试改变体位(半卧位或站立)、听流水声或按摩下腹部等。

4.疼痛护理

尿道下裂术后因手术创伤、留置导尿管、血块刺激、伤口换药等容易引发患儿疼痛，阴茎勃起可使疼痛加剧，应根据患儿术后疼痛情况进行疼痛护理，同时应保持病室安静；医疗护理操作集中进行，减少对阴茎局部的刺激；避免阴茎与周围环境碰撞摩擦；分散患儿的注意力，如看电视、玩游戏、听音乐、讲故事；必要时遵医嘱使用镇静、解痉、镇痛药物。

5.饮食护理

鼓励患儿尽早恢复饮食。常规麻醉清醒后，患儿可小口饮水，观察5~10 min，无呛咳等不适后逐渐增加饮水量，再过渡到适当喝奶，一般术后2 h可少量多次饮水，手术6 h后可视情况进流食，术后 5 天内以无渣流食为主。

6. 休息与活动

严格遵医嘱进行休息与活动，在可以下床活动前，坚持循序渐进的原则，由半卧—半坐—坐起—站立—慢走的每个过程均需护理人员演示，特别是从坐位到站立位要慢慢适应后，再扶床栏慢走，嘱家属全程陪护预防跌倒。

7. 并发症护理

（1）出血：表现为阴茎局部伤口有鲜红色血液渗出。出血处理：遵医嘱止血治疗；局部重新包扎伤口；必要时进行手术探查，处理出血来源。

（2）感染：表现为阴茎红肿发绀；伤口或新尿道口有脓性分泌物流出；患儿体温大于 38 ℃。感染处理：①立即联系医生，采集伤口分泌物送培养；②聚维酮碘温盐水坐浴后，挤出创面渗液并加强消毒，严重时拆开缝线、引流换药、手术清创；③保持尿管通畅；④进行所有医疗护理操作时，严格遵循无菌原则；⑤术后遵医嘱预防性使用抗生素，并及时更换敏感抗生素进行抗感染治疗；⑥严密观察患儿切口及体温的变化，重视患儿的感受，比如疼痛。

（3）尿道瘘：尿道成形术后最常见的并发症，发生率为 15%～30%，表现为漏尿。尿道瘘处理方法为排尿后拭干瘘口；建议 6～12 个月后视情况进行手术补瘘。

（4）尿道狭窄：尿道下裂成形术后较严重的并发症，发生率为 10%～20%，常合并尿道瘘、尿道结石及憩室等并发症；表现为排尿困难、尿线细。尿道狭窄处理：对于短段狭窄，可行尿道探子或球囊扩张，或冷刀、激光内切开术；对于复杂的尿道狭窄，常需再次手术，最主要的方法是尿道腔扩大成形术。

（5）阴茎头开裂：多见于多次手术患儿及近端尿道下裂患儿；表现为尿道外口变大，尿线异常和喷洒状排尿。阴茎头开裂处理：轻度开裂、尿道开口仍在冠状沟之上，患儿排尿状况影响不大一般不建议修补。

【护理评价】

通过治疗与护理，患者是否：①恐惧与焦虑得以减轻；②治疗、护理依从性良好；③并发症得以预防，或得到及时发现和处理。

【健康宣教及出院指导】

1. 心理护理

向患者及其家属讲解尿道下裂的治疗方法及术后效果，消除其顾虑，并详细解答患者所提出的问题，耐心地做好解释工作。

2. 饮食指导

饮食规律，少食多餐，给予营养丰富、易消化、高纤维的食物，适当饮蜂蜜水，多饮水，保持大便通畅。忌食辛辣刺激、坚硬、易胀气食物。忌烟、酒。

3. 休息、活动与生活指导

术后 1 个月内多卧床休息；术后 3 个月内避免重体力劳动、剧烈活动、增加腹压的活动，防止受到外力对会阴的挤压、撞击或摩擦。

4. 尿管护理

对于带管出院的患儿，须教会其家属处理导尿管堵塞、阴茎头出现血痂、尿袋尿管出血、漏尿等问题的解决方法，患儿日常活动需在家属监督下进行，直至回院拔除导尿管。出院后若出现脱管、堵管、尿道瘘或尿管拔除后尿线变细等无法解决的情况，需入院就诊。

5. 会阴护理

每天温水清洗会阴，勤换内裤，保持清洁干净，预防感染。

6. 复查

术后每3个月复查一次，半年后每半年复查一次，连续复查3年。

第三节　性发育异常

【概述】

性发育异常（disorders of sex developmcnt，DSD）是一组先天性的内外生殖器结构非典型发育的疾病，与染色体异常、基因突变、发育程序和性激素异常等密切相关，呈现不同的临床特征与病理生理。

【病因】

（一）DSD 的病因和发病机制

DSD 的病因和发病机制十分复杂，涉及遗传、环境等多种因素。DSD 具有表型的显著差异性及高度遗传异质性，相同的临床表型可出自不同病因的 DSD，而同一病因的 DSD 也可能存在不同的临床表型。

（二）性分化、发育的胚胎学与遗传学机制

1. 胚胎学

生殖系统的两性分化和发育受多种因素影响。正常的性发育依赖于激活和抑制因子在时间-空间上的精准调控。

2. 遗传学

对 DSD 分子机制的研究证实了许多基因及其调控机制影响细胞分化的组织特异性、程序和相对剂量。

【临床表现】

DSD 是一组先天性疾病，均属于罕见病，但病因繁多，总数相对可观。其临床表现多

种多样,严重者可出现生殖器官外观异常、性别反转。起病隐匿者亦可出现小阴茎、女性男化、闭经等相关体征,严重者可出现内分泌紊乱、性腺恶变等并发症。

【辅助检查】

1.实验室检查

DSD 常规实验室检查项目主要包括血浆生化(血糖、电解质测定等)、基础内分泌检测和功能试验评价、遗传学评估。

2.影像学检查

(1)超声(US)检查:检查部位应包括双侧腹股沟、会阴部、肾脏和肾上腺区域。

(2)泌尿生殖道造影:检查对泌尿生殖窦及泄殖腔畸形的分类有帮助。对解剖的某些关键细节,如共同泌尿生殖窦的长度、阴道合流的位置及与膀胱颈的毗邻关系、阴道的大小及数量、宫颈是否存在、膀胱和尿道的解剖,泌尿生殖道造影可提供有效的诊断价值。

(3)计算机断层扫描(CT):检查具有电离辐射,且对盆腔结构的分辨率较低,故不是评价 DSD 病例的最佳选择。

(4)MRI T1 和 T2:检查 T2 加权的 MRI 成像序列具有多平面成像能力和卓越的组织显影功能,可提供详细的解剖学信息。

【治疗原则】

根据患者原社会性别、畸形程度及患者本人性别自认,确定治疗方案。原则上除阴茎发育良好者外,均宜按女性矫治。

【护理评估】

(一)术前评估

1.健康史

健康史包括母亲妊娠、流产、死胎史。应注意妊娠期间应用超声监测外生殖器发育情况、药物情况,尤其应注意是否使用了可能使女性胎儿出现男性化的药物。

2.身体状况

(1)症状:评估患者下腹痛的程度、出现时间、性生活满意度等,有无月经来潮。

(2)体征:评估时应注意第二性征及生殖器的发育情况;注意外生殖器的发育情况;观察有无阴道、阴道是否通畅、阴道口处黏膜是否膨出呈紫蓝色或有浅凹陷,有无横隔或纵隔、是否存在两个正常的阴道。注意腹股沟部、大阴唇或阴囊内能否扪及生殖腺。妇科检查(未婚者行肛-腹诊)了解子宫、输卵管、卵巢发育情况,有无盆腔压痛。

(3)辅助检查。了解血、尿常规检查结果的动态变化,影像学检查有无异常发现。

3.心理—社会状况

评估患者对疾病的认知状况,是否出现恐惧、紧张等心理障碍,以及后期对性别改变的预期如何。

（二）术后评估

【常见护理诊断/问题】

（1）焦虑：与患者对性发育异常引起的心理问题及担心预后有关。

（2）感染：与手术切口位置有关。

（3）疼痛：与手术伤口有关。

（4）知识缺乏：与缺乏性发育异常的相关知识有关。

（5）性功能障碍：与心理性性功能障碍有关。

（6）潜在并发症：尿路感染、腹胀、阴囊血肿、阴囊水肿、睾丸扭转等。

【护理目标】

（1）患者焦虑程度减轻，积极配合治疗及护理。

（2）未感染，手术切口愈合良好。

（3）患者主诉疼痛减轻或消失。

（4）对疾病有正确的认知，能积极配合治疗和护理。

（5）引起心理性性功能障碍的因素得到缓解或解决。

（6）术后未发生相关并发症，或并发症得到及时处理后得以缓解或治愈。

【护理措施】

（一）术前护理

1. 心理护理

手术不仅是治疗疾病的重要手段，也是严重的心理刺激，尤其是对进行外阴整形及性别发生变化的患者。术前医护人员应与患者及其家属进行详细谈话，告诉患者手术的性质、方法及术后可能发生的情况，尤其是需要改变社会性别的患者及其家属，让其有充分的心理准备。

2. 皮肤准备

外阴部手术患者备皮范围上至耻骨联合上 10 cm，下至会阴、肛周、腹股沟及大腿内上 1/3，刮净所有毛发。由于患者存在不同程度的外阴畸形，备皮时注意动作轻柔，避免划伤皮肤。

3. 术前准备

嘱患者保持情绪稳定，避免过度紧张焦虑，备皮后洗澡、更衣，准备好术后需要的各种物品等，术前禁食 6 h、禁水 4 h，贵重物品交由家属保管等。

（二）术后护理

1. 生命体征监测

严密监测患者生命体征的变化，有异常及时报告医生。

2. 疼痛护理

会阴神经末梢丰富，行外阴部手术的患者常主诉伤口疼痛，除术前进行疼痛教育外，还须保持病室安静，减少探视，协助患者更换舒适体位，减少不良刺激等，必要时遵医嘱给予镇痛药物。

3. 饮食与排便护理

术后第 1 天即可进食流食，逐步过渡到普食。选取高热量、高维生素、高蛋白、清淡、易消化的食物。患者肛门排气前禁食甜食、牛奶、豆类等产气食物，以防止加重腹痛。鼓励患者多饮水，根据术后恢复情况适当增加活动，促进肠蠕动，改为普食后，增加粗纤维食物的摄入，以保持大便通畅，避免用力排便而影响会阴伤口愈合。

4. 会阴伤口护理

由于手术部位在会阴，易被大小便污染，影响手术创面愈合。行外阴部手术患者拆除外阴纱布绷带后，给予会阴冲洗，每天 2 次；每次大便后立即给予会阴冲洗，冲洗后使用吹风机给予会阴冷吹风，以促进伤口干燥。患者下床活动后建议穿裙子或无裆秋裤，以防衣物摩擦伤口，利于伤口愈合。

5. 人工阴道护理

阴道成形术后正确放置阴道模具，是防止阴道瘢痕挛缩、狭窄的一个重要环节。术后人工阴道填塞勿过紧，以避免组织缺血坏死。术后 1 周拆除外阴缝线，取出阴道内纱布软塞，并用 1∶40 碘伏溶液冲洗阴道，彻底清除人工阴道内分泌物，如果阴道伤口愈合良好，可放置准备好的阴道模具。放置模具时患者取仰卧位，消毒阴道后缓慢将模具送入阴道内，外用丁字带固定，以免松脱，操作时动作要轻柔，严格执行无菌操作，观察人工阴道组织的颜色、弹性、有无渗血等情况。每日更换消毒模具一次，直至出院。

6. 导尿管护理

外阴部手术患者由于伤口在会阴，为避免尿液浸湿创面，故留置尿管时间相对较长，因此术后保持尿管通畅十分重要。术后注意观察患者尿管引流情况，防止管路折叠、受压及脱出，保持尿管通畅。当患者下床活动时，嘱患者将尿袋置于耻骨联合以下的位置，防止尿液返流。拔除尿管后，嘱患者多饮水，以促进小便尽早排出，防止发生尿潴留。

【并发症观察及护理】

1. 出血

临床表现：伤口敷料持续有新鲜血液渗出，阴囊血肿。

处理：阴囊加压包扎，充分引流，若血肿继续增加则应手术治疗。

2. 尿路感染

临床表现：出现尿频、尿急、尿痛，甚至脓尿，伤口感染。

处理：术后及早拔除尿管，多饮水，遵医嘱应用抗生素控制感染。

3. 阴囊水肿

临床表现：阴囊肿胀，局部皮肤坏死脱落，术后托起阴囊以预防水肿发生。

处理：若已发生阴囊水肿，则仍应托起阴囊，局部可用高渗盐水或硫酸镁外敷，促进恢复。

4. 睾丸扭转

临床表现：会阴疼痛，术后早期正确评估疼痛原因，以防止漏诊。

处理：若发生睾丸扭转应及早手术复位或手法复位。

【护理评价】

通过治疗，患者是否：①身体状态得到改善或恢复，接受现实；②疼痛得以减轻或消除；③积极配合治疗、护理。

【健康宣教及出院指导】

1. 心理护理

根据患者不同年龄阶段可能产生的心理问题进行针对性心理支持。年幼和青春期患者，应同时加强对其家长的健康知识宣教，鼓励患者亲人与其多沟通，协助患者克服自卑心理及术后心理形象紊乱，树立正确的生活观及感情观，鼓励其多进行异性间的交往。

2. 休息活动

1 个月内避免剧烈活动，防止重力对外阴的挤压、打击、摩擦。

3. 会阴护理

教会患者及家属外阴冲洗液的配置方法及会阴清洁方法。

4. 人工阴道护理

注意观察阴道分泌物颜色、性状及气味，及时有效预防感染，指导并教会患者及其家属正确使用模具，已婚患者术后 3 个月可进行性生活。

5. 复诊

定期复查，出院后所有患者需要终身随诊。

试题十三

第十四章

阴囊及阴茎良性疾病的护理

第一节　隐睾

【概述】

　　隐睾是指睾丸在正常发育过程中会从腰部腹膜后下降至阴囊，如果没有出现下降或下降不全，阴囊内就会没有睾丸或只有一侧有睾丸，临床上也称为睾丸下降不全或睾丸未降，是泌尿生殖系统常见的先天性畸形之一，以单侧多见，右侧稍多于左侧，双侧的发生率占 10%～25%。

【病因】

　　(1)解剖因素：在胚胎期，睾丸系带很短或缺如等发育异常。
　　(2)遗传因素：有部分隐睾患者有明显家族史，故遗传因素也许是隐睾发生原因之一。

【临床表现】

　　患侧或双侧阴囊发育差，阴囊空虚，但需区分滑动性睾丸及回缩睾丸。体格检查是确诊隐睾、鉴别回缩性睾丸的唯一方法，也是区分可扪及睾丸和未扪及睾丸的可靠方法。

【辅助检查】

　　(1)检查主要针对不可扪及睾丸的隐睾患者，B 超检查因其无创、价廉、简便，可作为常规术前检查，但不能仅靠超声检查诊断隐睾并决定手术方式。
　　(2)影像学检查未发现睾丸者，仍需进行手术探查。腹腔镜是当前不可扪及睾丸的隐睾诊断金标准。
　　(3)激素的诊断应用在于明确无睾症、双侧隐睾且不可扪及睾丸的患儿。

【治疗原则】

　　有效保留生育能力的理想年龄是在出生后 12～24 个月，出生后睾丸自行下降可发生于出生后 6 个月内，之后可能性减少，1 岁已无自行下降的可能。

（一）激素治疗

隐睾可伴下丘脑-垂体-性腺轴异常，激素治疗常采用人绒毛膜促性腺激素（HCG）和促性腺激素释放激素（GnRH）或促黄体激素释放激素（LHRH），或三选二合用。

（二）手术治疗

（1）开放手术：睾丸下降固定术。

（2）腹腔镜手术：对于所有不可扪及睾丸的诊断可用腹腔镜检查。腹腔镜手术探查是诊断未扪及睾丸的金标准。

（3）自体睾丸移植：适用于高位隐睾。结扎睾丸血管，将睾丸游离移入阴囊，吻合睾丸血管与腹壁下动脉。

【护理评估】

（一）术前评估

1. 健康史

（1）一般情况：了解患者的年龄、内分泌因素、机械因素等。

（2）既往史：了解患者的完整病史，评估患者阴囊是否空虚、睾丸有无滑动。

2. 身体状况

（1）症状与体征：触诊患者的阴囊时通常摸不到明显的睾丸。

（2）辅助检查：了解体格检查、影像学检查、腹腔镜检查有无异常发现。

3. 心理—社会状况

评估患者及家属对疾病的认知程度。

（二）术后评估

1. 术中情况

了解患者手术、麻醉方式与效果，术中出血、补液情况。

2. 身体状况

评估生命体征是否平稳；伤口有无渗血、渗液。

3. 心理—社会状况

评估患者家属是否存在焦虑情绪，患者是否配合术后治疗和护理等。

【常见护理诊断/问题】

（1）焦虑/恐惧：与患者阴囊发育不良、自卑，担心不育有关。

（2）部分自理能力缺陷：与术后卧床和留置治疗性管道有关。

（3）舒适的改变：与术后疼痛、留置尿管等有关。

（4）知识缺乏：与缺乏隐睾相关知识有关。

（5）潜在并发症：出血、感染、睾丸回缩、精索扭转、睾丸萎缩等。

【护理目标】

（1）患者焦虑、恐惧程度减轻，配合治疗及护理。

（2）患者合理的生活需要得到保证。

（3）患者主诉不适感减轻或消失。

（4）患者及家属对隐睾相关知识有一定了解或掌握。

（5）术后未发生相关并发症，或并发症发生后能得到及时治疗与处理。

【护理措施】

（一）术前护理

1. 心理护理

应充分与患者沟通，详细讲解手术的优势，介绍成功案例，增加其信心，消除顾虑，降低应激反应，以良好的心态接受手术。男性不育会有明显精神心理症状并可能发生焦虑抑郁。已行隐睾下降固定的部分患者可发生无精子症，不能生育导致夫妻感情失和，易产生心理障碍。因此术后应给予心理治疗等综合治疗手段。

2. 术前准备

完善术前相关检查；成年人术前禁食 6 h，禁饮 4 h；新生儿和婴儿禁母乳 4 h，配方奶和非母乳（动物性乳品）喂养患儿术前须禁食 6 h；行腹腔镜高位隐睾下降固定术者，脐部应彻底清洁，避免切口感染。术前 1 日用碱性皂清洗脐部。

（二）术后护理

1. 病情观察与体位

观察患者生命体征，监测病情变化。全麻清醒前，去枕平卧，头偏向一侧；全麻清醒后，手术当日，宜半卧、侧卧、垫枕头、适度进行床上活动；术后第 1 天，半卧位为主，增加床上四肢运动；术后第 2 天病情稳定后，可指导患者下床活动，勿剧烈活动，以免造成阴囊内渗出增加。

2. 饮食

手术 6 h 后可开始饮水，如无呕吐、腹痛、腹胀等不适，逐渐进食流食、半流食直至普食；加强营养，进食营养丰富的肉、蛋、奶及新鲜的蔬菜、水果。多食富含纤维素的蔬菜、水果，保持大便通畅。

3. 疼痛的护理

评估患者疼痛情况，根据疼痛评分，给予患者心理安慰或遵医嘱给予镇痛药物。

4. 手术部位切口敷料护理

保持切口敷料清洁干燥，因为阴囊结构组织疏松，易出血，如有渗出、潮湿及时通知医生，必要时更换敷料。

【护理评价】

通过治疗和护理，患者是否：①减轻了焦虑与恐惧；②主诉不适感减轻或消失；③并发症得以预防，或得到及时发现和处理。

【健康宣教及出院指导】

1. 饮食指导

忌烟、酒及辛辣刺激性食物，多饮水，多吃蔬菜、水果及富含纤维素的食物。

2. 活动指导

养成良好的生活习惯，保持心情愉快。术后3个月内避免重体力劳动、剧烈运动及持久站立等。成年人术后3个月内禁止性生活。

3. 复查指导

定期随访，门诊复查B超，了解睾丸血运和生长情况。建议术后每3个月复查一次B超，至术后第二年。定期观察，部分双侧高位隐睾患儿术后动态监测性激素水平变化有助于全面了解睾丸情况。

第二节　睾丸扭转

【概述】

睾丸扭转是指因为睾丸和精索发生沿纵轴的异常扭转（180°～720°）而导致阴囊急性严重疼痛，并引起同侧睾丸和（或）其他阴囊结构的急性血液循环障碍，严重时可导致睾丸梗死的病理情况，是泌尿外科常见急症之一。

【病因】

1. 解剖因素

睾丸发育不良及睾丸系膜过长，睾丸附睾发育畸形的原因：睾丸活动度过大，睾丸附睾结合不紧密，阴囊腔过大等。

2. 迷走神经兴奋

睾丸扭转多发生在睡眠中或睡觉刚起床的时候，这是由于迷走神经兴奋，提睾肌随阴茎勃起从而导致收缩增加。

3.体位突然变化

运动、外伤等外力影响导致提睾肌过度活动。

4.温度与环境

寒冷季节或温度骤然变冷时睾丸扭转发病率较高，可能与阴囊收缩活动较强有关。

【临床表现】

1.症状

睾丸扭转主要表现为扭转导致睾丸及附睾缺血，从而造成突发性的一侧阴囊剧烈疼痛，也可表现为间断性或持续性疼痛，疼痛加重可发生在几分钟至几小时内，也可向下腹部放射。此外，最常见伴随症状为恶心、呕吐，少数有低热。

2.体征

睾丸扭转主要表现为患侧阴囊肿胀、发红；睾丸、附睾体积增大；轮廓触诊不清；提睾肌反射消失。

【辅助检查】

（1）彩色多普勒超声检查：作为睾丸扭转的首选检查手段。

（2）放射性核素扫描：目前公认 ^{99m} 锝放射性核素阴囊睾丸扫描为诊断睾丸扭转的金标准。

（3）核磁共振检查：可显示精索鞘膜的螺旋形扭转，准确率很高，但限于设备条件和检查时间过长，一般不作为首选。

【治疗原则】

睾丸扭转的治疗原则是尽快恢复扭转睾丸的血流，扭转时间和扭转角度是决定能否挽救睾丸的关键。治疗方法主要为手法复位和手术治疗。

（一）手法复位

由于提睾肌在精索上的解剖特点，睾丸扭转多为由外侧向中线扭转。因此，手法复位可将睾丸向外侧旋转来解除扭转。手法复位主要适用于睾丸扭转早期，即起病6 h以内，囊内无渗液、皮肤无水肿的患者，主要目的是为手术探查争取时间，但并不能代替手术探查。

（二）手术治疗

睾丸扭转患者迫切需要进行手术治疗，减少时间上的延误。一般公认的最佳时间为发病6 h内完成手术复位，而超过12 h睾丸的存活率很低。手术治疗中，一旦明确睾丸扭转，应立即解除扭转将睾丸复位，仔细观察睾丸血供的恢复情况，复位后若睾丸的色泽红润、精索血管搏动良好，则初步判断睾丸血供基本恢复，应予以保留；如果血供恢复不理想，必要时需切除患侧睾丸，并推荐同时行对侧睾丸固定术。

【护理评估】

(一)术前评估

1.健康史

(1)一般情况：了解患者的年龄、职业、生活习惯、睡眠情况等。

(2)既往史：了解患者的完整病史，有无睾丸发育不良、附睾发育畸形、鞘膜发育异常史，发病前是否有剧烈活动史。

2.身体状况

(1)症状与体征：一侧阴囊是否剧烈疼痛，疼痛为呈间歇性还是持续性；患侧阴囊是否有肿胀、发红。

(2)辅助检查：了解实验室检查、影像学检查有无异常发现。

3.心理—社会状况

评估患者及其家属对疾病的认知程度。

(二)术后评估

1.术中情况

了解患者手术、麻醉方式与效果，术中出血、补液情况。

2.身体状况

评估患者：生命体征是否平稳；伤口有无渗血、渗液，渗液的颜色及量；阴囊皮肤颜色，局部有无红肿疼痛；观察对侧睾丸情况，有无红肿疼痛；导尿管是否通畅。

3.心理—社会状况

评估患者及其家属是否存在焦虑情绪，是否配合术后治疗和护理等。

【常见护理诊断/问题】

(1)焦虑/恐惧：与患者对疾病的认识不足、担心预后有关。

(2)舒适的改变：与疼痛、手术创伤等有关。

(3)潜在并发症：伤口感染、睾丸坏死。

【护理目标】

(1)患者焦虑、恐惧程度减轻，配合治疗及护理。

(2)患者主诉不适感轻或消失。

(3)术后未发生相关并发症，或并发症发生后能得到及时治疗与处理。

【护理措施】

(一)术前护理

1.心理护理

(1)讲解疾病的病因,发病特点。

(2)保护患者隐私,帮助其克服羞涩心理。

(3)鼓励患者表达自身感受,多关心、安慰患者及其家属。

(4)向患者及其家属讲解手术的重要性,介绍麻醉及手术的简要经过。

2.术前准备

完善术前相关检查:根据医嘱要求,完成各项术前准备,交代患者手术时间和目前准备状况,并通知禁食及注意事项,尽可能描述手术中可能的创伤及对应的处理措施,以及手术时间、术后短期麻醉恢复情况。

(二)术后护理

1.病情观察与体位

观察患者生命体征,监测病情变化;观察患者复位后的睾丸的颜色是否正常,与对侧睾丸有无差异。全麻清醒前,去枕平卧,头偏向一侧;全麻清醒后手术当日,取半卧位、侧卧位,托高阴囊。

2.饮食

术后6 h若无恶心、呕吐、腹痛、腹胀等不适,可进流质饮食,逐渐过渡到半流质饮食再到普食。饮食宜高蛋白、低脂肪、易消化,避免刺激性食物。

3.疼痛的护理

评估患者疼痛情况,根据疼痛评分,予以心理安慰或遵医嘱给予镇痛药物。

4.手术部位的护理

使用柔软纱布或者纺织物,抬高阴囊,最好能高于大腿表面。观察手术部位敷料和术侧阴囊体积的变化,如短时间内出现纱布渗血并湿透,或者阴囊体积增加、皮肤颜色加深变紫,须立即告知医生。阴囊属于疏松的组织结构,易发生水肿和血肿,患者术后会有短期的水肿并有加重的可能,要给予医学的解释。

5.心理护理

睾丸扭转患者术后常常表现为过于关注他们的自身健康和生殖功能状况,可能引起焦虑、抑郁等情绪,术后需要给予细心开导,关注他们思想的变化,及时提供必要的医学帮助,甚至建议进行专业心理辅导,进行精神心理因素的评估和心理治疗,让患者能快速回归社会,具有重要社会意义。

【护理评价】

通过治疗和护理，患者是否：①减轻了焦虑与恐惧；②主诉不适感轻或消失；③并发症得以预防，或得到及时发现和处理。

【健康宣教及出院指导】

1. 饮食指导

忌烟、酒及辛辣刺激性食物，多饮水，定时排尿，防止尿路感染继发附睾炎，多吃蔬菜、水果及富含纤维素的食物。

2. 活动指导

术后使用提睾带至少3周。术后3个月内避免骑跨运动，避免阴囊局部剧烈震荡及重体力劳动。成年人术后1个月内禁止性生活，过度的性生活也会使患者的睾丸发生严重的痉挛，使患者再次发生睾丸扭转。

3. 自我护理

建议患者穿透气性好的紧身内裤，注意个人卫生，增强身体素质，定期开窗通风，养成健康的生活习惯。禁止使用温度过高的水浸泡会阴，禁止使用化疗药物，以免影响患者的生精功能。

4. 复查指导

一般术后随访3~6个月。行睾丸切除术的患者定期行睾丸B超检查及精液常规检测，了解对侧睾丸功能。一旦健侧睾丸出现疼痛不适应，应及时就诊。

第三节　精索静脉曲张

【概述】

精索静脉曲张指的是阴囊蔓状静脉丛静脉的扩张和迂曲，是男性不育症中最宜手术矫正的疾病。

【病因】

精索静脉曲张依据病因可分为原发性精索静脉曲张和继发性精索静脉曲张。原发性精索静脉曲张是因解剖学因素和发育不良所致的精索静脉曲张；继发性精索静脉曲张可由腹腔内或腹膜后肿瘤、肾积水或异位血管压迫上行的精索静脉引起，可导致单侧或双侧精索静脉曲张。

【临床表现】

患者可有男性不育史，也可以是以久站后患侧阴囊疼痛不适为主诉就诊。精索静脉曲张主要症状有立位时患侧阴囊肿胀、局部坠胀,疼痛感可向下腹部、腹股沟区或后腰部放散;劳累或久站后症状加重,平卧、休息症状减轻或消失。

【辅助检查】

1. 影像学检查

超声及彩色多普勒超声检查:彩色多普勒超声检查可以准确判定精索内静脉中血液反流现象,具有无创伤、可重复性好、诊断准确等特点,应作为首选检查方法。

2. 实验室检查

(1)精液分析:美国泌尿外科学会及美国生殖医学会推荐,对精索静脉曲张导致的不育患者至少应行两次精液分析。

(2)精子抗体检测:对于精索静脉曲张的不育患者,建议行血清或精液精子抗体检测。

3. 睾丸体积测量

睾丸体积测量作用:在精索静脉曲张的检查中为了解睾丸是否受损及是否具备手术指征。

【治疗原则】

精索静脉曲张的治疗,结合国内外文献及治疗经验,一般以手术治疗为主,部分采取(或联合)药物治疗。

(一)非手术治疗

无症状或症状较轻的患者,建议采取非手术治疗,常用方法有阴囊托带局部冷敷、避免过度性生活造成盆腔及会阴充血等。轻度精索静脉曲张患者,如精液分析正常,应定期随访(1~2年),如出现精液分析异常、睾丸缩小、质地变软等应及时手术。

(二)药物治疗

1. 复合肉碱

复合肉碱一般是指左旋肉碱和乙酰左旋肉碱,两者均为人体产生的物质,主要有两方面的生理功能:一是转运脂肪酸线粒体在 β 氧化过程中的重要因子,参与能量代谢;二是通过降低活性氧和抑制细胞凋亡来增加细胞的稳定性。复合肉碱制剂 2 袋/次(每袋含左旋肉碱 10 mg,乙酰左旋肉碱 5 mg),口服,每日 2 次,连续服用 46 个月。

2. 氯米芬

氯米芬是非甾体类雌激素受体拮抗剂,竞争性结合丘脑、垂体部位的雌激素受体,以减弱体内正常雌激素的负反馈效应,纠正性腺轴系统失衡状态;常用剂量为每日 25 mg,口服剂量为每日 12.5~40 mg。

(三)外科治疗

症状严重、已经影响到生活和工作的患者或者经非手术治疗无效者,应进行手术治疗。

（1）开放手术：途径主要有两种，即经腹股沟管精索内静脉高位结扎术和经腹膜后精索内静脉高位结扎术。

（2）腹腔镜手术：具有效果可靠、损伤小、并发症少、可同时行双侧手术等优点，因此一般认为腹腔镜手术主要适用于双侧高位结扎术、肥胖、有腹股沟手术史及开放手术后复发的患者。

【护理评估】

（一）术前评估

1.健康史

（1）一般情况：了解患者的年龄、职业、吸烟史、饮食习惯等。

（2）既往史：了解患者的完整病史，是否有原发病史，是否有男性不育史。

（3）家族史：了解患者家庭中有无遗传性疾病。

2.身体状况

评估患者站立时的症状：有无患侧阴囊肿胀、局部坠胀、疼痛感，疼痛可向下腹部、腹股沟区或后腰部放散；劳累或久站后症状加重，平卧、休息症状减轻或消失。

3.心理—社会状况

了解患者的心理状态，评估患者有无悲观、失望、紧张；患者对治疗和护理的配合度。

（二）术后评估

1.术中情况

了解患者手术、麻醉方式及效果，术中出血、用药、补液、输血等情况。

2.身体状况

了解患者意识是否清醒；生命体征是否平稳；伤口敷料是否干燥，有无渗血、渗液。密切观察患者阴囊有无水肿；导尿管是否通畅，引出液颜色、量，性状，是否固定良好。

3.心理—社会状况

评估患者及其家属对病情的认知，患者对治疗和护理的配合程度。

【常见护理诊断/问题】

（1）疼痛：与局部酸胀或坠胀、曲张程度及手术刺激、伤口疼痛有关。

（2）焦虑/抑郁：与缺乏相关疾病知识及担心预后及生育问题有关。

（3）自我形象紊乱：与暴露隐私有关。

（4）潜在并发症：有术后出血的可能。

（5）知识缺乏：缺乏疾病相关知识及术后康复知识。

【护理目标】

（1）患者自述疼痛减轻，舒适感增强。

(2)患者焦虑/抑郁程度减轻。

(3)患者未出现自我形象紊乱。

(4)患者未出现并发症，或并发症得到及时发现或处理。

(5)患者知晓精索静脉曲张的预防及术后康复。

【护理措施】

(一)术前护理

1.心理护理

关心患者，耐心解释相关问题(生育问题)，告知患者精索静脉曲张是可以治愈的，并发症也是可以避免的，增强患者的信心，减轻恐惧及焦虑，使其积极配合治疗。

2.术前准备

做好术区备皮：清洁耻骨以上及剑突以下皮肤组织，尤其是脐部皮肤。指导患者术前禁食6 h，禁水4 h，术前排空膀胱，防止术中误伤膀胱。训练床上排尿，避免术后出现尿潴留。

(二)术后护理

1.病情观察

观察患者意识、生命体征、意识、伤口敷料、阴囊、导尿管颜色和性状。

2.伤口管理

保持伤口敷料外观干燥、清洁，引导患者适当抬高阴囊，以利于其静脉回流，改善患者的局部瘀血情况，若发现突发情况及时通知医生。若患者阴囊水肿严重，则可以给予局部硫酸镁湿敷。注意保护患者隐私，必要时拉床帘。

3.并发症预防及处理

(1)术后出血：严密观察患者生命体征，伤口压沙袋24 h，以减轻出血，有异常情况时，须立即通知医生处理。

(2)腹腔内脏器官损伤防护：术后须对腹部情况细致观察，了解有无腹膜刺激征及腹痛，有异常时及时向医生报告。

【护理评价】

通过治疗与护理，患者是否：①疼痛程度得以减轻；②焦虑/抑郁程度减轻；③并发症得到预防，或被及时发现和处理；④知晓精索静脉曲张的健康指导。

【健康宣教及出院指导】

(1)保持积极、乐观、平和的心态，形成规范的生活习惯，禁烟、酒，养成良好的卫生习惯，每天对包皮、阴囊进行清洗。

（2）须禁性生活 1 个月，避免久站、剧烈运动，禁重体力劳动 3 个月。

（3）多食含粗纤维蔬菜、新鲜水果，保证饮水量充足。

（4）精液在术前检测异常者，需在术后 3 个月到院复查。

第四节　包茎与嵌顿包茎

【概述】

包皮疾病是泌尿外科的常见疾病，主要有包皮过长与包茎。包皮过长指阴茎在非勃起状态下包皮覆盖整个阴茎头，但可上翻显露阴茎头。包茎指由于包皮口狭窄或包皮与阴茎头粘连，包皮不能上翻显露阴茎头的现象。嵌顿包茎指当包皮上翻至阴茎冠状沟时，如未及时将包皮复位，受牵拉的包皮环由于静脉及淋巴循环受阻出现水肿，致使包皮不能复位，造成包皮嵌顿，是包皮过长与包茎的一种急性并发症。

【病因】

生理性包茎主要是包皮与阴茎头之间存在生理性粘连或包皮狭窄环，造成阴茎头不能上翻显露，部分可随着年龄增长被纠正。

【临床表现】

包茎患者多数无症状，通常在体检中发现。包茎表现为包皮不能回缩或只能部分回缩，存在包皮与阴茎头的直径不相称，部分患者还可以发现包皮内表面与阴茎头或系带粘连不能上翻显露阴茎头；嵌顿包茎特征是包皮收缩到冠状沟，存在收缩环，使包皮不能复位。

【辅助检查】

体格检查均可发现。

【处理原则】

（一）治疗原则

婴幼儿时期的生理性包茎，如无反复包皮炎等症状，无须治疗；2 岁以后仍有包茎，可给予治疗，包括非手术治疗及手术治疗。嵌顿性包茎可考虑手法复位及择期行包皮手术治疗，但手法复位失败者则应考虑行急诊包皮狭窄环背侧切开术或包皮环切术。

（二）非手术治疗

对于包皮嵌顿患者，外科医生可用双手拇指按压阴茎头，示指与中指上翻包皮，缓解包皮嵌顿。

（三）手术治疗

包皮手术的绝对手术指征是病理性包茎。此外，先天性包茎、反复的包皮阴茎头炎及泌尿系统异常所造成的尿路感染亦为包皮手术的适应证。包皮急性感染期、阴茎先天发育异常，若出现尿道下裂、埋藏式阴茎等情况，则视为包皮手术的禁忌证。

嵌顿性包茎及时手法复位后复发率仍较高，建议在水肿缓解后再行包皮环切术。

1. 包皮环切术

包皮环切术常用术式为背侧切开包皮环切术与袖套式包皮环切术。

2. 器械辅助的包皮环切术

（1）包皮套扎术：将包皮翻套于外环或弹力线与内环之间，利用内外环或内环与弹力线之间的机械力，实现给远端包皮止血、切除及吻合切口的目标。

（2）包皮环切缝合器法：包皮环切缝合器利用胃肠道切割吻合器的原理，瞬间完成包皮的切割与缝合。

【护理评估】

（一）术前评估

1. 健康史

（1）一般情况：了解患者年龄、性生活、饮食习惯等。

（2）既往史：了解患者是否为瘢痕体质，是否有性病、艾滋病、高血压、糖尿病等疾病。

（3）家族史：了解患者家庭中有无隐匿型阴茎患者。

2. 身体状况

（1）症状与体征：评估患者有无泌尿系统感染或包皮炎症状。

（2）辅助检查：了解患者有无高血压、血糖控制不理想、泌尿系统炎症。

3. 心理—社会状况

患者和对包茎、嵌顿包茎造成的危害、治疗方法、康复知识的认知程度，家庭经济状况及性生理的认知程度。

（二）术后评估

1. 术中情况

了解手术方法、术中出血情况。

2. 身体状况

了解患者生命体征；手术切口的位置、切口敷料是否干燥；有无伤口不愈合、出血、伤口感染、包皮粘连、包皮切除不彻底、瘢痕形成等体征。

3. 心理—社会状况

评估患者有无外观不满意。

【常见护理诊断/问题】

1. 术前护理诊断

(1)知识缺乏：缺乏疾病相关知识及术后康复知识。

(2)恐惧、焦虑：与担心预后有关。

2. 术后护理诊断

(1)舒适的改变：与疼痛、手术有关。

(2)潜在并发症：感染、出血、包皮水肿、包皮粘连、包皮切除不彻底、瘢痕形成。

【护理目标】

(1)患者焦虑、恐惧缓解，情绪稳定。

(2)患者疼痛缓解，能自行排尿。

(3)患者未发生并发症，或并发症得到及时发现和处理。

【护理措施】

(一)术前护理

1. 心理护理

术前应向患者或其家长详细告知包皮手术的重要性、手术过程、预后情况、术中术后可能出现的意外和并发症，取得患者或患儿家长的理解和支持，让家长配合做好患儿的思想工作；年龄较小的患者可运用启蒙诱导和分散注意力等方法。

2. 个人卫生

手术前一天洗澡，尤其是包皮要翻开清洗干净，更换干净宽松内衣裤，并剃除阴茎及阴囊处的毛发。

(二)术后护理

1. 留院观察护理

术后留院观察 30 min，自行排一次尿后方可离院，严密观察龟头颜色，如龟头发紫、发黑，可适当松解弹力绷带，如未缓解及时通知医生。

2. 疼痛护理

术后创口疼痛难忍受多发生在术后 48 h 内，另有勃起疼痛、炎症性疼痛等不适，可通过语言安抚、听音乐等转移注意力。必要时给予镇痛药(双氯芬双钠栓剂塞肛，对乙酰氨基酚、布洛芬口服等)，并观察用药后的疗效。

3. 排尿指导及观察

排尿时可用纸巾垫在龟头下方,便后用纸巾吸干多余的尿,防止尿液进入切口造成系带及切口感染。嘱患者多饮水,勿憋尿,勤排尿,防止尿潴留。

4. 伤口护理

保持伤口清洁、干燥,避免小便污染伤口,带环 7 天内可每天选用消毒液(高锰酸钾 1∶5000 稀释液或聚维酮碘 1∶4 稀释液或苯扎氯铵 1∶4 稀释液)早晚各浸泡龟头 5～10 min,直至多余包皮、套扎环和弹力线全部脱落。浸泡时应将扎线部位全部浸泡在消毒液中,以便包皮内板得到消毒,浸泡后可用红霉素软膏涂抹扎线部位和龟头。

5. 脱环指导

包皮结扎线切缘外侧皮肤在术后 24 h 左右开始变黑、变薄、变硬,由于干性坏死,套扎环于 2 周左右自然脱落。脱环后 3 天内来院复诊,检查残余包皮内板和龟头有无粘连及包皮、龟头肿胀情况。如伤口持续出血、有较大的皮下血肿、严重水肿或伤口分泌物增多,及时就诊,合理使用抗生素,预防伤口感染。

6. 包皮环切缝合器指导

吻合钉不可用力牵拉,以免拉伤切口引起出血。吻合钉在术后 10 天左右会自行脱落,手术 1 个月后若吻合钉未脱落可到医院由医生用专用器械取出。

7. 活动和饮食指导

局部麻醉术后即可进食普通食物,忌辛辣刺激的食物。宜穿全棉宽松内裤,避免长时间站立或久坐,尽量少走动,建议卧床 1～2 天,防止术后活动性出血。

8. 心理护理

伤口完全愈合需要 1 个月时间,要有适当的心理准备。手术后部分成年患者可能出现心理性勃起功能障碍、勃起信心下降,应及时给予心理疏导,消除患者的心理顾虑,帮助其恢复信心。

9. 并发症的预防及护理

(1)出血:多为术中止血不彻底,或结扎线松脱所致。出血最常发生于阴茎背浅静脉和包皮系带处。阴茎背浅静脉出血易形成血肿,包皮系带处出血常表现为血液从创口流出,也可在皮下形成血肿,出现本症状时应及时就医。

(2)感染:术后可预防性口服抗生素 1～3 天。发生感染后,应拆除部分缝线,使引流通畅,卧床休息,遵医嘱予以抗生素。

(3)包皮系带水肿:由包皮系带处皮肤留得过多、包扎过紧、术后当天站立或走行过久等所致。发生包皮系带水肿,应松解包扎,并将阴茎头移向腹部侧,用"T"字带托起,应用药物预防感染,以及进行物理治疗。

(4)包皮切除不当:包皮切除过多,术后影响阴茎勃起,严重者可通过皮片移植术加以矫正。包皮切除过少,术后包皮仍然包裹阴茎头。包皮向上翻转无困难者,可经常翻转清洗;若仍不能满意翻转或仍反复感染,则可再次行包皮环切术。

【护理评价】

通过治疗与护理，患者是否：①减轻了恐惧与焦虑；②缓解了疼痛；③并发症得以预防，或得到及时发现和处理。

【健康宣教及出院指导】

(1)指导患者要保持积极乐观的心态，养成良好的生活习惯，注意休息。忌辛辣刺激性饮食，术后 6 周内避免性刺激，避免性交或手淫，避免剧烈运动，防止已愈合的伤口裂开。

(2)阴茎持续勃起将造成切口裂开、出血，冰敷或用手掐阴茎根部引起疼痛后可缓解。告知患者勿看不健康书籍及视频等，防止阴茎持续勃起，导致出血或疼痛。

(3)指导患者正确观察龟头颜色，如遇发紫、发黑应立即就诊。术后 3~5 天龟头因包皮粘连分离，创面可能出现红肿、水泡、分泌物过多、硬结等正常现象。术后龟头外露，与内裤摩擦出现敏感不适属正常现象，无须恐慌。

(4)每次排尿后用纸巾吸干多余的尿，可用 0.9% 氯化钠溶液冲洗手术创面，防止感染。

(5)术后第 2 天返院换药。如出现伤口持续出血、阴茎部位皮下血肿、严重水肿，切口不愈合，龟头颜色苍白、暗红、青紫、发黑等随时就诊，术后 30 天若吻合钉不能自行脱落，须来院取出。

试题十四

第十五章

尿瘘的护理

第一节　膀胱/尿道阴道瘘

【概述】

膀胱/尿道阴道瘘是膀胱/尿道与阴道之间的异常通道，致病因素绝大多数是医源性损伤。

【病因】

膀胱阴道瘘主要为盆腔手术时膀胱损伤未及时发现或未正确修补所致，其中以经腹全子宫切除术最为常见，也可见于盆腔放疗、晚期癌肿的侵蚀和外伤等。

尿道阴道瘘罕见，形成原因主要包括压力性尿失禁手术、尿道憩室手术和成年人生殖道重建手术。子宫托使用不当也可导致瘘管的形成。放疗引起的尿瘘与逐渐出现的闭塞性动脉内膜炎和血管减少导致的组织坏死有关，可发生于放疗后 30 天以后。

【临床表现】

膀胱阴道瘘的临床表现为持续性阴道漏尿。膀胱阴道瘘漏尿量的多少与瘘道的大小成比例，患者的漏出量根据瘘道的大小和尿量的多少而不同。患者可能同时患有反复发作的膀胱炎、由潮湿的皮肤引起的会阴皮肤炎症、阴道真菌感染或较少发生的骨盆痛。

尿道阴道瘘的临床症状：多取决于瘘道的大小、尿道内瘘口的位置。

【辅助检查】

1.实验室检查

血常规检查：白细胞增多、中性粒细胞分类增多；阴道漏出液肌酐水平接近尿液肌酐水平。

2.影像学检查

静脉肾盂造影（IVP）或多层螺旋 CT 泌尿系统造影（CTU），联合排泄性膀胱尿道造影（VCUG）有利于鉴别膀胱阴道瘘和输尿管阴道瘘。

3.膀胱尿道镜检查

膀胱尿道镜检查可以确定瘘口大小、数目、位置、周围组织情况（水肿、感染、狭窄、瘢痕形成等）及是否累及膀胱颈部、三角区、输尿管开口。

4.阴道窥器检查

阴道窥器检查可以了解阴道端瘘口的位置、大小、周围组织情况及阴道的形态。瘘口较小时可以同时用亚甲基蓝试验辅助膀胱阴道瘘的诊断。双染试验可用于鉴别膀胱阴道瘘和输尿管阴道瘘。

【治疗原则】

1.非手术治疗

产伤瘘坏死范围大，非手术治疗一般无效。单纯性尿瘘应保持尿液引流通畅，并定期随访瘘管情况，约 1/3 的瘘管 2 周至 2 个月后可自行愈合。其他治疗方法包括留置导尿结合瘘管微创电灼治疗、腔镜下刮除、激光消融和纤维蛋白胶治疗。

2.外科治疗

外科治疗包括经阴道途径修补；瘘管切除术。

3.其他治疗

由盆腔恶性疾病、严重的放射性损伤导致的尿瘘，软组织缺损严重的尿瘘（特别是产科瘘），反复手术修补失败的尿瘘，以及合并内科疾病手术风险高者建议直接行可控或不可控的尿流改道术以改善生活质量。

【护理评估】

（一）术前评估

1.健康史

（1）一般情况：了解患者年龄、性别、吸烟史、职业、饮食习惯、营养情况等。

（2）既往史：了解患者的完整病史，是否有感染史，是否合并恶性疾病，尤其是妇科相关疾病及相应手术操作、是否有放疗史，手术时间及出现漏尿的时间，是否合并高血压、糖尿病等疾病。

（3）家族史：了解患者家庭中有无遗传性疾病、泌尿系统肿瘤及其他肿瘤患者。

2.身体状况

（1）症状与体征：阴道漏尿的时间、量；出现阴道漏液前后伴发的相关症状，如尿频、尿急、血尿、疼痛、发热等。

（2）辅助检查：了解通过尿液、肾功能、超声、CT、MRI、静脉肾盂造影、膀胱尿道造影、膀胱镜及其他有关手术耐受性等检查（心电图、肺功能检查等）有无异常发现。

3. 心理—社会状况

评估患者及其家属对疾病的认知程度及家庭经济的承受能力；社会支持系统是否健全。

（二）术后评估

1. 术中情况

了解手术方式、麻醉方式的情况，术中出血、用药、补液、输血等情况。

2. 身体状况

了解患者的生命体征；手术切口的位置、切口敷料是否干燥；引流管的位置、种类、数量，是否标识清楚、引流通畅、固定良好；引流物的颜色、性状和量；有无发生出血、感染等并发症。

3. 心理—社会状况

评估患者有无悲观、失望、紧张；患者及家属对病情的认知；患者对治疗和护理的配合程度。

【常见护理诊断/问题】

（1）焦虑/恐惧：与患者长期漏尿、担心手术是否成功有关。
（2）疼痛：与术后伤口有关。
（3）舒适的改变：与漏尿、尿疹等有关。
（4）潜在并发症：感染、吻合口瘘、输尿管狭窄、伤口出血等。
（5）自我形象紊乱：与患者长期漏尿、有异味有关。
（6）皮肤完整性受损的危险：与会阴皮肤长期被尿液浸渍有关。

【护理目标】

（1）患者焦虑/恐惧程度减轻，配合治疗及护理。
（2）患者主诉疼痛减轻、缓解。
（3）患者主诉不适感减轻或消失，感觉舒适。
（4）术后未发生相关并发症，或并发症发生后能得到及时治疗与处理。

【护理措施】

（一）术前护理

1. 心理护理

因患者整天尿液淋漓不尽，遭受着常人无法理解的痛苦。针对患者这一情况，医护人员应加倍亲切地接待患者，主动与其交谈，耐心回答患者提出的问题。同时，医护人员还应积极向患者介绍该病的相关知识和检查的意义，减轻其心理压力，增强患者的信心和对医护人员的信任。

2. 完善检查

如心电图、胸片、血生化、术前凝血等检查。协助医生做亚甲蓝试验。另外，配合医生行膀胱镜检查。明确瘘口的大小、部位及瘘口与双输尿管口的关系。

3. 外阴及阴道护理

术前3天，以1∶5000高锰酸钾坐浴2次/天，会阴冲洗护理2次/天。及时更换床单、内衣和尿垫，保持会阴清洁。

4. 术前准备

①协助患者做好术前常规检查，特别注意患者的凝血功能是否正常；②完善好备皮、配血等，必要时行肠道准备；③术前禁食6 h、禁饮4 h；④取下活动性义齿、首饰、项链等，交由患者家属保管。

（二）术后护理

1. 生命体征的观察及切口情况

严密观察患者生命体征变化及切口有无渗血、渗尿，发现异常要及时处理，并向医生汇报。

2. 管道护理

妥善固定引流管，避免受压、扭曲，翻身及护理操作时避免牵拉、脱落，保持引流通畅。注意观察引流液的性质、颜色并记录引流量。

（1）导尿管：经常挤压，避免血块及黏液堵塞。一般于术后3~4周拔出。尿管拔出后试行夹闭膀胱造瘘管，若排尿正常，3天后即可拔出。

（2）耻骨上膀胱瘘管：应经常挤压避免血块及黏液堵塞。耻骨上膀胱瘘管或尿管须保留2~3周，由放疗引起的尿瘘，术后可保留3~6周。

3. 会阴护理

术后2~3天，去掉手术中填塞在阴道里的纱布，每日用0.05%碘伏棉球擦洗外阴和尿道口2次。

4. 饮食护理

术后6 h可告知患者恢复饮食，先进食流质食物，待患者病情好转后可过渡至普食；嘱患者多进食富含微量元素、维生素及高蛋白食物，避免进食不易消化类食物。

5. 膀胱痉挛护理

患者术后需留置肛管、导尿管、膀胱造瘘管。术中扩肛操作可能会引起患者里急后重感，且术后肛管一般留置48 h，上述因素均会引起膀胱痉挛。术后膀胱痉挛发生不仅会增加患者痛苦，还会引发泌尿系统感染及继发性出血，影响伤口愈合。一般采用多模式镇痛方案，将自控镇痛法（PCA）与镇痛药物联合使用，可以减少膀胱痉挛的发生和缩短痉挛持续的时间, 有助于患者恢复。

6. 心理护理

根据患者的社会背景、个性及不同手术类型, 为每个患者提供个性化心理支持, 并给予心理疏导和安慰, 以增强其战胜疾病的信心。

(三) 并发症观察与护理

1. 出血

术后应严密监测血压、脉搏、心率, 术后 24 h 内每小时测一次。同时观察肾周引流管的情况, 经常挤压引流管, 并妥善固定, 注意观察引流液的颜色、性质及量, 若引流液为鲜红色且量较多, 血压下降, 应及时采取措施, 加快输液、输血、应用止血药物。

2. 吻合口瘘

术后密切观察切口渗血、渗液情况, 注意尿管是否通畅, 定时观察尿管及挤压引流管, 观察有无漏尿发生, 如引流液由淡红色变黄清且量大于 500 mL, 应通知医生处理。

3. 切口感染

伤口出现渗血、渗液, 应及时告知医生换药, 合理、正确使用有效的抗生素, 防止感染发生。

【护理评价】

通过治疗与护理, 患者是否: ①减轻了恐惧与焦虑; ②能够接受形象的改变; ③并发症得以预防, 或得到及时发现和处理。

【健康宣教及出院指导】

1. 饮食

饮食规律, 少食多餐, 食用营养丰富、富含粗纤维的食物, 忌食刺激性、坚硬、易胀气食物, 忌烟、酒。佩戴尿管期间, 应告知患者多饮水, 保持每日尿量为 2000~3000 mL。

2. 活动

四肢及腰部避免大幅度伸展动作, 不做突然的下蹲动作及重体力活动, 保持会阴清洁干燥, 3 个月内禁止性生活, 1~2 年内避免阴道分娩, 以免尿瘘复发。

3. 复查

患者应学会观察尿液的颜色、量及性质。教会患者自我观察排尿是否通畅, 告知有尿频、尿急、血尿、发热、纳差、腰部胀痛等不适时, 立即就诊。术后 1 月后行 X 线片、B 超检查, 并根据病情拔除双 J 管。

4. 性生活指导

尿瘘术后 3 个月内禁止阴道检查及性生活, 即使手术修补失败也不做阴道检查, 预防修补瘘口再次扩大。如果女性患者将来有生育要求, 强烈推荐剖宫产术。

第二节　输尿管阴道瘘

【概述】

输尿管阴道瘘(ureterovaginal fistula)是指女性输尿管与阴道之间的异常通道,瘘管连通输尿管与阴道;国内多见于分娩损伤和手术损伤,近年来发病率有所降低。

【病因】

由于输尿管下段与子宫及子宫动脉的解剖毗邻关系均极为密切,输尿管盆段位于子宫骶骨韧带侧缘,从子宫动脉下方穿过,沿子宫颈旁向内下方进入膀胱,因此任何涉及子宫和子宫颈的手术都容易发生输尿管损伤,从而导致输尿管阴道瘘,具体包括经腹或经阴道的子宫切除术、宫颈癌手术、子宫内膜异位症手术等。

【辅助检查】

1.实验室检查

血常规检查:白细胞增加、中性粒细胞分类增加;阴道漏出液肌酐水平接近尿液肌酐水平。

2.腔镜检查

输尿管镜检查可以发现输尿管闭锁或破口。

3.影像学检查

(1)超声检查:可见受累侧输尿管扩张积水,部分可见盆腔积液。

(2)静脉肾盂造影:可见损伤侧肾脏显影延迟或不显影;肾盂输尿管扩张积水;造影剂从损伤处流出。

(3)CT:平扫可见肾盂输尿管轻度扩张,盆腔局部组织肿胀;增强扫描可见造影剂溢出到盆腔、腹膜;CTU(CT泌尿系统造影三维重建)可以更清楚地看到瘘口及渗漏情况。

【治疗原则】

输尿管阴道瘘治疗原则是最大限度地保护肾功能及恢复泌尿道的连续性。

如果输尿管阴道瘘尿液外渗导致周围组织充血水肿及引发明显的炎症反应,可以先做腔内导管置入或经皮肾穿刺造瘘引流原液控制感染,3个月后再行手术。部分患者输尿管阴道瘘孔在等待二次修复手术期间有自行愈合可能,从而避免了再次手术。

(一)非手术治疗

较小的早期输尿管阴道瘘,逆行肾盂造影或尿路造影提示输尿管连续性较好时,可期待输尿管自行修复,并使用抗生素预防感染。输尿管阴道瘘自愈是罕见的,绝大多数均需行腔内或手术治疗。

(二)外科治疗

外科治疗方法包括腔内输尿管导管置入术、单纯经皮肾穿刺造瘘术、开放/腹腔镜/机器人辅助腹腔镜输尿管膀胱再植术或输尿管膀胱壁瓣吻合术等,当患有肾重度积水、肾功能严重减退、且对侧肾脏功能良好时,可行患侧肾切除术。

输尿管阴道瘘局部组织条件良好时,可直接行输尿管膀胱再造术;局部组织存在炎症、水肿等情况时,一般主张Ⅰ期行患侧肾造瘘,待瘘口炎症、水肿消退后,Ⅱ期行输尿管膀胱再造术。

【护理评估】

(一)术前评估

1.健康史

(1)一般情况:了解患者年龄、吸烟史、职业、饮食习惯、营养情况等。

(2)既往史:了解患者是否有妇科相关疾病及相应手术操作,包括经腹(腹腔镜、开放手术)、经阴道的手术,是否有放疗史等;手术时间及发生相关症状的时间。

2.身体状况

(1)症状与体征:患者是否有发热、腰部胀痛;阴道内是否有大量液体流出;是否出现腹膜刺激征、腰部叩击痛等体征。

(2)辅助检查:了解通过尿液、阴道漏出液、白细胞、中性粒细胞、肾功能、超声、CT、MRI、静脉肾盂造影、输尿管镜等检查及其他有关手术耐受性检查(如心电图、肺功能检查等)有无异常发现。

3.心理—社会状况

评估患者及其家属对疾病的认知程度,以及家庭经济的承受能力;社会支持系统是否健全。

(二)术后评估

1.术中情况

了解手术方式、麻醉方式的情况,术中出血、用药、补液、输血等情况。

2.身体状况

了解患者的生命体征,是否有术后发热、腰部胀痛;引流管是否有大量渗液,阴道内是否有大量液体流出,是否有尿量过少等情况。了解手术切口的位置、切口敷料是否干燥;引流管的位置、种类、数量,是否标识清楚、引流通畅、固定良好;引流物的颜色、性状和量;有无发生出血、感染、漏尿、腹膜炎等并发症。

3.心理—社会状况

评估患者有无悲观、失望、紧张;患者及其家属对病情的认知;患者对治疗和护理的配合程度。

【常见护理诊断/问题】

(1)焦虑/恐惧：与患者长期漏尿、担心手术是否成功有关。

(2)疼痛：与术后伤口有关。

(3)舒适的改变：与漏尿、尿疹等有关。

(4)潜在并发症：出血、感染、吻合口瘘、输尿管狭窄等。

(5)自我形象紊乱：与患者长期漏尿、有异味有关。

(6)皮肤完整性受损的危险：与会阴皮肤长期被尿液浸渍有关。

【护理目标】

(1)患者焦虑/恐惧程度减轻，配合治疗及护理。

(2)患者主诉疼痛减轻。

(3)患者主诉不适感减轻或消失，感觉舒适。

(4)术后未发生相关并发症，或并发症发生后能得到及时治疗与处理。

(5)患者自我形象感增强，有一定的社交自信。

(6)患者皮肤完整无破损。

【护理措施】

(一)术前护理

1.心理护理

解释手术的必要性、手术方式和注意事项；教会患者自我放松的方法；鼓励患者家属和朋友给予患者关心和支持。

2.皮肤护理

做好会阴的皮肤护理，告诉患者勤清洗、换尿布，尿布应选用透气、吸水性强的棉布。

3.术前准备

协助患者做好术前常规检查，特别注意患者的凝血功能是否正常；完善好备皮、配血等，必要时行肠道准备；术前禁食6 h、禁饮4 h；取下活动性义齿、首饰、项链等，交由家属保管。

(二)术后护理

1.病情观察与体位

密切观察生命体征、意识与尿量的变化。患者术后麻醉清醒后，应改为半卧位，减轻切口疼痛。

2.休息与活动

术后避免过早活动，嘱患者卧床3~5天。护理人员应协助患者进行正常生活工作，保持伤口皮肤清洁干燥。由于患者术后会阴被包扎，护理人员应协助患者进行整体翻身，避免二次感染。

3. 饮食护理

全麻腹腔镜患者需待肛门排气后才能恢复饮食，由流质饮食过渡到普食。指导患者进食高蛋白且富含维生素、微量元素的食物，少食辛辣刺激性及不易消化食物。

4. 失禁护理

及时有效评估患者皮肤情况，指导患者及时清洗因失禁造成的伤口造口处皮肤污垢，并且选用合适的皮肤清洗剂以清除污物和残留物。同时注意保护肛周皮肤，有助于预防大小便失禁所致的皮肤损伤。

5. 盆底肌功能锻炼

患者可取立位、坐位或卧位，尝试做排尿动作：先慢慢收缩肛门，再收缩尿道，产生盆底肌上提的感觉，在肛门、尿道收缩时，大腿和腹部肌肉保持放松；每次缩紧不少于 3 s，然后慢慢放松，每次约持续 10 s，连续做 10 遍，以不觉疲乏为宜，每日进行 5~10 次。

【护理评价】

通过治疗与护理，患者是否：①减轻了恐惧与焦虑；②能够接受形象改变；③并发症得以预防，或得到及时发现和处理。

【健康宣教及出院指导】

1. 生活习惯

指导患者出院后保持生活规律，注意个人卫生，避免早期重体力劳动，预防感冒。

2. 饮食

注意饮食调理，适量增加饮水量，保证饮水量大于 2000 mL，保持足够的尿量，预防尿路感染。

3. 管道护理

根据膀胱造瘘管、导尿管材料决定导管更换时间，一般 1 个月更换一次，更换过程中要严格无菌操作；保持个人卫生，每日用温水清洁造瘘口周围皮肤；随时观察患者尿液颜色、性质、气味。

4. 排尿习惯

指导患者按需如厕，形成良好的排尿习惯，锻炼控尿能力。应避免两腿大角度张开后的下蹲动作，以免修补的瘘口因张力过大造成补瘘失败。

试题十五

第十六章

肾移植的护理

【概述】

肾移植是治疗各种终末期肾脏疾病(end stage renal diasease，ESRD)的最佳手段，也是临床开展数量最多的器官移植。与血液净化相比，肾移植能够显著提升患者的生活质量，改善患者的生存状态。1954年，美国医师 Joseph Murray 成功完成了世界上首例活体孪生双胞胎肾移植。自此，经历几十年的发展，尤其是组织配型技术、血管吻合技术、免疫抑制药物、器官保存技术等方面的进步，推动了肾移植的临床实施与临床效果。

(一)肾移植的分类

肾移植的实施应符合2007年国务院颁布的《人体器官移植条例》和其他相关的规章管理制度，并且开展肾移植的医疗单位必须取得相应的资质。目前，移植肾的来源(即捐献肾脏的人，简称"供者")主要为两类，即活体器官捐献和尸体器官捐献。《人体器官移植条例》明确器官捐献的基本原则包括自愿无偿。对于活体器官捐献，《人体器官移植条例》对供者和受者的关系及供者的选择作了严格的要求。活体供肾移植在实施前必须取得医疗机构器官移植伦理委员会的同意和省级卫生行政部门的许可。对于尸体器官捐献，国内于2010年启动公民逝世后器官捐献(donation after citizen's death，DD)，并于2013年正式在全国推广。参照国际 Maastricht 标准，国内 DD 分为三类：①中国一类(C-Ⅰ)，国际标准化脑死亡器官捐献(donation after brain death，DBD)；②中国二类(C-Ⅱ)，国际标准化心死亡器官捐献(donation after cardiac death，DCD)；③中国三类(C-Ⅲ)，中国过渡时期脑-心双死亡标准器官捐献(donation after brain death awaiting cardiac death，DBCD)。除了满足法律要求，供者的选择也必须满足一定的医学要求。这些医学条件包括：没有严格的禁忌证，活体器官捐献无有可能危及供者生命健康的并发疾病或状态。

(二)肾移植的配型

肾移植前，供者和受者必须进行配型。配型的内容主要包含血型和主要组织相容性抗原(major histocompatibility complex，MHC)；人体又称为人类白细胞抗原，即 HLA。首先，供者和受者的血型必须相容，即受者能够接受供者的血型。现今，也有部分移植中心开展 ABO 血型不相容肾移植，但 ABO 血型不相容肾移植之前受体必须接受针对血型抗体的处理。HLA 具有多态性，它与排斥反应密切相关。通常而言，通过检测供者和受者 HLA-A、HLA-B、HLA-DR 来评估供者、受者的匹配程度。

（三）排斥反应

机体免疫系统能够识别和攻击"非己"移植肾，即发生排斥反应。排斥反应是影响移植肾长期生存的最重要原因之一。传统上，根据发生时间和临床特点，排斥反应分为超急性排斥反应、加速性排斥反应、急性排斥反应和慢性排斥反应。通过良好的术前配型和评估，能够有效避免超急性排斥反应和加速性排斥反应的发生。急性排斥反应和慢性排斥反应是目前影响肾移植长期预后的最重要类型。目前常用的免疫抑制药物能够显著抑制急性排斥反应的发生，但对慢性排斥反应的作用有限。

（四）免疫抑制药物

免疫抑制剂是对机体免疫反应具有抑制作用的药物。目前临床应用的免疫抑制剂分为免疫诱导和免疫抑制维持治疗药物。免疫诱导药物以生物制剂为主，包括多克隆抗体和单克隆抗体。免疫抑制剂按机制又分为 T 细胞清除制剂和非 T 细胞清除制剂。T 细胞清除制剂包括抗胸腺细胞球蛋白（anti-thymocyte globulin，ATG）和抗人 T 细胞免疫球蛋白（anti-human T lymphocyte immunoglobulin，ALG），其机制主要是致使 T 细胞耗竭。非 T 细胞清除制剂主要为巴利昔单抗，它是一种白介素-2 受体拮抗剂，通过阻滞 IL-2 引起的免疫细胞活化发挥作用。免疫抑制维持治疗药物：①钙调磷酸酶抑制剂（calcineurin inhibitor，CNI），如环孢菌素和他克莫司；②抗细胞增殖类药物，如硫唑嘌呤、吗替麦考酚酯、麦考酚钠肠溶片等；③哺乳动物雷帕霉素靶蛋白抑制剂（mammalian target of rapamycin inhibitor，mTORi），如西罗莫司和依维莫司；④糖皮质激素。为减少单一用药带来的药物毒副作用，免疫抑制维持治疗方案以多种药物联合应用；同时，为合理用药，须定期检测 CNI、mTORi 等药物的血药浓度。

（五）肾移植护理的重要性

护理是肾移植诊疗过程的重要组成部分。现代护理以患者为中心，护理内容涵盖了生理、社会和心理因素。肾移植的诊疗过程具有序贯性，受者在术后仍需定期复诊。因此，针对肾移植受者的护理也具有序贯性的特点。良好的护理可以通过提高受者的依从性和自我管理能力，从而减少并发症的发生和延长肾移植的临床疗效。

【流行病学】

慢性肾脏病（chronic kidney disease，CKD）已成为全球性公共健康问题。不同国家、不同人群的 CKD 发病率不一致，总体而言 CKD 的发病率为 10%~14%。在中国，CKD 的发病率为 8.2%，其中约 1.8% 的 CKD 患者处于肾功能 4~5 期。当 CKD 进展至 5 期即为 ESRD。

【病因】

CKD 的病因较为复杂多样。常见的 CKD 病因包括：肾小球疾病、肾小管间质性疾病、肾血管性疾病、糖尿病、高血压、先天性和遗传性肾脏疾病等。目前，肾移植受者常见的原发病包括原发性肾小球肾炎、糖尿病肾病、高血压肾病、多囊肾、狼疮性肾炎和梗阻性肾病等。

【病理】

移植病理学是将病理学的理论知识和活检等病理诊断方法应用于器官移植诊疗和研究的学科。移植病理学的内容包括以下几个方面。①受者原发病的诊断：通过病理学诊断，不仅可以明确导致受者肾功能衰竭的原发疾病，明确受者是否具备肾移植的适应证，也能够评估移植术后原发病的复发风险，为疾病的预防和治疗提供参考。②供肾质量的评估：DD 供者所处的病理生理状态和并存疾病均有可能对供肾质量产生影响，基于病理检测的多种评估手段，可以更好地评估供肾质量，以决定供肾是否用于移植，尤其是对扩大标准供者（expand criteria donor，ECD）。③移植术后并发症的诊断和评估：移植肾穿刺活检有助于排斥反应、感染性肾病和免疫抑制药物相关性肾病的诊断和疗效的评估。

【临床表现】

在诊断 ESRD 之前，少数患者可能无明显的临床症状。ESRD 患者的临床表现如下。

（一）胃肠道症状

患者主要表现为食欲减退、恶心、呕吐等常见症状。

（二）心血管系统

因水钠潴留，多数患者有高血压，并由此导致左心室肥大。

（三）血液系统

因肾组织病变引起促红细胞生成素不足、毒素储积等原因，贫血较为常见。

（四）骨骼系统

慢性肾衰竭导致患者出现肾性骨病。

（五）内分泌代谢紊乱

ESRD 患者多数合并有甲状腺功能低下，出现血浆游离三碘甲状腺原氨基酸水平低下，甲状腺素与其结合球蛋白的结合能力下降。雌激素和雄激素水平降低，卵泡刺激素和黄体生成素水平升高，催乳素水平升高。多数女性出现闭经、不孕。

（六）水、电解质失衡

球-管平衡失调，导致机体水、钠总量增加，钠、水的摄入不当或丢失容易导致高钠血症或低钠血症。钾的摄入增加，应用具有保钾作用的药物。溶血等导致细胞内钾的释放，导致患者容易出现高钾血症。由于活性维生素 D3 合成障碍、肠道钙的吸收减少，易导致低血钙。此外，高磷血症是肾功能衰竭常见的特征之一。

【辅助检查】

根据所处的时期，肾移植辅助检查的目的存在差异。

（一）移植前的配型

当患者想要进行肾移植到肾移植医院咨询时，患者会接受一些检查，此时的检查目的主要包括：①明确肾移植的适应证和禁忌证；②明确患者在移植前是否存在需要治疗的疾病；③了解患者的机体状态；④配型检查。这些检查包括血、尿、大便常规，肝功能检测，肾功能检测，电解质检测，感染病原体检测，肿瘤标志物筛查，影像学检测，血型检测，HLA 分型检测，群体反应性抗体检测等。

（二）围手术期

在住院接受肾移植手术前，患者会接受一些常规检查，如血、尿、大便常规，肝功能检测，肾功能检测，电解质检测，心电图检查，输血前检查等，以保障手术的安全。术后，患者会持续性接受血常规、尿常规、肝肾功能、电解质、免疫抑制药物血药浓度检查，以评估患者和移植肾功能的状态、体液管理和免疫抑制药物的调整。此外，必要时也会对患者的引流液等标本进行病原体检测，以利于感染的预防和治疗。

（三）术后随访

患者出院后，须定期至肾移植医院进行复诊。复诊的内容主要为评估患者和移植肾功能状态、对免疫抑制药物进行适当的调整。复诊时，常规的检测包括血、尿常规，肝肾功能，免疫抑制药物浓度，移植肾超声检测，群体反应性抗体检测等。

【治疗原则】

目前肾移植手术技术十分成熟。肾移植总的原则是使患者获得良好的肾功能，从而提高患者的生活质量和延长其生存时间。

【护理评估】

（一）术前评估

1. 健康史

（1）一般资料：姓名、性别、年龄、升高、体重、民族、婚姻状况、文化程度、职业、医保、联系电话、联系人、地址。

（2）主诉：指患者此次就医的主要原因。记录主诉的语言要简洁，记录主要症状及其持续时间。

（3）现病史：护士可以协助患者按照时间先后顺序，对其主要的病情和相关问题进行叙述性描述,内容包括发病时间、诱因、主要症状、接受的治疗等。对于 ESRD 患者,需明确原发病的诊断、相应的症状及其治疗情况、透析与否及其方式和频次、目前的小便量;部分信息可以通过查看患者的配型资料得到补充。

(4)既往史:收集患者既往健康状况资料,以了解患者过去的健康问题。护士在询问既往史时,应该着重关注可能会对肾移植产生影响的情况,如器官移植史、凝血相关性疾病、肾移植手术区域的既往手术情况、输血情况、病毒性肝炎、肿瘤疾病、恶性感染经历等。

(5)用药史和过敏史:对患者的用药情况进行详细询问,以了解患者的用药情况和过敏史,尤其要关注抗生素、抗凝血药物、强心药、激素类药物等。

(6)个人史:通过询问患者的个人史,了解患者的体能活动状态、吸烟、饮酒及其他特殊嗜好。

(7)婚育史:通过询问患者的婚育史,了解患者婚育状况。尤其是对于女性患者,应详细了解其孕育情况。此外,通过交流婚育史,护士可以了解患者对婚育的期望,便于针对性开展肾移植术后婚育情况的健康宣教。

(8)家族健康史:了解患者家人的健康状况,借此可以了解患者家族是否存在遗传倾向性疾病。

2. 身体状况

(1)症状与体征。

1)循环系统:通过触诊,可以了解患者心前区有无异常搏动,并评估异常搏动的强度、持续时间和出现的时机;通过叩诊,可以确定患者的心界大小和心脏。通过听诊,可以了解患者的心率、节律和心音;通过体格检查,可以了解患者的皮肤色泽、水肿情况及其他特征性体征,以判定患者外周血管状态。

2)呼吸系统:评估患者的呼吸速度和节律。听诊患者的呼吸音,辨别有无啰音及其位置。

3)泌尿系统:评估患者有无尿、尿的性状,询问患者每日尿量。

4)运动系统:评估患者的运动状态、肌力情况等,询问是否存在骨痛等情况。

5)消化系统:通过视诊、触诊和叩诊,了解患者腹壁情况、肝脾位置、腹水情况等。

6)透析相关查体:询问患者是否常规透析,采用何种方式进行透析。检查透析置管或内瘘血管的情况,判别是否存在感染等变化。

(2)辅助检查:查看患者的血液、尿液、影像学等相关检查结果,了解患者的基本健康状况;通过分析异常的检查结果,评估患者对手术的耐受性以及对护理的特殊需求;通过查看输血前检查结果,核实供者与受者的血型或血液相容情况。

3. 心理—社会状况

持续性疾病状态可能直接或间接导致患者产生心理变化,容易出现焦虑、抑郁等不良情绪。同时,手术的风险、疼痛、自理能力下降、家庭等多重因素,加剧了患者的心理负担。因此,为更好地开展护理工作,提高患者的依从性和自我效能,护士应对其心理社会方面的问题进行评估。

(1)人格形态:患者的不同性格会影响患者的依从性和健康宣教的效果。因此,护士应了解患者的性格情况，可以借助相应的性格量表评估患者的性格。多血质型患者情绪稳定，性格外向，容易沟通，注重生活质量。粘液质型患者内向稳定，应多给予关心和支持。抑郁质型患者属于内向不稳定型，性情孤僻，不易交流，多愁善感。胆汁型患者性格外向，急躁，自控力差，记忆力差。

（2）职业：不同的职业环境塑造了不同的人格。了解患者的职业、工作类型和工作环境，有助于评估患者的心理—社会状态。

（3）社会家庭状况：了解患者的婚姻状况、家庭成员及人数、居住条件等。家庭关系的和睦、家庭成员之间的相互支持与鼓励，能够激励患者的信心、舒缓患者的焦虑。

（二）术后评估

（1）生命体征评估：通过查阅术中麻醉记录单等相应记录，了解患者在术中的生命体征波动情况。并通过心电监护参数、医嘱，了解患者当前生命体征及是否应用了维持生命体征的药物。通过这些可评估患者生命体征的稳定性。

（2）手术区域评估：查看患者的手术位置；查看敷料的干燥程度，以评估伤口是否存在渗液渗血情况；查看伤口引流管的数量、位置及管内引流液的性状和流出速度，以评估术后出血情况和引流管的通畅情况。

（3）尿量评估：查看导尿管内尿液的性状和流出速度，以评估移植肾功能恢复情况、导尿管是否通畅、血尿情况等。

（4）疼痛评估：查阅麻醉记录，观察是否留有镇痛泵，了解是否应用了相应的镇痛措施。通过问询患者、观察患者的表情等变化，评估手术疼痛情况及患者对疼痛的耐受程度。

【常见护理诊断/问题】

（1）焦虑与恐惧：对手术及其效果存在一定的担心、医学知识的相对缺乏，容易加剧患者的焦虑情绪。

（2）体温过高：发热是指机体产热增多或散热减少，导致体温升高。机制上由于致热源的作用使机体体温调节点上移而引起调节性体温升高。肾移植受者发热常见的原因：手术热、感染、排斥反应等。

（3）少尿：正常成年人24 h尿量为1000~2000 mL。24 h尿量低于400 mL或每小时尿量少于17 mL称为少尿。24 h尿量低于100 mL称为无尿。引起少尿的原因如下。①肾前性：由于肾脏血流灌注不足，引起肾脏供血不足，导致少尿，常见于休克、严重脱水、低血压等。②肾性：由肾脏功能病变导致尿液生成减少，鉴于各种肾脏实质性病变。③肾后性：由尿路梗阻所致，如输尿管结石、泌尿系肿瘤等。肾移植受者围手术期出现少尿甚至无尿，常见的原因包括移植肾功能延迟性恢复、排斥反应、原发性移植肾无功能、移植肾输尿管梗阻等。

（4）高血压：肾移植受者往往伴有高血压，即收缩压≥140 mmHg和/或舒张压≥90 mmHg。为利于移植肾的有效灌注，移植术后短期内需要将患者的血压维持在高水平。

（5）血尿：是泌尿系疾病和手术常见的症状。血尿定义为尿液每个高倍镜视野下红细胞数≥3个或新鲜尿液红细胞计数超过8000个/mL或12 h尿Addis计数红细胞数超过5×10^6。肾移植术后早期，患者往往存在肉眼血尿，尿中甚至可能存在血凝块。

(6)尿潴留：是指膀胱内充满尿液而不能排出。肾移植术后患者留有导尿管，导致尿潴留常见的原因为血凝块堵塞导尿管、导尿管折叠等。

(7)漏尿：肾移植术后漏尿的发生率为1.5%~6.0%。常见漏尿的原因：输尿管膀胱吻合口漏尿，缺血性输尿管坏死，术后早期膀胱过度充盈导致输尿管膀胱吻合口撕裂，肾实质或输尿管损伤等。

(8)移植肾功能延迟性恢复：定义为移植术后7天内仍需要透析治疗。移植肾功能延迟性恢复是肾移植术后早期较为常见的一种急性肾功能衰竭，其原因是多方面的，包括供体、器官获取与保存以及受体因素。一般情况下，经过积极的处理，绝大多数移植肾功能延迟性恢复能够在2~4周达到。

【护理目标】

(1)减轻患者的焦虑、恐惧情绪，使患者积极面对手术和接受治疗。

(2)强化患者对正确饮食、用药的认知与管理。

(3)有效体液管理，维护患者内环境稳定。

(4)监测并发症的发生和进展，使得并发症得到及时的治疗和处理。

(5)普及肾移植知识，提高患者依从性，强化患者自我管理能力。

【护理措施】

(一)术前护理

1.协助患者术前检查

(1)实验室检查：移植前，患者均须完善血常规、肝肾功能、电解质、凝血功能、艾滋病毒、肝炎病毒、梅毒、血型、群体反应性抗体等检查。其他的检查包括淋巴细胞毒交叉配型、抗HLA抗体检测、病原微生物培养及药敏实验、药物代谢基因检测等。对于ABO血型不相容肾移植，须完善血型抗体滴度检查。

(2)心电图检查及必要的影像学检查。

(3)其他检查：对于怀疑肺部感染的患者，需完善肺部CT检查；对于腹部术野存在可能影响手术的情况，须进行手术部位超声检查。

2.心理护理

(1)了解患者的心理状态。

(2)评估患者及其家属对肾移植的认知程度。

(3)对患者及其家属进行健康宣教，普及肾移植相关知识和注意事项。

(4)了解并解答患者对医疗费用的疑问，并指导办理相关医保手续。

3.术前准备

(1)根据医嘱，指导患者服用术前的免疫抑制药物。

(2)肠道准备：指导患者进行必要的饮食管理、术前禁食禁饮；术前灌肠处理。

(3)叮嘱患者保持皮肤清洁，检查术野备皮情况。

4. 病房准备

(1)病房环境：必要的床上用品更换，保持病室环境整洁干净。

(2)消毒：术前用消毒液擦拭病室内物品和门窗，进行空气消毒。

(3)隔离：检查监护仪等仪器设备；引流袋、量筒、吸氧装置、吸痰装置的准备；医护和陪护人员进入病房前应洗手、穿戴隔离衣、口罩和帽子；进行出入人员管理。

（二）术后护理

1. 病情观察

(1)生命体征的监测：日常监测患者的心率、血压、体温，观察患者的神志变化。

(2)尿量的监测。

①多尿的观察与护理：肾移植术后大部分移植肾功能得到恢复，会出现明显的多尿现象。引起多尿现象的原因包括：由于患者在术前有不同程度的水钠潴留、氮质血症等情况，患者会出现渗透性利尿；同时，由于移植肾经历缺血、低温等过程，肾小管的重吸收功能有待恢复。多尿期的护理应注意检测每小时尿量、尿相对密度、尿的颜色和性状；保持导尿管通畅；保持输液通畅，根据尿量调整输液速度和补液量；监测患者水、电解质及酸碱内环境的变化；观察患者眼睑、四肢及皮肤的脱水情况。

②少尿的观察与护理：术前的过度脱水、术中失血、移植肾功能延迟性恢复和原发性无功能均可能导致患者出现少尿甚至无尿。无尿期的护理应注意：密切监测患者血压、尿量变化；严格控制输液速度，保持出入量平衡，避免心力衰竭和急性肺水肿；限制患者的出入水量；对患者及其家属进行必要的沟通与交流，降低其焦虑情绪。

(3)引流液的监测：为便于引流渗血和渗液，术中会在伤口区域留置1～2根引流管；当术后无液体引流后，会拔除引流管。引流液的观察应注意：引流液体的性状和量；及时发现出血、移植肾破裂、移植肾血管破裂、漏尿和乳糜液漏的可能。

2. 饮食护理

一般情况下，肾移植术后患者胃肠道功能恢复后可逐渐恢复正常饮食，起始以易消化的流质饮食为宜。饮食以低糖、低脂、高维生素和优质蛋白为主，忌生冷饮食、患者存在过敏情况的饮食、具有提高免疫力作用的饮食、能够影响免疫抑制药物浓度的饮食。

3. 活动与休息

一般术后1周内患者卧床休息。为预防沉积性肺炎和静脉血栓形成，术后每2小时协助患者翻身，并进行拍背处理。翻身时应注意保护伤口和引流管。术后1周，可协助患者进行适当的、轻松的散步等运动，运动前评估患者的体力恢复情况和是否存在不宜运动的情况。

4. 管道护理

通常情况下，肾移植术后患者会留置吸氧管、输液管、导尿管、引流管等。管路管道护理的注意点包括：做好日常管路的消毒工作；注意管路的通畅情况；判断是否有滑脱破损风险、患者活动时是否有牵扯风险等；评判管路是否存在诱发感染风险；定期及时更换相应管道和/或引流袋。此外，术中移植肾输尿管内会留置双J管，应注意留意双J管是否脱出/拔除，并做好记录。对于留置颈静脉置管的患者，应做好置管的消毒工作。

5. 基础护理

基础护理包括全麻术后护理和日常护理，并根据患者的病情变化及时调整基础护理内容。

6. 心理护理

肾移植患者容易因为自身的恢复情况、尿量变化、肝肾功能的变化等产生较大的情绪波动。此外，周围其他患者、患者的恢复情况及其病情变化也能够影响患者的情绪。护理人员应对其进行心理评估，通过必要的心理辅导和环境改变，舒缓患者的焦虑情绪。

7. 并发症的观察及护理

肾移植术后常见的并发症包括出血、感染、漏尿、移植肾功能延迟性恢复、电解质紊乱等(表16-1)。

表 16-1　肾移植术后常见并发症

并发症	临床表现	护理注意事项
出血	伤口渗血，引流管内大量鲜红血性液体流出，移植肾区胀痛，失血性休克表现	监测患者的生命体征变化、移植肾区改变、伤口敷料和引流管内液体的变化情况，及时发现出血
感染	常见的感染部位包括肺部、泌尿系统、手术切口感染，表现为发热和相应的症状	监测体温变化，严格遵守无菌原则，注意手卫生，抗感染治疗，落实相应的实验室检测
漏尿	常见的表现为引流管内引流液增加，伴有或不伴有尿量减少	监测引流液、尿量的变化，落实引流液尿肌酐的检测，做好患者心理疏导
移植肾功能延迟性恢复	表现为少尿或无尿，血肌酐持续或降低缓慢	严格控制出入量，维持水电解质稳定，必要的透析治疗
电解质紊乱	表现为患者各种电解质检测结果异常	监测患者尿量，根据电解质检测结果调整补液方案或应用相应治疗措施

【护理评价】

(1)基础质量评价：根据组织结构、护理单元设施、仪器设备、护理人员及结构、相应的规章制度的制定和执行情况，对护理基础质量进行评价。

(2)护理质量评价：根据整体护理情况、护理内容质量情况、执行医嘱的准确性和及时性、相应记录的完整性和及时性等方面，进行护理质量评价。

(3)终末质量评价：根据护理满意度评价表、护理人员自我评价、护理查房等方法，对护理质量进行综合性评价。

【健康宣教及出院指导】

（1）活动指导：当患者恢复良好、移植肾功能稳定时（一般半年以上），患者可以从事轻体力劳动。对于劳动的强度，患者应循序渐进，活动时注意保护移植肾，避免碰撞和挤压，并且在活动时，注意健康防护，佩戴口罩，远离不洁净环境和发生感染的个体。

（2）自我监测：指导患者做好个人监测，监测的内容包括血压、体温、尿量和移植肾区状况。对于罹患糖尿病或存在糖尿病风险的患者，应适当做好血糖监测。

（3）饮食指导：肾移植患者的饮食原则为低盐、低脂、优质蛋白饮食。尽量避免生冷饮食和会使身体产生不适的饮食。少食或慎食提高免疫力的食物，如蜂王浆、人参、灵芝等。避免对免疫抑制药物代谢产生影响的食物，如西柚、浓茶等。对于罹患糖尿病或其他代谢性疾病的患者，应注意饮食控制。

（4）用药指导：根据医嘱，指导患者严格按时、足量服用药物，尤其是免疫抑制药物。如果出现漏服的情况，叮嘱患者应及时联系其医师，以作出正确及时的处理。同时，根据移植中心的工作安排特点，叮嘱患者选择合适的时间服用免疫抑制药物，以便于血药浓度的检测和门诊复诊处置。

（5）复查指导。

①随访时间：随访的频次根据术后时间长短、患者和移植肾的状况决定。一般情况下，术后 1 个月内，每周一次；术后 1~3 个月，每 1~2 周复查一次；术后 4~6 个月，每 2~4 周复查一次；术后 7~12 个月，每月复查一次；术后 1~2 年，每月随访一次或每个季度随访两次；术后 3~5 年，每 1~2 个月随访一次；术后 5 年以上，至少每个季度随访一次。此外，需根据患者的情况酌情调整随访频率。

②随访内容：血常规、尿常规或尿沉渣、血糖、肝肾功能和免疫抑制药物血药浓度、移植肾彩超等。随访特殊的检查项目：血脂、电解质、群体反应性抗体、外周血免疫细胞亚群、BK 病毒、巨细胞病毒、抗 HLA 抗体等检测。

参考文献

［1］张旭.泌尿外科腹腔镜与机器人手术学［M］.2版.北京：人民卫生出版社，2015

［2］丁文龙，刘学政.系统解剖学［M］.9版.北京：人民卫生出版社，2018.

［3］李乐芝，路潜.外科护理学［M］.7版.北京：人民卫生出版社，2021.

［4］黄健.中国泌尿外科和男科疾病诊断治疗指南（2019版）［M］.北京：科学出版社，2020.

［5］丁淑贞，姜秋红.泌尿外科临床护理［M］.北京：中国协和医科大学出版社，2016.

［6］刘玲，马莉.泌尿外科护理手册［M］.2版.北京：科学出版社，2015.

［7］胡爱玲.泌尿造口护理与康复指南［M］.北京：人民卫生出版社，2017.

［8］范瑾，罗新.输尿管瘘与输尿管阴道瘘临床处理［J］.中国实用妇科与产科杂志，2014，30（7）：505-507.

［9］袁碧军，傅文珍.膀胱癌尿流改道腹壁造口术患者的全程护理［J］.护理与康复，2016，15（10）：961-962.

［10］樊静，张浩，何卫阳，等.快速康复在根治性膀胱切除术围手术期的应用及效果评价［J］.重庆医科大学学报，2018，43（4）：82-85.

［11］中国加速康复外科专家组.中国加速康复外科围术期管理专家共识（2016）［J］.中华外科杂志，2016，54（6）：413-416.

［12］中华医学会肠外肠内营养学分会，中国医药教育协会加速康复外科专业委员会.加速康复外科围术期营养支持中国专家共识（2019版）［J］.中华消化外科杂志，2019，18（10）：897-902.

［13］中华医学会外科分会，中华医学会麻醉分会.加速康复外科中国专家共识及路径管理指南（2018版）［J］.中国实用外科杂志，2018（1）：1-20.

［14］王泠，胡爱玲.伤口造口失禁专科护理［M］.北京：人民卫生出版社，2018.

［15］陈晓玲，李静如，武霞，等.尿路造口术后造口袋粘贴方法改进的效果观察［J］.护理研究，2010，24（15）：1354-1355.

［16］廖君娟，蒙有轩，苏幸星，等.健康信念模式在尿路造口患者健康教育中的应用［J］.中国健康教育，2016，32（4）：364-366.

［17］吴程为，李萍，李海燕.家庭同步健康教育对泌尿造口患者心理状态及造口自我护理的影响［J］.中国药物与临床，2018，18（9）：1636-1638.

［18］臧煜，何玮.膀胱癌患者延续护理服务研究现状及发展趋势［J］.现代泌尿生殖肿瘤杂志，2018，10（1）：48-51.

［19］吴阶平.吴阶平泌尿外科学（上卷）［M］.济南：山东科学技术出版社，2004.

［20］吴阶平.吴阶平泌尿外科学（下卷）［M］.济南：山东科学技术出版社，2004.

［21］Berrios-Torres S I, Umscheid C A, Bratzler D W, et al. Centers for disease control and prevention guideline for the prevention of surgical site infection［J］. JAMA Surg, 2017, 152（8）：784-791.

［22］丁炎明.失禁护理学［M］.北京：人民卫生出版社，2017.

［23］叶锦，陈锦，张克勤，等.失禁管理手册［M］.北京：人民军医出版社，2011.

［24］孟青，李春红，唐金草，等.神经源性尿失禁的综合护理干预［J］.中国实用神经疾病杂志，2017，20（5）：123-125.